エキスパートから学ぶ

腹部超音波検査

基本走査・カテゴリー判定・鑑別診断

監修 竹原靖明
相和会 渕野辺総合病院

編集 岡庭信司
飯田市立病院診療技幹・消化器内科部長

文光堂

監修　竹原靖明　　相和会 渕野辺総合病院
編集　岡庭信司　　飯田市立病院診療技幹・消化器内科部長

● 執筆者一覧

　　桑島　章　　PL東京健康管理センター
　　関口隆三　　東邦大学医療センター大橋病院放射線科
　　岡庭信司　　飯田市立病院消化器内科
　　岩田好隆　　東京女子医科大学東医療センター検査科

● 編集協力者（五十音順）

　　岩下和広　　飯田市立病院放射線技術科
　　岡野宏美　　栃木県立がんセンター検査技術科
　　藤崎　純　　東邦大学医療センター大橋病院臨床生理機能検査部
　　丸山憲一　　東邦大学医療センター大森病院臨床生理機能検査部
　　＜USスクリーニングセレクト ワーキンググループ＞
　　大波　忠
　　假屋博一
　　木村友子　　公益財団法人ちば県民保健予防財団総合健診センター検査部
　　櫻井　諭　　公益財団法人神奈川県予防医学協会臨床検査部
　　実田路子　　社団法人豊智会 AIC八重洲クリニック
　　神宮字広明　公益財団法人東京都予防医学協会検査研究センター検診検査部
　　鳥海　修　　関東中央病院臨床検査科
　　永井　悟　　湘南藤沢徳洲会病院臨床検査部
　　仲野　浩　　埼玉医科大学病院中央検査部
　　中村　稔　　相和会 横浜ソーワクリニック，横浜総合健診センター医療技術部検査科
　　三浦典恵　　日本大学病院 健診センター
　　矢島晴美　　公益財団法人東京都予防医学協会検診検査部生理機能検査科
　　山﨑史恵　　相和会 横浜ソーワクリニック，横浜総合健診センター医療技術部検査科
　　山本美穂　　早期胃癌検診協会附属茅場町クリニック検査科

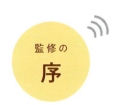

監修の序

　現在のリニア電子スキャンの原型ができましたのは，1975年の暮れでした．最初にプローブを握り，「肝臓」の中に浮かぶ「胆嚢」を見たときの感動は今も忘れられません．受診者には優しいが検者には厳しいこの検査をどのようにして正しく堅実に普及させるか，大きな課題がのしかかってきました．順天堂大，名古屋大，関東中央病院の有志らによって壱岐と沖縄で集検テストを実施して，数々のやるべきことを捻出しました．多くの理解ある人たちとともに，日本超音波医学会では技師認定制度を発足させ，日本消化器がん検診学会では意見交換の場として懇話会を開きました．この時期，日本医師会から初心者にわかる本を作るよう指示されました．したがって，その名を「腹部エコーのABC」としました．

　その後30年，超音波世界は素晴らしい変革を遂げました．特筆すべきものは装置面ではティシュハーモニック技術の導入により解像度が大幅に向上したこと，また，2次元ドプラ技術の開発，実用化によりBモード画像に血流を重ねて見ることが可能になったことです．そして，プローブの形状がリニアからコンベックスに変わり，最近では厚みが薄くなり，プローブの走査が楽になりました．

　一方，臨床面では全国各地で多くのセミナーやライブが開かれるようになり，NPO「超音波スクリーニングネットワーク」運動も拡大しつつあります．2014年には日本消化器がん検診学会，日本超音波医学会，日本人間ドック学会の3学会により「腹部超音波検診判定マニュアル」が発表されました．これにより超音波検診で発見された種々の所見は数字で明確に分類され，事後管理（精査，経過観察，治療など）への道が明示されました．大きな前進です．

　この「マニュアル」をどう活かすか，これは現場の私たちが最も真剣に取り組むべきことと思います．最初のスクリーニングで所見を見落とせば，すべては水泡に帰します．これはプローブを握る私たちに課せられた大きな責任です．今こそ超音波検査の原点にかえり，超音波解剖，プローブ走査など，この検査の基本を見直し，この「判定マニュアル」を有効に利用することを念頭に置いて，本書は企画されました．編集・執筆者および協力者はみんな超音波が大好きで，古くから検診や臨床の現場に下りてプローブを握り，多くのセミナーやライブに参加して意見を交わし，熱心に指導に務めた人たちです．

　本書を一読し，筆者の胸には「もう［ABC］の時代は終り，新しい時代に入った」と，一抹の寂しさのなかに歓喜が湧いてきました．

2019年3月

竹原靖明

contents 目次

I 良好な画像を得るために知っておくべきこと

- 1.1 適切な被検者の準備 .... 関口隆三　2
- 1.2 診断装置の条件設定とプローブの選択 .... 関口隆三　4
- 1.3 プローブの走査法 .... 岩田好隆・岡庭信司　9
- 1.4 注意すべきアーチファクト .... 桑島　章　13

II 基本走査を学ぼう

- 2.1 撮像の基本的ルール .... 桑島　章　18
- 2.2 撮像に必要な解剖 .... 関口隆三・桑島　章・岡庭信司　22
- 2.3 スクリーニングの基本走査 27
  - 2.3.1 基本走査の指標となる走査断面 .... 岡庭信司　28
  - 2.3.2 基本走査と対象となる腹部臓器 .... 岩田好隆・岡庭信司　29
  - 2.3.3 基本走査　描出と観察のポイント .... 岩田好隆・岡庭信司　30
    - ① 心窩部縦走査　1〜5 30
    - ② 心窩部横走査　1〜3 35
    - ③ 左肋間走査　1〜2 38
    - ④ 右肋骨弓下縦走査　1〜3 40
    - ⑤ 右肋骨弓下横走査　1〜4 43
    - ⑥ 右肋間走査　1〜3 47
  - 2.3.4 臓器別　描出と観察のポイント .... 岩田好隆・岡庭信司　50
    - ① 肝臓の描出と観察のポイント 50
    - ② 胆道の描出と観察のポイント 52
    - ③ 膵臓の描出と観察のポイント 54
    - ④ 腎臓の描出と観察のポイント 56
    - ⑤ 脾臓の描出と観察のポイント 58
    - ⑥ 大動脈の描出と観察のポイント 59

2.3.5　記録断面例 ･･･ 岩田好隆・岡庭信司　60

2.4　描出不良例に試すべき走査法 ･･･ 64
　2.4.1　描出不能と描出不良 ･･ 岡庭信司　64
　2.4.2　体位変換 ･･ 岡庭信司　65
　2.4.3　肝臓の描出不良例に試すべき走査法 ････････････････････････ 関口隆三　68
　2.4.4　胆囊の描出不良例に試すべき走査法 ････････････････････････ 岡庭信司　70
　2.4.5　肝外胆管の描出不良例に試すべき走査法 ････････････････････ 岡庭信司　72
　2.4.6　膵臓の描出不良例に試すべき走査法 ････････････････････････ 岡庭信司　74
　2.4.7　腎臓の描出不良例に試すべき走査法 ･･･････････････････････････ 桑島　章　76

2.5　有所見例の撮像のポイント ･･･ 78
　2.5.0　的確な診断や判定に必要な基本的ルール ･･････････････････････ 桑島　章　78
　2.5.1　脂肪肝の撮像のポイント ･･････････････････････････････････ 関口隆三　82
　2.5.2　肝臓癌の撮像のポイント ･･････････････････････････････････ 関口隆三　83
　2.5.3　胆囊ポリープの撮像のポイント ････････････････････････････ 岡庭信司　84
　2.5.4　胆囊結石の撮像のポイント ････････････････････････････････ 岡庭信司　85
　2.5.5　膵臓癌の撮像のポイント ･･････････････････････････････････ 岡庭信司　86
　2.5.6　膵囊胞の撮像のポイント ･･････････････････････････････････ 岡庭信司　87
　2.5.7　腎癌の撮像のポイント ････････････････････････････････････ 桑島　章　88

Ⅲ　基本的な超音波画像所見を学ぼう　カテゴリー判定編

3.0　カテゴリーと判定区分 ･････････････････････････････････････ 岡庭信司　90

3.1　肝臓の超音波画像所見 ･････････････････････････････････････ 関口隆三　97
　3.1.1　充実性病変 ･･･ 97
　3.1.2　囊胞性病変 ･･･ 100
　3.1.3　びまん性病変慢性肝疾患像 ･･･････････････････････････････････････ 102
　3.1.4　びまん性病変脂肪肝 ･･･ 103
　3.1.5　石灰化像 ･･･ 104
　3.1.6　血管異常 ･･･ 105

3.2　胆囊の超音波画像所見 ････････････････････････････････････ 岡庭信司　106
　3.2.1　隆起あるいは腫瘤像 ･･･ 106
　3.2.2　壁肥厚 ･･･ 109
　3.2.3　腫大 ･･･ 112

| | | 3.2.4 | 結石像 | 113 |
| | | 3.2.5 | デブリ | 114 |

3.3 肝外胆管の超音波画像所見 　　　　　　　　　　　　　岡庭信司　116

	3.3.1	隆起あるいは腫瘤像	116
	3.3.2	壁肥厚	117
	3.3.3	胆管拡張	119
	3.3.4	結石像（気腫像）	120
	3.3.5	デブリ	122

3.4 膵臓の超音波画像所見 　　　　　　　　　　　　　　　岡庭信司　124

	3.4.1	充実性病変	124
	3.4.2	囊胞性病変	127
	3.4.3	主膵管拡張	129
	3.4.4	形態異常	130
	3.4.5	限局腫大	132
	3.4.6	石灰化像	133

3.5 腎臓の超音波画像所見 　　　　　　　　　　　　　　　桑島　章　134

	3.5.1	充実性病変	134
	3.5.2	囊胞性病変	135
	3.5.3	腎盂拡張	138
	3.5.4	形態異常	139
	3.5.5	石灰化像	142

3.6 脾臓の超音波画像所見 　　　　　　　　　　　　　　　桑島　章　144

	3.6.1	充実性病変	144
	3.6.2	囊胞性病変	145
	3.6.3	腫大	146
	3.6.4	脾門部異常血管	146
	3.6.5	脾門部充実性病変	147

3.7 腹部大動脈の超音波画像所見 　　　　　　　　　　　　関口隆三　148

| | 3.7.1 | 大動脈の限局拡張 | 148 |

3.8 リンパ節の超音波画像所見 　　　　　　　　　　　　　関口隆三　150

Ⅳ 代表的な疾患の超音波画像所見を学ぼう　鑑別診断編

4.1　肝臓 ……関口隆三　154
- 4.1.1　急性肝炎 …… 154
- 4.1.2　慢性肝炎 …… 156
- 4.1.3　肝硬変 …… 157
- 4.1.4　脂肪肝 …… 160
- 4.1.5　閉塞性黄疸 …… 161
- 4.1.6　肝膿瘍 …… 163
- 4.1.7　血管異常－肝内門脈肝静脈短路 …… 164
- 4.1.8　肝嚢胞 …… 165
- 4.1.9　肝血管腫 …… 166
- 4.1.10　肝細胞癌 …… 168
- 4.1.11　肝内胆管癌（胆管細胞癌） …… 171
- 4.1.12　転移性肝癌 …… 173

4.2　胆嚢 ……岡庭信司　174
- 4.2.1　胆嚢結石 …… 174
- 4.2.2　胆嚢炎 …… 175
- 4.2.3　黄色肉芽腫性胆嚢炎 …… 177
- 4.2.4　胆嚢腺筋腫症 …… 179
- 4.2.5　胆嚢ポリープ …… 180
- 4.2.6　胆嚢癌 …… 182

4.3　肝外胆管 ……岡庭信司　185
- 4.3.1　胆管結石 …… 185
- 4.3.2　胆管炎 …… 186
- 4.3.3　胆管癌 …… 189
- 4.3.4　乳頭部癌 …… 190

4.4　膵臓 ……岡庭信司　192
- 4.4.1　急性膵炎 …… 192
- 4.4.2　慢性膵炎 …… 194
- 4.4.3　自己免疫性膵炎 …… 196
- 4.4.4　膵臓癌 …… 197
- 4.4.5　神経内分泌腫瘍 …… 200

- 4.4.6 充実性偽乳頭状腫瘍（SPN） ... 202
- 4.4.7 仮性嚢胞 ... 203
- 4.4.8 膵管内乳頭粘液性腫瘍（IPMN） ... 204
- 4.4.9 粘液性嚢胞腫瘍（MCN） ... 205
- 4.4.10 漿液性腫瘍（SN） ... 206

4.5 腎臓　　　　　　　　　　　　　　　　　　　　　　　桑島　章 208
- 4.5.1 上部尿路結石 ... 208
- 4.5.2 水腎症 ... 210
- 4.5.3 腎血管筋脂肪腫 ... 212
- 4.5.4 腎癌（腎細胞癌） ... 214
- 4.5.5 腎盂癌（尿路上皮癌） ... 216
- 4.5.6 腎嚢胞 ... 218
- 4.5.7 多発性嚢胞腎 ... 219
- 4.5.8 多嚢胞化萎縮腎 ... 220

4.6 脾臓　　　　　　　　　　　　　　　　　　　　　　　桑島　章 221
- 4.6.1 脾の腫大（脾腫） ... 221
- 4.6.2 脾腫瘍 ... 222
- 4.6.3 副脾 ... 223

4.7 大動脈　　　　　　　　　　　　　　　　　　　　　　関口隆三 224
- 4.7.1 大動脈瘤（腹部） ... 224
- 4.7.2 大動脈解離 ... 226

V レポートとシェーマの書き方を学ぼう

5.1 レポートの書き方　　　　　　　　　　　　　　　　　岡庭信司 230
5.2 シェーマの書き方　　　　　　　　　　　　　　　　　岡庭信司 232
5.3 シェーマ例 ... 234
- ① 脂肪肝　　　　　　　　　　　　　　　　　　　　　関口隆三 234
- ② 肝臓癌　　　　　　　　　　　　　　　　　　　　　関口隆三 235
- ③ 胆嚢ポリープ　　　　　　　　　　　　　　　　　　岡庭信司 235
- ④ 胆嚢結石　　　　　　　　　　　　　　　　　　　　岡庭信司 236
- ⑤ 膵臓癌　　　　　　　　　　　　　　　　　　　　　岡庭信司 236
- ⑥ 膵嚢胞　　　　　　　　　　　　　　　　　　　　　岡庭信司 237
- ⑦ 腎細胞癌　　　　　　　　　　　　　　　　　　　　桑島　章 237

索引 ... 239

I

良好な画像を得るために知っておくべきこと

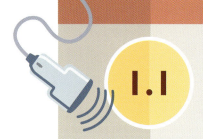

1.1 適切な被検者の準備

よりよい条件で腹部超音波検査を行うためには，前処置としての食事制限や常備薬の服薬の是非，他の検査との組み合わせ状況，検査着などに配慮する必要がある（表1）．

A 前処置

- 腹部超音波検査は，検査に影響が出ないようにするために緊急の場合を除き絶食とする．食事の摂取は，胃や十二指腸内の食物やガスの貯留，胆囊の収縮などの影響が生じ，検査に悪影響が生じる．
- 検査前日は普段通りの生活をしてもらい，検査当日は，絶食とし，午前中に検査を行う．
- やむをえず午後に検査を行う場合は朝食は軽くとってもらい，6時間前より絶食とする．
- 少量の水やお茶の摂取は制限しない．牛乳やジュース，コーヒーの摂取は，消化管に影響するので禁止する．

B 常備薬

- 糖尿病の被検者は，絶食としているため，内服の血糖降下薬またはインスリン注射は中止する（低血糖となり，大変危険！）．
- 高血圧や心臓病など，その他の内服薬については中止する必要はなく，通常通り内服させる．その際，内服薬は検査の2〜3時間前までに少量の水で服薬する．

C 他検査との組み合わせ

- 検査当日に消化管バリウム検査や上部消化管内視鏡

表1 適切な被検者の準備

前処置	食事制限（絶食）
常備薬	血糖降下薬やインスリン注射は中止 それ以外の内服薬は通常通り内服
同日の他の検査	胃透視や内視鏡検査より先に行う
排尿について	膀胱など下腹部の検査を行う場合は膀胱を充満させておく
検査着	上下に分かれるもの（推奨）
当日の服装	楽な服装

検査がある場合は，腹部超音波検査を先行して行う．バリウムや消化管ガスが検査に悪影響を与えるためである．消化管内のバリウムは数日間，消化管内にとどまることがあるので，消化管バリウム検査を先行して行う場合は，3日間は検査の間を空けることが望ましい．

D 排尿について

- 膀胱や子宮などの下腹部の検査も行う場合は，可能な限り排尿しないよう指示する．下腹部の観察は，小腸や大腸の消化管ガスが検査に大きく影響する．膀胱に尿が貯まると膀胱の詳細な観察が可能となる．また，膀胱が音響窓となり，その後方に位置する臓器，男性では前立腺や直腸，女性では子宮，卵巣，直腸の観察が容易となる（図1）．

E 検査着

- 上下に分かれる検査着（検査衣）が望ましい．上腹部と下腹部とを分けて検査することを容易とし，被験者の心理的負担も少なくなる．
- 検査着を用いない場合は，ワンピースやボディスーツ

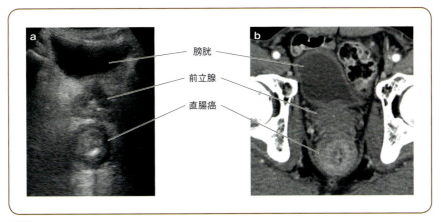

図1 膀胱内の尿の効果
a：骨盤部水平断像．膀胱内にある程度尿が貯まると，膀胱を音響窓としてその背側にある前立腺や直腸の観察が容易になる．b：aとほぼ同一面の造影CT像．

などは避け，腹部の出しやすい上下が分かれた服装が望ましい．

F 当日の服装

- ガードルやボディスーツなどの体を締め付ける服装は，腹部臓器の動きの制限や腹部臓器の位置に変化を与える可能性があるため避け，楽な服装が望ましい．

●文献
1) 日本超音波検査学会監修：日超検 腹部超音波テキスト，第2版，医歯薬出版，東京，2014

1.2 診断装置の条件設定とプローブの選択

A プローブによる画像の違い(図1)

- 腹部領域で用いられるプローブには,コンベックス型プローブとリニア型プローブがある(表1,図2).

1) コンベックス型プローブ

- コンベックスプローブ:周波数が3.5MHz程度のプローブが広く用いられている.
- 高周波コンベックスプローブ:周波数が5.0MHz程度のプローブ.体表に近い深さにある肝臓や胆嚢,膵臓などを詳しく観察する場合に用いる.周波数が高いほど分解能がよいが,深部の描出は不良となる.
- マイクロコンベックスプローブ:肺により観察が不良となりやすい横隔膜下の観察,超音波ガイド下穿刺に用いる.

2) リニア型プローブ

- より高い周波数の7.0〜10.0MHz程度のプローブ.乳腺や甲状腺などの体表臓器で広く用いられる.腹部でも浅部の観察を詳しく行う場合に用いる.

3) 周波数と分解能

- プローブの周波数が高いほど分解能がよいが,深部の描出は不良である.
- プローブの周波数が低いほど分解能は落ちるが,深部の描出は優れる.

B 診断装置の条件設定による画像の違い

- 診断装置の走査パネルにはさまざまな機能を利用す

表1 腹部領域で用いられるプローブ

- コンベックスプローブ(図2a)
- 高周波コンベックスプローブ
- マイクロコンベックスプローブ(図2b)
- リニアプローブ(図2c)

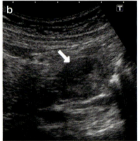
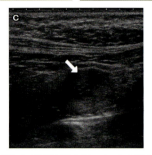

図1 プローブおよび周波数の違いによる描出力
a:中心周波数3.75MHzコンベックスプローブ.b:中心周波数5MHz高周波コンベックスプローブ.c:中心周波数7.5MHz高周波リニアプローブ.膵頭部腫瘍(神経内分泌腫瘍).aよりbの高周波プローブのほうが分解能に優れている.より高い周波数のリニアプローブ(c)では腫瘍の内部構造がより明瞭に描出されている.

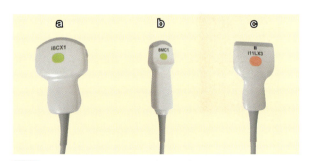

図2 腹部領域で用いられるプローブ
a:コンベックスプローブ.b:マイクロコンベックスプローブ.c:リニアプローブ.

るためのボタンやつまみが配備されている（図3）．
- Bモード表示する際に配慮すべき装置の設定事項を表2に示す．
- モニタにはどのような条件で検査を行っているか，設定条件が表示される（図4）．
- それぞれの役割と，条件設定による画像の変化について解説する．

1))) STC (sensitivity time control)

- STCは主に深さによるエコーの減衰を補正・調整し，画像全体のエコー輝度を調整する機能である．
- 図3左の縦に並んだレバーがSTC．レバー上方で浅い領域，レバー下方で深い領域の輝度を調整する．レバーを右に動かすと，その深さ領域の輝度は上昇，レバーを左に動かすと，その深さ領域の輝度は低下する．
- STCは，膀胱内に大量の尿が貯留している場合や（図5），大きな囊胞性腫瘍の背側の音響増強に伴う臓器や病変の不明瞭化の補正に有用である．
- STCは，術者の好みで画像を調整し，再現性や客観性に欠ける画像を作り出せるので，その使用に当たっては注意が必要である（図6）．
- 近年，STCの自動調整機能が搭載された超音波診断装置が登場している．本機能の使用は，今後の検討課題である．

表2　Bモード表示する際に配慮すべき装置の設定事項

①周波数（プローブの選択）
②STC (sensitivity time control)
③ゲイン（gain：G）
④フォーカス
⑤ダイナミックレンジ（dynamic range：DR）

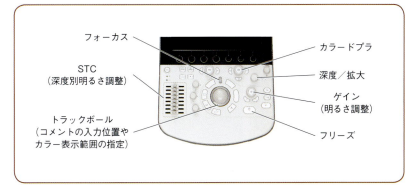

図3　診断装置の操作パネルと機能
Aplio i800（Canon社製）の操作パネル．ダイナミックレンジやドプラの流速レンジなどは，モニタ下部のつまみで調整する．

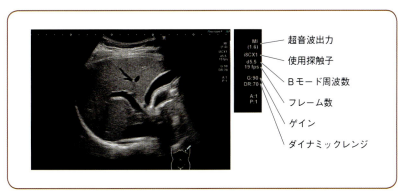

図4　モニタに表示される文字（パラメータ）の意味
Aplio i800（Canon社製）の画面表示．

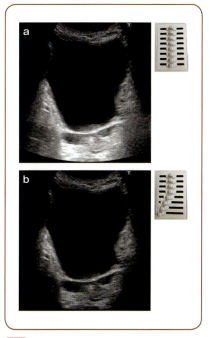

図5　STC調整有効例
a：STC無調整．膀胱背側は大量の尿による音響増強のため輝度は高く，臓器や病変は不明瞭である．b：STC調整後：膀胱背側の輝度をSTCで調整する（深部の輝度を下げる）ことにより，膀胱背側臓器は明瞭化している．拡張した胆嚢や大きな囊胞性腫瘍の背側でも利用される．

2 ゲイン（図7）

- ゲイン（G）は画像全体の明るさを決めるものである．
- ゲインは低いと暗く不鮮明となり，高いと明るく，ノイズが多い画像となる．

3 フォーカス（図8）

- フォーカスはいわゆるピントのことである．
- 関心領域に合わせると，より分解能の高い画像が得られる（図8a）．
- 近年，イメージング技術の向上により，フォーカス設定の不要な全方位フォーカス機能が搭載された超音波診断装置が登場している．

4 ダイナミックレンジ（図9）

- ダイナミックレンジ（DR）は画像の階調－画像の濃淡の段階を決めるものである．

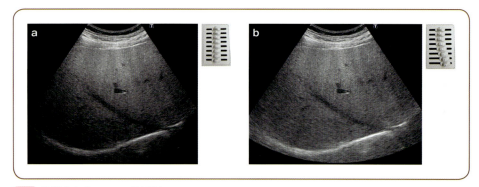

図6　推奨されないSTC使用例
脂肪肝症例．a：STC無調整：脂肪肝のため，後方エコーの減弱がみられる．b：STC調整後：STCを調整し（深部の輝度を上げる），音響減衰を補正してしまうと，誤診の原因となる．このような調整はすべきではない．

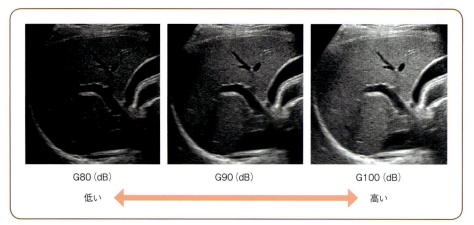

図7　ゲイン（G）の調整
ゲインは低いと暗く不鮮明となり，高いと明るく，ノイズが多い画像となる．

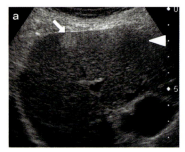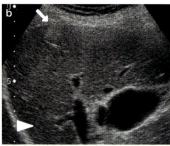

図8　フォーカスの位置の違いによる描出力
a：フォーカスの位置は2cm．フォーカスの位置が浅いと，腫瘤および肝表の描写は明瞭．b：フォーカスの位置は8cm．フォーカスの位置が深いと，腫瘤および肝表の描写はボケる．矢頭：フォーカスの位置．矢印：高エコー腫瘤．Gは85dB，DRは65dBで撮影．

- 狭い(低い)と画像が粗く，広い(高い)とスムーズにのっぺりとした感じに表示される．

5 カラードプラ

- カラードプラ法は，血流速度や血流方向などの血流情報に対応したカラー表示をBモード画像に重ねて表示する方法である．
- 関心領域(ROI：region of interest)内の血行動態をリアルタイムに観察することが可能である．
- 目的とする血管の血行動態や腫瘍内血流の多寡を把握できる．
- 血流表示における装置の設定事項はBモードの設定事項とは分けて考える(表3)．
- モニタにはどのような条件で検査を行っているか，Bモードの設定条件とカラーモードの設定条件とが表示される(図10)．
- それぞれの役割と，条件設定による画像の変化について解説する．

a. 流速スケール(図11)

- 対象とする血管の血流速度に応じた流速スケールを設定する．
- 対象とする血管の流速よりも高すぎるとカラー表示ができにくくなる(図11c)．
- 低すぎると折り返し現象 aliasing が生じ，血流はモザイク様となり，血流の方向性がわからなくなる(図11a)．
- 腹部領域の観察における流速スケールの目安は，

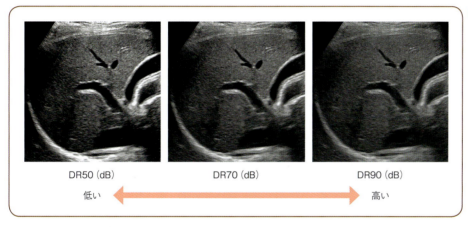

図9 ダイナミックレンジ(DR)の調整

ダイナミックレンジは，狭い(低い)と画像が粗く，広い(高い)とスムーズにのっぺりとした画像となる．

DR50 (dB) ← 低い　　DR70 (dB)　　DR90 (dB) → 高い

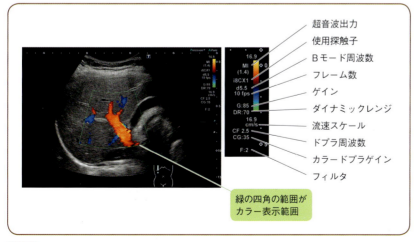

図10 カラードプラ：モニタに表示される文字(パラメータ)の意味
Aplio i800 (Canon社製)の画面表示．

表3 カラー表示する際に配慮すべき装置の設定事項

①流速スケール
②カラードプラゲイン(CG)
③カラー表示範囲
④フィルタ
⑤ドプラ周波数

10〜20cm/secである．

※折り返し現象：流速スケールより速い血流のカラー表示が反転し，あたかも逆向きの血流のように表示されてしまう現象．

b. カラードプラゲイン（CG：図12）
- カラードプラゲインとは血流信号の強さを決めるものである．
- 低すぎると十分な血流表示が得られない（図12a）．

c. カラー表示範囲（図11，12のカラードプラ画像の緑の枠で囲んだ領域）
- カラー表示範囲の大きさにより，フレームレート（秒間に表示される枚数）は変化する．
- カラー表示範囲が広いとフレームレートは低下し，リアルタイム性が損なわれる．
- カラー表示範囲は必要最小限の大きさにとどめる．

d. フィルター
- 心拍動やプローブの動きなどによるノイズ信号をカットする機能である．

e. ドプラ周波数
- ドプラ周波数を低く設定すると，深部のカラー表示が多少改善する．

6) 最新のドプラ法
- ドプラ技術の進歩は目覚ましく，血流をより高分解能に，また，より低い流速の血流を描出できるようになってきている．

● 文献
1) 関口隆三ほか：カラードプラとパワードプラの使用法のコツ．超音波医学 44：229-233，2017
2) 日本超音波医学会STC適正使用小委員会：超音波装置におけるSTC適正使用小委員会からの提言（案）．https://www.jsum.or.jp/committee/diagnostic/public_20130617.html（2019年2月閲覧）

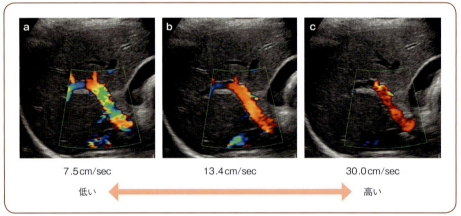

図11 流速スケールの調整
肝門部門脈右枝のカラードプラ画像．肝門部から入ってくる門脈右枝血流は体内に向かうため赤色に，背側に向かう分枝血流は体表から離れる方向に流れているため青色に表示される（b）．流速スケールが対象とする血管の流速よりも高すぎると，カラー表示が得にくくなる（c）．低すぎると折り返し現象が生じる（a）．

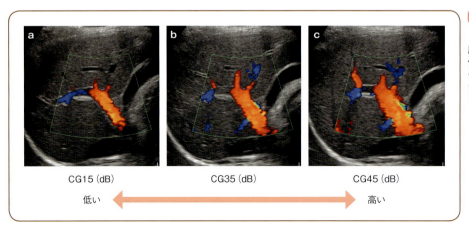

図12 カラードプラゲイン（CG）の調整
肝門部門脈右枝のカラードプラ画像．カラードプラゲインが低いと十分な血流表示が得られない（a）．高いと血管外へのはみ出し（ブルーミング）が生じる（c）．

1.3 プローブの走査法

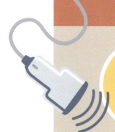

- 超音波の術者にとっての最大の仕事は，正確な診断情報の提供である．プローブを通して被検者からの情報を最大限吸収し，精度の高い検査を行うためには，適切にプローブを操作することが必要である．

A プローブの握り方

1 プローブを握る力

- 初心者は目的とする画像を描出することに懸命となり，プローブをしっかり（強く）握りすぎる傾向にある．しかし，これでは手首がうまく使えず繊細なプローブコントロールができないため，画像の描出が困難となり，見落としにつながりやすい．
- プローブはできるだけ柔らかく保持することが大切である．

2 プローブの握り方の例とポイント

- プローブの持ち方には決まりはない．
- ここで掲載する各執筆者のプローブの持ち方と注意している点を参考にして頂き，安定した走査ができる持ち方を各自で調整してほしい（図1）．

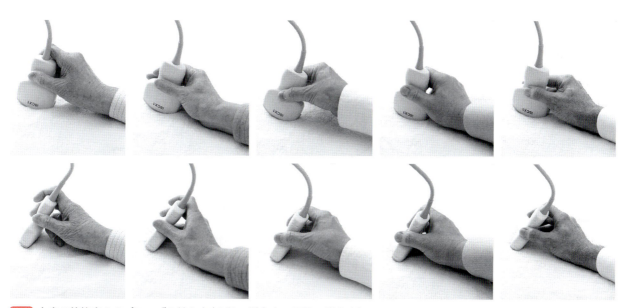

図1 本書の執筆者らのプローブの持ち方（上段：縦走査，下段：横走査）
プローブの持ち方に決まりはないが，多くの検者は親指，人差し指，中指でプローブのグリップを握り，薬指を軽く添えている．それぞれの指導者の持ち方を参考にし，プローブの走査がしやすい持ち方を自分なりに工夫することが重要である．

B 適切な力の加え方

1))) 肥満体型の被検者（図2）

- 肥満体型の被検者では，プローブで腹壁を強く圧迫するのではなく，被検者の呼吸調整を活用することが重要である．
- 腹式呼吸が上手な肥満体の被検者に右肋骨弓下走査などで，「はい，息を大きく吸って—」と指示を出すと，おなかは大きく膨らみ，腹壁は固くなってしまう．その結果，プローブを腹壁に押し当てても振動子面は弾かれてしまい，前方の「肝ドーム」にビームは届かない．
- この場合には「○○さん，息を軽〜く吸ってください」と指示を変更して胸式呼吸にする．
- プローブで「えぐる」ことができるだけのゆとりを作ることが，適切に当てるための最初の条件となる．

2))) 痩せ体型の被検者（図3）

- 痩せ体型の被検者では，プローブを強く押しすぎると臓器がプローブに近づき過ぎて，臓器や脈管がつぶれてしまい，描出が困難となることもある．
- この場合にはプローブを強く押すのではなく，浮かす感覚で軽く腹壁に圧着する．
- もちろん，皮膚から離してしまうのではなく，エコーゼリーを十分に塗布した上に，プローブを腹壁に軽く置く程度の圧力で保持すると，臓器や脈管を明瞭に描出することが可能となる．

C 適切なスピード

- 初心者は，プローブを動かすスピードが速すぎて，自分の目が追いつかず，病変を見落とすことが多い．
- 上級者であってもスキャンスピードには限界があり，とくに小さな病変や構造物を描出する際にはゆっくりと安定したスキャンを心がける必要がある．

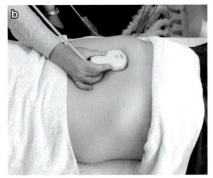

図2 肥満体型では呼吸調整に注意
a：腹式呼吸で振動子面が弾かれている．b：胸式呼吸で「えぐる」ゆとりができた．

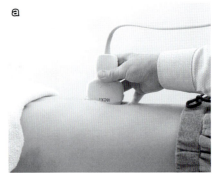

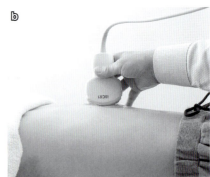

図3 痩せ体型ではプローブの押しすぎに注意
a：押しすぎは脈管がつぶれ，描出困難．b：軽く置く程度の圧力で保持し，描出明瞭．

D プローブの基本操作

- 超音波で病変の発見や，その性状評価をするためには，臓器の隅々まで描出しなければならない．しかし，胃や腸といった消化管や肺のガスあるいは肋骨などにより死角ができやすい検査でもある．
- このような検査の弱点を補うためには，呼吸のコントロールや体位変換を活用することにより，臓器を移動させて描出することが必要である．
- さらに，複数の方向から，プローブをさまざまな角度にして観察することが必要であり，以下の4つの操作法を組み合わせて実践するとよい．

1))) 扇動走査 angulation（図4）

- 手の平をプローブに見立てると，小指側を支点にして手の平と手の甲が交互にみえるように（うちわを扇ぐように），プローブの体表に対する角度を変えながら行う走査をいう．
- 操作法の中で最も多用される．
- 連続したスライス断面が観察できるため，立体的なイメージがしやすい．
- 肋間走査のように支点となる部位が狭い空間であっても，体内の広い範囲を描出できるという利点を持つ（図5）．

2))) 回転走査 rotation（図6）

- プローブの中央付近を中心軸にして時計方向，反時計方向に回転させる走査をいう．
- 腫瘤像を描出した後，画面の中心から逃さないように90°回転させると，腫瘤の立体的な構造や性状診断がしやすい．
- 描出されたターゲットが脈管なのか，腫瘤像なのかを確認するときに有効である．

3))) 平行走査 sliding（図7）

- プローブを体表に当てる角度を変えないで，頭側から足側あるいは，左右に移動する走査をいう．
- 広い範囲をスクリーニングする際に有用な走査法である．

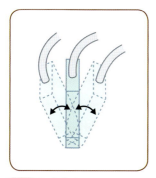

図4 扇動走査

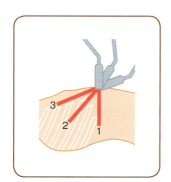

図5 肋間走査

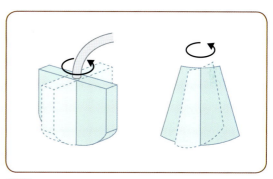

図6 回転走査

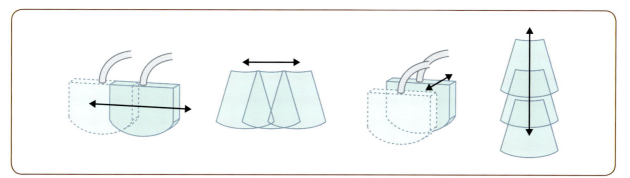

図7 平行走査

- 比較的簡単に操作でき，広い範囲の連続した立体的なイメージがしやすい．

4))) 横振り走査 rocking（図8）
- プローブの中央部を支点にして左右に振る走査をいう．
- 剣状突起の直下などのように狭い空間から体内の広い範囲を描出する際に有効な走査法である．

5))) 組み合わせ走査（図9）
- 平行走査は，部位により扇動走査や横振り走査と併用することもある．

- 以上のような基本的なプローブの走査法をマスターし，被検者の状況に応じて組み合わせることにより，適切にプローブを当てて詳細に観察することが可能となる．

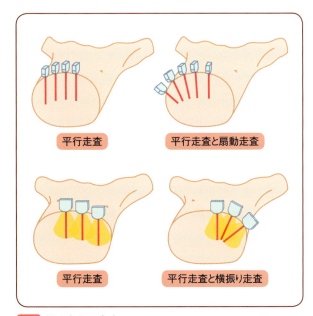

図9 組み合わせ走査

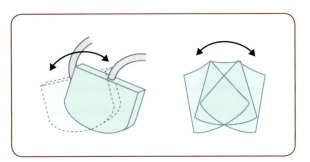

図8 横振り走査

I.4 注意すべきアーチファクト

A 多重反射 multiple reflection

- 超音波パルスが近接した強反射対(探触子表面と腹壁や胸壁など)の間を何回も往復して反射される現象である．
- 腹壁に近い部位で生じやすく，胆囊や膀胱のように内部無エコー構造内で目立つ．
- プローブを厚み方向にわずかに傾けるか，体位変換によって強い反射対が互いに平行にならないようにすることで目立たなくなる(図1)．

B ビーム幅 beam width

- 探触子の厚み方向の方位分解能と同義．
- X線CTにおける部分容積効果 partial volume effect と類似の現象である．
- 超音波ビームの厚みの中に含まれる異なる反射体は互いに重なり合って描出されて，互いの境界が不明瞭となる(図2)．
- ビーム幅の影響を最小にするためには，観察したい部位でのプローブ厚み方向の方位分解能が適切になるようにプローブを選択するか，体位変換や呼吸相を変

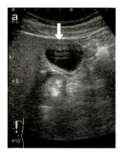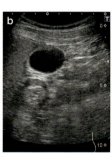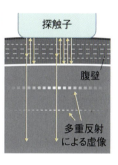

図1 腹壁多重反射
胆囊腔に重なる腹壁多重反射(a：矢印)はプローブを厚み方向に傾けると目立たなくなる(b)．

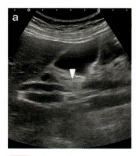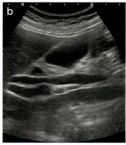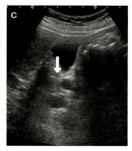

図2 ビーム幅によるアーチファクト
肝門部領域胆管内に腫瘤があるようにみえる(a：縦走査の矢頭)が，走査面をわずかにずらすと消失し(b：縦走査)，横走査では胆管の右に接する十二指腸壁(矢印)が写り込んだためと判明した(c：横走査)．

更して対象部位までの距離や走査面角度を工夫する.

C サイドローブ（副極）side lobe

- 目的とする方向（主方向）以外に生じるビームを指す.
- 胆嚢のように液体で満たされている臓器の内部で目立つ（図3）.
- 圧迫や適切な体位変換によって，サイドローブアーチファクトの原因（消化管のガスが多い）を観察したい病変から遠ざける.

D ミラーイメージ（鏡面現象）mirror image

- 強い反射面の前方の病変や構造があたかも鏡に映るようにその反射面の後方に反転した形に描出される現象を指す.
- 右肋弓下走査において横隔膜（正確には横隔膜に近接した肺表面）の後方に描出される肝腫瘤の虚像が代表的である（図4）.
- 膀胱の縦走査において直腸内に大量のガスが存在すると，ガス表面が凸面のミラーを形成し，膀胱後壁の後上方に膀胱前壁の虚像があたかも嚢胞性病変があるように描出されることがある（図5）.
- 胆嚢結石の表面と胆嚢壁の間でも多重反射がみられることがあり，胆石の深部に胆嚢肝側壁の虚像を生じる（図6）.
- ミラーイメージでは，病変部の描出そのものには直接の悪影響は生じないことが多いが，ミラーイメージを実像と混同しないようにする.

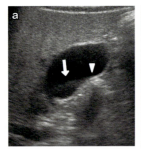 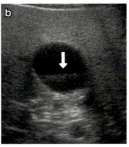

図3 サイドローブ
縦走査（a）では原因となる消化管ガス（矢頭）がみえるが，横走査（b）ではサイドローブ（矢印）のみが観察され，デブリと誤認しやすい.

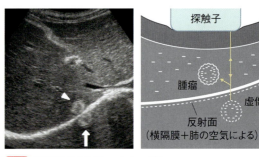

図4 鏡面現象（ミラーイメージ）
横隔膜に近接した血管腫（矢頭）の虚像が横隔膜より深部に描出されている（矢印）.

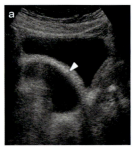 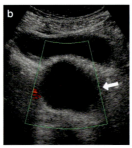

図5 直腸内の空気による膀胱のミラーイメージ
縦走査（a）では直腸前壁（矢頭）によるミラーイメージであるとわかるが，横走査（b）では膀胱の後方にあたかも嚢胞状の腫瘤が存在するようにみえる（矢印）.

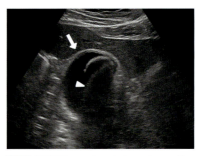

図6 胆嚢結石によるミラーイメージ
表面が平滑な胆嚢結石の後方に生じた胆嚢肝側壁（矢印）のミラーイメージ（矢頭）.

E レンズ効果（プリズム効果）lenticular effect (prism effect)

- 前腹壁正中の白線の後方に存在する腹膜下脂肪組織の断面がレンズ状（あるいは三角形）のとき，脂肪組織との音速の違いによる音響レンズが形成されて，後方の臓器や脈管がぼやけて（あるいは二重に）みえる現象を指す（図7）．
- コンベックスプローブよりもリニアプローブで目立ちやすい．観察したい病変や脈管などが前腹壁白線の後方とならないよう，体位を工夫する．
- レンズ効果とは異なるが，白線や腹直筋の腱画は膠原線維が豊富であり，その後方では分解能の低下（画像の滲み）が目立つ．重要な病変や構造は白線や腱画の後方を避けて描出する．

F ナイキスト周波数を超える折り返しによる虚像

- パルス繰り返し周期を超えて遅れて到着する反射波による虚像である．
- ナイキスト周波数とは，パルス繰り返し周波数の1/2の周波数をいう．
- 大きい肝嚢胞や膀胱などの嚢胞状構造の内部で目立つ（図8）．

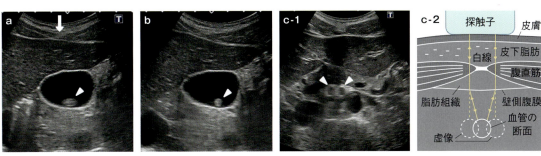

図7 レンズ効果（プリズム効果）
腹直筋の腱画により胆嚢ポリープが方位方向にぼやけている（a）．腱画を避けて走査することでポリープは適正に描出される（b）．前腹壁正中の壁側腹膜下脂肪組織が白線の後方でプリズム状の形状となっているため，超音波ビームが屈折して上腸間膜動脈の断面が2つあるように描出されている（c，矢頭）．

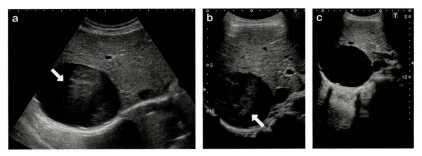

図8 送信パルスのナイキスト周波数を超える折り返し
肝嚢胞の内部に生じたナイキスト周波数を超える折り返しアーチファクト（a，b）は最大観察深度を大きくすることで消失する（c）．

- 呼吸や拍動による動きが真の構造と異なるためアーチファクトと認識できることが多い．
- 最大観察深度を大きくすることで消失する（図8c）．

G 診断に有用なアーチファクト

1 »» 音響陰影（後方エコーの減弱）acoustic shadow

- 臓器や病変の内部での超音波の反射や減衰が大きいとき，その後方でエコーが減弱あるいは消失した領域を指す．石灰沈着や結石，陳旧性の出血などでみられる（図9）．
- 音響陰影に着目することで，低エコーの充実性腫瘤や，肝の線維化に気づくことがある．

2 »» 瞬き徴候（カラーコメットサイン） twinkling sign（color comet sign）

- 臓器や病変の内部で散乱が繰り返し生じて，対象の後方に彗星のように尾を引く現象をコメットサイン comet sign と呼び，方向性のカラードプラ表示で実際には血流がないのに種々の色が混ざったように瞬いてみえる現象を瞬き徴候 twinkling sign またはカラーコメットサインと呼ぶ（図10, 11）．
- 胆道や尿路の結石や石灰沈着に認めることが多く，小さい尿路結石の検出に役立つ．

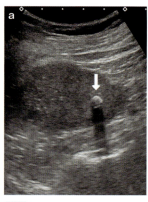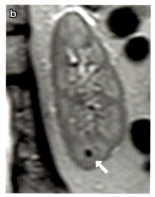

図9 腎実質内の音響陰影
腎実質内の高エコー結節に音響陰影がみられる（a：矢印）．本例はMRIのT2強調像で低信号を示す陳旧性出血性嚢胞である（b：矢印）．

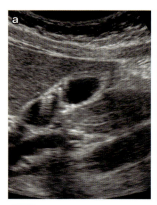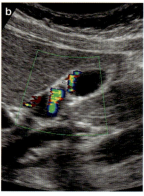

図10 胆嚢腺筋腫症におけるカラーコメットサイン
胆嚢壁小嚢胞構造にみられたコメットサイン（a：Bモード）とカラーコメットサイン（b：方向性カラードプラ）．

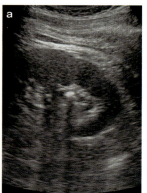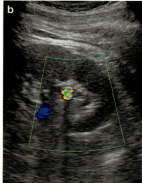

図11 カラーコメットサインを呈する腎杯結石
4mm径の腎杯結石．音響陰影とカラーコメットサインを認める（a：Bモード，b：方向性カラードプラ）．

II 基本走査を学ぼう

2.1 撮像の基本的ルール

A 縦走査と横走査の表示方向

- 腹部の縦走査では画像の左側が頭側，右側が尾側である（図1）．
- 横断面は被検者の足側から頭側に見上げるように表示す．これは仰臥位のみならず腹臥位でも同じである．仰臥位での横走査では画像の左側が被検者の右側であり，画像の右側が被検者の左となる．
- 右肋間走査は縦走査として扱われ，画像の左側が胸腔側である．
- 左肋間走査は縦走査として扱う検者が多いが，肝と脾の混同を防ぐため横走査として扱い，画像の右側を胸腔側になるよう表示する場合もある（図2）．

B 撮像範囲（臓器別）

- 各臓器の撮像範囲は，臓器の形状のみならず周囲の臓器との関連が明らかとなるように決定する．限局性病変がみつかったときは適宜，拡大して病変内部や周囲の状況が明瞭になるよう配慮する．

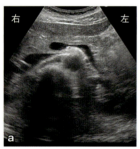
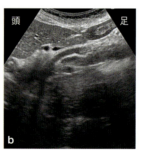
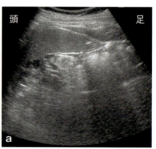
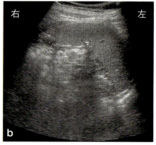

図2 脾の表示の違い

左肋間走査による脾の描出．通常はaのように縦走査として扱う．肝と区別しやすくなるようbのように横走査として扱う場合もある．

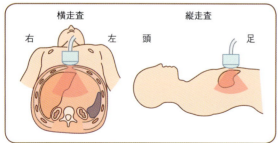

図1 横走査と縦走査の表示方向

腹部では横走査は被検者の足側から頭側を見上げた表示とし，縦走査は被検者の頭側が左，足側が右になるよう表示する．ただし循環器領域，神経領域では，左右が逆の表示となることがある．

- 管腔構造に「重大な所見がない」ことを示すため，肝内外の胆管や膵管は，第三者が容易に認識できるよう記録する．

1) 肝臓の撮像範囲（図3a，b，c）

- 肝臓のみを画面に入れるのではなく，必要に応じて胸水腹水の有無や側副血行路の有無がわかるように周囲の構造も含む撮像範囲とする．通常はプローブから15cm程度までの観察深度に設定し，体型や状況に応じて調整する．
- 肝腎コントラストを示す画像では，肝と腎への超音波ビーム入射に音響学的な差が少なくなるよう，体位や呼吸相を選択する．
- 肝縁の鈍化や肝表の凹凸を示すときは，所見が明瞭となるような撮像範囲を選ぶ．

2) 胆道の撮像範囲（図4a，b）

- 胆囊の位置（とくに肝との相対的位置）や大きさがわかる撮像とする．
- 壁肥厚や隆起性病変では，病変の性状が判別できるように適宜，拡大走査を行う．
- 胆管を明瞭に同定できるよう，肝門部領域胆管では

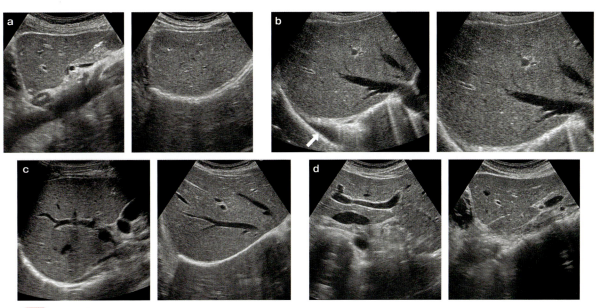

図3 肝の撮像範囲
a：肝左葉外区域の上下端（左），右葉の上縁部（右）．それぞれ左方，上方に肝がみえなくなるまで追及する．b：右胸水がみられる（左，矢印）．横隔膜までの観察（右）では見落とされる．c：肝門部や肝内の脈管の状態が判定できるよう記録する．d：尾状葉も横走査（左）と縦走査（右）を記録する．

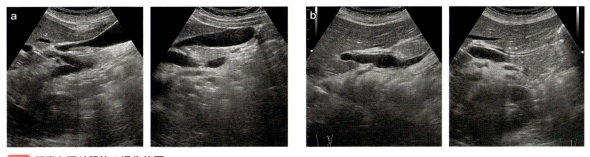

図4 胆囊と肝外胆管の撮像範囲
a：胆囊．頸部から底部端まで撮像する．1枚に胆囊を収めることが難しいときは，頸部側と底部側を分けて記録する．b：肝外胆管．肝外胆管は逆「く」の字に屈曲しているので，肝門部と膵内に分けて全長を記録する．

門脈や固有肝動脈を含む撮像とし，遠位胆管では膵頭部の範囲が明瞭となるよう記録し，可能であれば膵管や十二指腸乳頭部を胆管と同一断面に記録する．

3》 膵臓の撮像範囲（図5a，b，c）

- 膵の腫大や萎縮がないか，長軸断面のみならず短軸断面も記録する．
- 膵頭部の横走査では十二指腸下行脚，縦走査では十二指腸水平脚を含むよう撮像する．
- 膵尾部は，左肋弓下，左肋間，左背部など異なる音響窓から観察し，少なくとも1断面に尾部端を含む2方向撮像を心がける．
- 限局性病変を認めるときは，病変の膵内の部位が明瞭となるように解剖学的マーカー（上腸間膜静脈や大動脈）を含む画像を記録するのが望ましい．
- 病変内部の構造，病変と膵管との関係がいずれも明らかとなるよう撮像方向と撮像範囲を決定する．

4》 脾臓の撮像範囲（図5c）

- 脾の上縁，下縁，脾門部を含む長軸断面を記録する．内側縁も観察できれば記録に含める．

5》 腎臓の撮像範囲（図6）

- 腎の腫大や萎縮の有無が明らかになるように臓器の長径を推定できる長軸断面を必ず記録する．
- 病的所見を認めない例では，中心部エコー像が明瞭で，尿路の拡張や腎洞内腫瘤がないことが確認でき

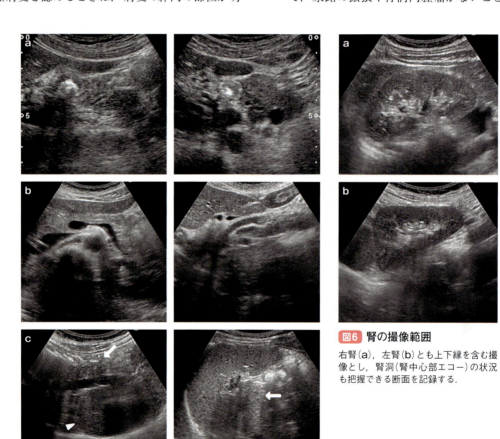

図6 腎の撮像範囲

右腎（a），左腎（b）とも上下縁を含む撮像とし，腎洞（腎中心部エコー）の状況も把握できる断面を記録する．

図5 膵と脾の撮像範囲

a：膵頭部の撮像範囲．膵頭部（左：縦走査，右：横走査）は遠位胆管，上腸間膜静脈，十二指腸，下大静脈を含めて記録する．b：膵体部の撮像範囲．膵体部は膵管を含めて撮像し，横走査では膵尾部近位部を含める．c：膵尾部端と脾の撮像範囲．膵尾部（遠位部）はいずれか1方向で膵尾端（矢印）を含めるように記録する．脾は上下縁がわかる撮像とする．可能なら脾内側縁（矢頭）も記録する．

る画像を記録する.
- 腎盂拡張や傍腎盂嚢胞では腎洞内での病変の局在が明らかになるように短軸断面も記録する.
- 重複腎盂においては,腎洞が上下に分かれていることを示す長軸断面のみならず,腎中部で腎中心部エコー像のない短軸断面を記録する.

6 腹部大動脈の撮像範囲(図7)

- 肝の後方(胸腹大動脈移行部)のみならず,瘤の発生頻度の多い腎動脈分岐から腸骨動脈分岐までを撮像範囲に含める.
- 短軸断面での記録は必須ではないが,短軸走査を行うことで後腹膜リンパ節腫脹や馬蹄腎の発見が容易となる.
- 大動脈に瘤や解離を認めるときは,病変の部位や範囲の同定が容易となる断面を必要に応じて追加する.

C ボディマーク

- 記録された部位や撮像方向がわかるようにボディマークをつける.ただし記録部位が明らかな典型的な画像や血管などのメルクマールがあれば必須ではない.
- 体位変換によって腫瘤の内部エコーが変化したり,管腔構造の径が変化することを示すには,ボディマークの付記が望ましい.
- 膵の腫瘤性病変の側臥位走査では,膵と上腸間膜静脈左縁,または大動脈左縁との相対的位置に変化を生じる.膵の腫瘤性病変の膵内局在診断に留意が必要となることを示すため,ボディマークは必ず付記する(図8).
- 腎や尿管のように左右2つある臓器や脈管では,ボディマークまたは注釈が必須である.
- 嚢胞内のデブリや胆嚢結石のように重力方向に移動する病変を記録するときや,肝外胆管や膵管の径が体位によって変化することを示すときは,撮像時の体位がわかるようにボディマークをつける.
- 坐位や腹臥位を示すボディマークが用意されていない超音波装置では,体位情報が必要なときはテキストで体位を付記する.
- ボディマーク内のプローブの位置や角度の表示には検者の主観による誤差を生じやすい.撮像部位をより正確に伝えたいときはボディマークのみに頼らず,テキストによる注釈をつける(例:第○肋間走査.臍の約○cm頭側の横走査など).

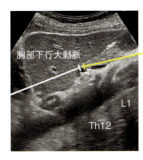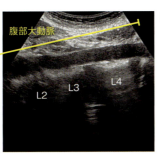

図7 腹部大動脈の撮像範囲
腹部大動脈は,正中弓状靱帯下縁(腹腔動脈起始部直上)から腸骨動脈分岐部(通常,第12胸椎下部から第4/5腰椎間の高さ)の範囲である.プラーク,瘤や解離のないことを大動脈の胸腹移行部から腸骨動脈分岐まで観察する.

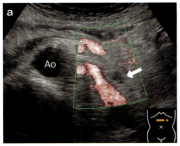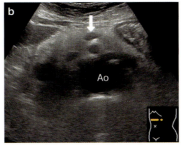

図8 側臥位でのボディマーク
仰臥位(a)と右側臥位(b)での膵尾部嚢胞.右側臥位では膵は右方に移動し,大動脈の直前に位置している.膵内局在部位の誤解を避けるためにボディマーク添付が望ましい.

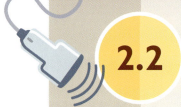

2.2 撮像に必要な解剖

A 腹部超音波検査で観察する臓器

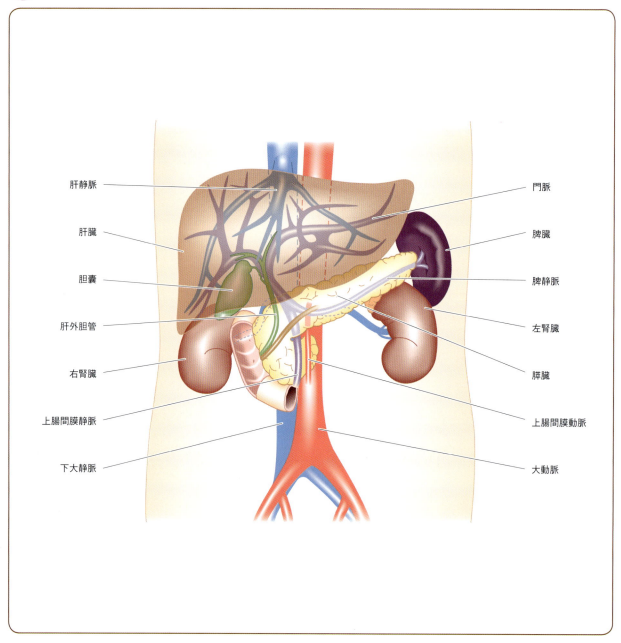

B 前面から見た腹部臓器の位置関係

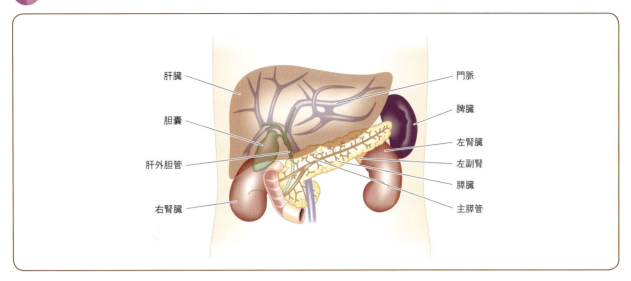

C 肝臓

1 門脈・肝静脈の3DCT像

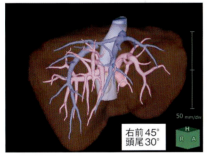
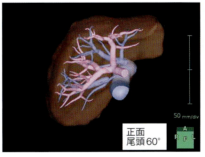
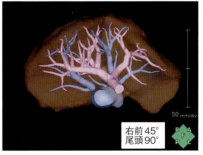

A：正面，R：右側面，L：左側面，H：上面（頭側面），F：下面（尾側面）

2 クイノー区域

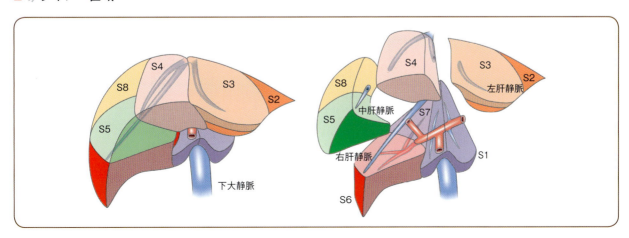

D 胆嚢・胆管・膵臓

1))) 前面から見た胆嚢・胆管・膵臓の位置関係

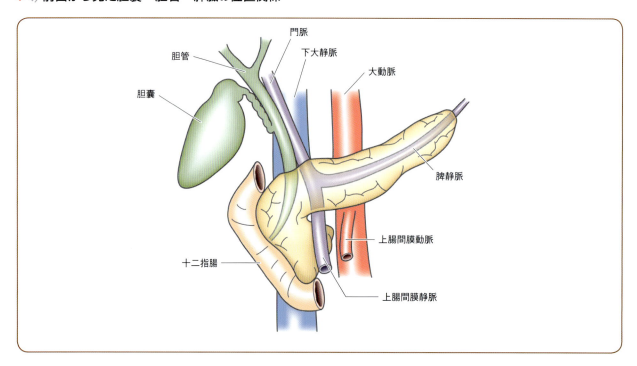

2))) 胆嚢・胆管の断面像

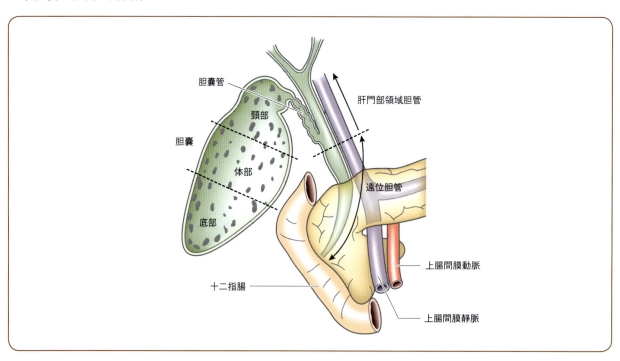

3))) 前面から見た膵臓の横断像と膵臓の区域

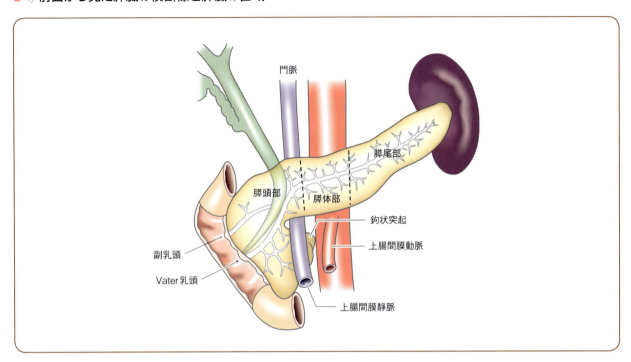

4))) 右側面から見た膵頭部の縦断像

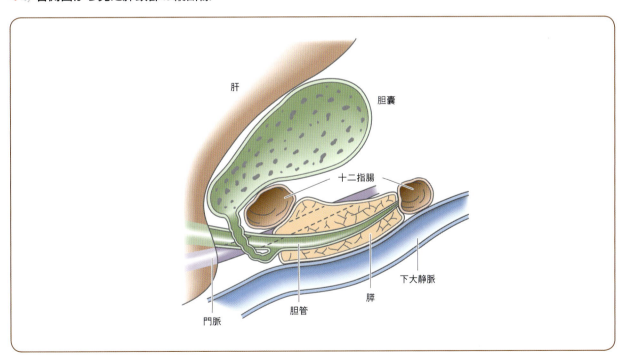

E 腎臓

1))) 腎臓の断面像

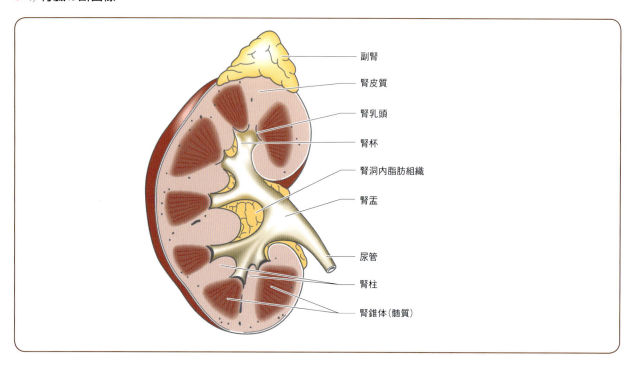

2))) 前面から見た左腎と膵臓・脾臓の位置関係

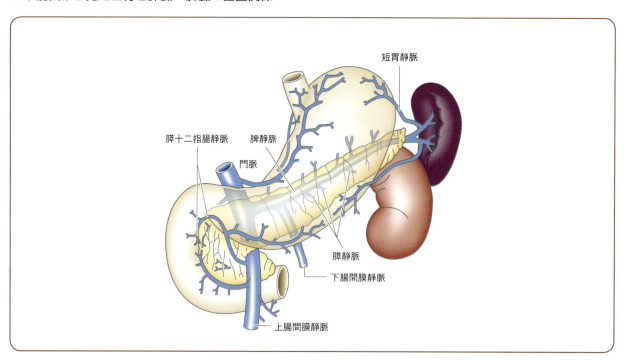

2.3 スクリーニングの基本走査

- 本誌では腹部超音波検診判定マニュアルに則り，肝臓，胆道，膵臓，腎臓，脾臓，大動脈を対象臓器とした基本走査につき解説している．
- 解剖学的な理解が容易になるように，大動脈，下大静脈，肝静脈，門脈，脾静脈といった主な脈管を基本走査や観察の指標にしている（2.3.1）．
- 対象となる臓器がそれぞれ隣接する部位では両者の観察を行うようにするため，臓器別ではなく，心窩部（左肋骨弓下を含む），左肋間，右肋骨弓下，右肋間の4領域に分類して解説している（2.3.2）．
- 撮像断面ではなく，それぞれの領域の観察方法と描出のポイントについて解説している．
- 腹部超音波検診判定マニュアルでは走査順を規定していないが，正常例や軽度異常例を10分以内で描出・観察できるように，心窩部縦横走査⇒左肋間走査⇒右肋骨弓下縦横走査⇒右肋間走査の手順で観察することを推奨している．
- 描出不良部位や異常所見を認める例では，基本走査の終了後に体位変換や拡大観察，ドプラなどの検査を追加するとよい．
- 領域別の基本走査をマスターした後，後述する臓器別の描出と観察のポイントや，臓器別の描出不良例に試すべき走査法などを活用するとよい．

2.3.1 基本走査の指標となる走査断面

- 上腹部の超音波検査は，大動脈，肝静脈，門脈といった脈管を指標にすると理解しやすい．

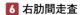

6 右肋間走査
ST10 門脈本幹縦断像2

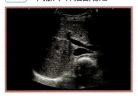

5 右肋骨弓下横走査
ST9 門脈水平部横断像

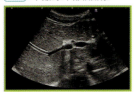

ST8 右中肝静脈横断像

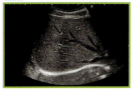

4 右肋骨弓下縦走査
ST7 門脈臍部縦断像

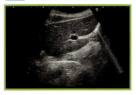

ST6 門脈本幹縦断像1

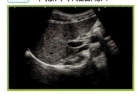

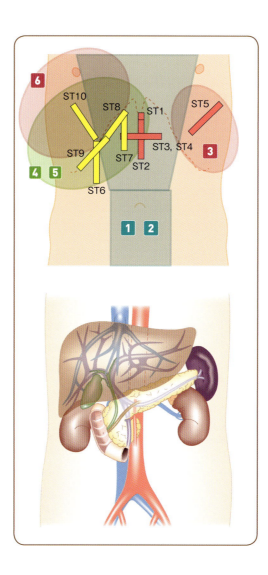

1 心窩部縦走査
ST1 大動脈縦断像1

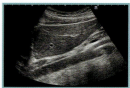

ST2 大動脈縦断像2

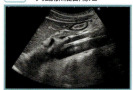

2 心窩部横走査
ST3 肝静脈横断像

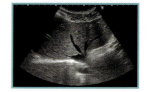

ST4 門脈臍部横断像

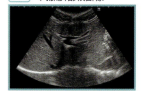

3 左肋間走査
ST5 脾静脈縦断像

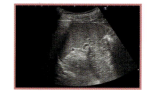

2.3.2 基本走査と対象となる腹部臓器

6 右肋間走査
肝臓
胆嚢
肝外胆管
右腎
門脈
肝静脈

4 5 右肋骨弓下縦横走査
肝臓
胆嚢
肝外胆管
膵臓
右腎
肝静脈
門脈
下大静脈
左右胆管

1 2 心窩部縦横走査
肝臓
胆嚢
膵臓
肝外胆管
左腎
心臓
大動脈
上腸間膜動静脈
下大静脈
肝静脈
門脈

3 左肋間走査
脾臓
左腎
膵臓
脾動静脈

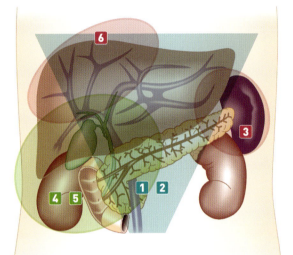

Index

- 1 心窩部縦走査-1　肝左葉
- 1 心窩部縦走査-2　肝左葉
- 1 心窩部縦走査-3　膵頭体部
- 1 心窩部縦走査-4　膵体尾部
- 1 心窩部縦走査-5　大動脈
- 2 心窩部横走査-1　肝左葉
- 2 心窩部横走査-2　膵体尾部
- 2 心窩部横走査-3　膵頭体部
- 3 左肋間走査-1　左腎
- 3 左肋間走査-2　脾臓・膵尾部
- 4 右肋骨弓下縦走査-1　右腎・肝右葉
- 4 右肋骨弓下縦走査-2　胆嚢
- 4 右肋骨弓下縦走査-3　肝外胆管・膵頭部
- 5 右肋骨弓下横走査-1　肝右葉
- 5 右肋骨弓下横走査-2　肝右葉
- 5 右肋骨弓下横走査-3　肝右葉・右腎
- 5 右肋骨弓下横走査-4　胆嚢・膵頭部
- 6 右肋間走査-1　右腎・肝右葉
- 6 右肋間走査-2　肝右葉
- 6 右肋間走査-3　胆嚢

2.3.3 基本走査 描出と観察のポイント

I 心窩部縦走査-1

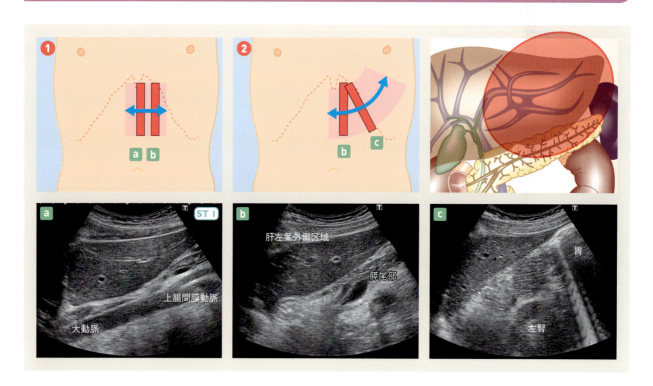

A 描出方法

- 仰臥位の吸気位で息止めを指示し，大動脈レベルの肝左葉外側区（a）（ST I）を画面の中央に描出する．
- プローブをST I から，**左に水平に移動し（❶），左肋骨弓に接したら肋骨弓下に沿うように反時計方向に回転走査して（❷）**，肝左葉外側区（b）を観察する．
- さらに**左肋骨弓下を覗き込むように扇動走査して**，肝左葉左縁（c）まで観察する．

B 観察のポイント

- 左肋骨弓下を覗き込むようにプローブを扇動走査する（図1）．
- **左葉上縁（心臓と接する部位）に注意する（図2）．**
- **左葉外側区足側（S3）に注意する．**

C 観察対象となる臓器

- **肝左葉外側区域**，膵体尾部
- **大動脈，腹腔動脈，上腸間膜動脈，左肝静脈**
- 胃，腹部食道，心臓，大動脈周囲のリンパ節

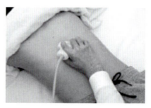

図1 扇動走査

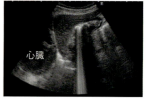

図2 左葉上縁と心臓の関係

1 心窩部縦走査-2

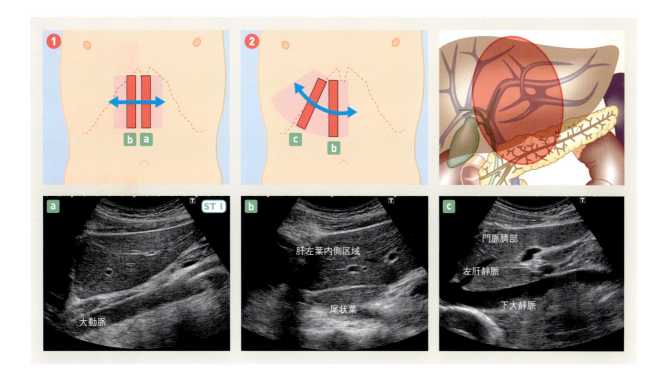

A 描出方法

- 仰臥位の吸気位で息止めを指示し，大動脈レベルの肝左葉外側区（a）（ST I）を画面の中央に描出する．
- プローブをST Iから右側に平行走査し（❶），尾状葉（b）を描出する．
- プローブをさらに右側に平行＋扇動走査し（❷），門脈臍部を描出後（c），中肝静脈まで観察する．

B 観察のポイント

- 右に水平に移動し，右肋骨弓に接したら肋骨弓下に沿うように時計回転する．
- 左葉内側区（S4）は中肝静脈（図1）が描出されるまで扇動走査し，観察する．
- 静脈管索裂背側の尾状葉（S1）（b）に注意する．

C 観察対象となる臓器

- 肝左葉内側区域，尾状葉，膵体部
- 左・中肝静脈，門脈臍部，大動脈，腹腔動脈，上腸間膜動脈，脾静脈
- 心臓，胃，腹部食道，肝門部や大動脈周囲のリンパ節

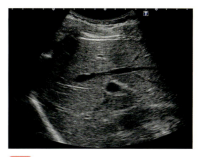

図1 中肝静脈

I 心窩部縦走査-3

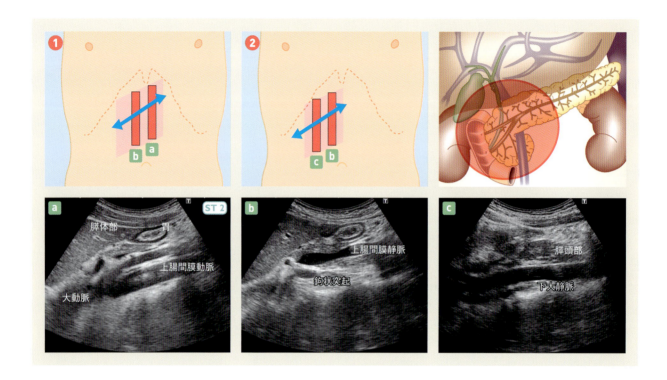

A 描出方法

- 仰臥位の吸気位で息止めを指示し，プローブを ST1 から足側に平行走査し，上腸間膜動脈レベル（ST2）に位置する膵体部の縦断像（a）を描出する．
- プローブを ST2 から右側のやや足側に平行走査し，上腸間膜静脈の前に位置する膵体部と背側に位置する鉤状突起（b）を観察する（❶）．
- プローブをさらに右側の足側に平行走査し，下大静脈の前に位置する膵頭部の縦断像（c）を描出した後，膵頭部の右縁まで観察する（❷）．

B 観察のポイント

- 上腸間膜静脈背側に位置する鉤状突起（b）に注意する．
- 十二指腸下行部（図1）あるいは胆囊が描出されるまでプローブを右に走査する．
- 膵頭部の足側は十二指腸水平部を認識する（右）．

C 観察対象となる臓器

- 膵頭体部，膵鉤状突起，主膵管，膵内胆管
- 上腸間膜動脈，上腸間膜静脈，下大静脈，腹部大動脈，腹腔動脈
- 胃，十二指腸，肝門部と大動脈周囲のリンパ節

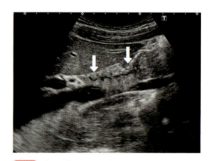

図1 十二指腸下行部

1 心窩部縦走査−4

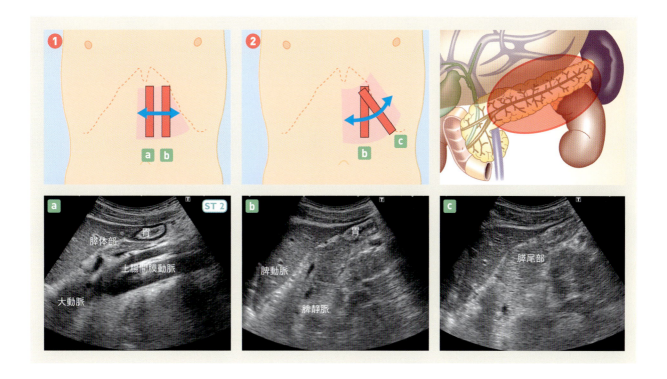

A 描出方法

- 仰臥位の吸気位で息止めを指示し，ST2で膵体部の縦断像（a）を描出する．
- プローブを左側に平行＋反時計方向に回転走査し，膵尾部と脾静脈，脾動脈（b）を描出する（❶）．
- プローブをさらに左側に平行＋扇動走査し，膵尾部の左縁（c）まで観察する（❷）．

B 観察のポイント

- 左肋骨弓に接したら，肋骨弓下に沿うように反時計回転してから扇動走査する．
- 左腎が描出されるまでプローブを左に走査する．
- 膵尾部は腹腔の背側に位置するため，フォーカスを深めに設定するとよい（図1）．

C 観察対象となる臓器

- 膵体尾部，主膵管，左腎
- 上腸間膜動脈，脾動脈，脾静脈，腹部大動脈，腹腔動脈
- 胃

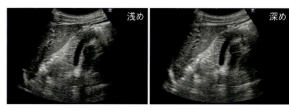

図1 フォーカスの深さ

心窩部縦走査-5

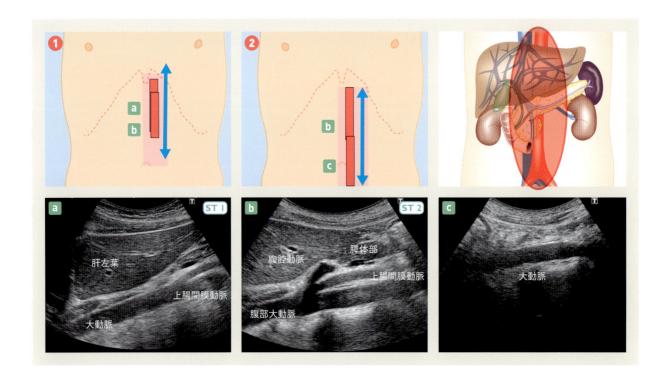

A 描出方法

- 仰臥位の吸気位で息止めを指示し，ST1で横隔膜下から上腸間膜動脈の位置までの大動脈（a）を観察する．
- プローブを，ST1から軽く扇動走査しながら足側に水平走査し（b）（❶），
- 少なくとも大動脈の総腸骨動脈分岐部（c）まで観察する（❷）．

B 観察のポイント

- 大動脈解離はパニック値（像）であり，判定後直ちに依頼医に報告する．
- 大動脈内のflapを反映する線状影に注意する（図1）．
- プローブを軽く扇動走査しながら足側に水平走査する．
- 蛇行の強い大動脈は適宜，横走査（短軸像）を併用する．
- デュアル画面にして記録すると全体像が把握しやすい（図2）．

C 観察対象となる臓器

- 肝左葉，膵体部
- 大動脈，腹腔動脈，上腸間膜動脈，両側総腸骨動脈
- 胃，腹部食道，肝門部や大動脈周囲のリンパ節

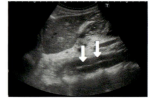
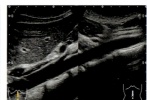

図1 大動脈解離　　図2 デュアル画面での記録
矢印：線状影．

2 心窩部横走査−1

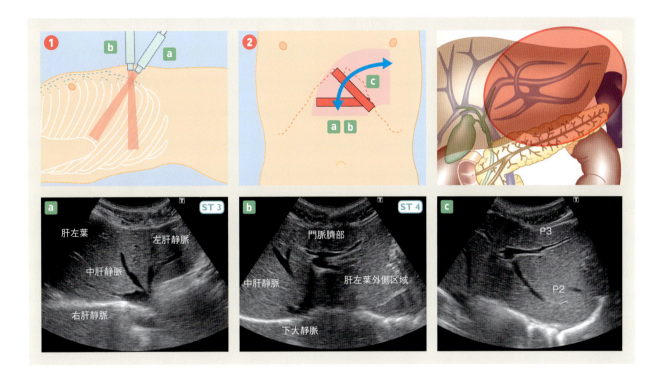

A 描出方法

- 仰臥位の吸気位で息止めを指示し，左中右肝静脈の長軸像（a）（ST 3）を画面の中央に描出する．
- プローブをST 3から足側に扇動走査し，門脈臍部の横断像（b）（ST 4）を観察する（❶）．
- プローブを若干，時計方向に回転走査しながら，左肋骨弓下を覗き込むように扇動走査し，左葉左縁（c）まで観察する（❷）．

B 観察のポイント

- 左に水平に走査し，左肋骨弓に接したら肋骨弓下に沿うように時計回転する．
- 肝左縁を観察するため，左肋骨弓下を覗き込むように扇動走査する（図1）．
- 左葉上縁（肝左葉と心臓の境界）（図2）に注意する．

C 観察対象となる臓器

- 肝左葉外側区，内側区，尾状葉，膵尾部
- 門脈臍部，下大静脈，左中右肝静脈，大動脈，門脈外側枝
- 胃，心臓周囲

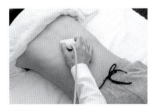

図1 扇動走査

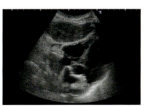

図2 肝左葉と心臓の境界部

2 心窩部横走査-2

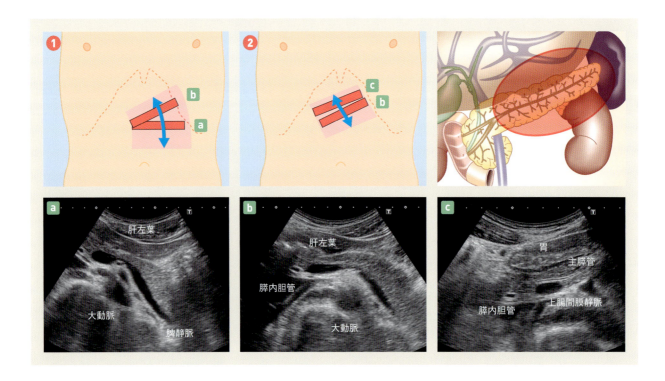

A 描出方法

- 仰臥位の吸気位で息止めを指示し，プローブを**肝臓から足側に水平走査する**と膵尾部（a）が描出できる（❶）．
- 画面を少し拡大し，プローブを**若干，反時計方向に回転走査しながら右側に水平走査し**，大動脈と脾静脈の前に位置する膵体尾部（b）を観察する（❷）．
- 画面を拡大し，膵体部の主膵管（c）を描出する．

B 観察のポイント

- 膵前面にある**胃のガスを移動させるため**，肝左葉から走査を開始する（図1）．
- 膵尾部は腹腔の深部に位置するため，**フォーカスを深めに設定する**．
- 膵尾部は脾静脈や左腎（図2）を指標として観察する．

C 観察対象となる臓器

- **膵尾部，膵体部**，膵頭部，**主膵管**，膵内胆管，肝左葉，左腎，左副腎
- **腹腔動脈，上腸間膜動脈，上腸間膜静脈，脾静脈**，胃十二指腸動脈，下大静脈，大動脈，肝静脈
- 胃，大動脈周囲のリンパ節

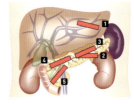

図1 膵臓の描出手順

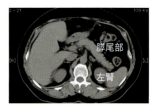

図2 膵尾部と左腎の関係（CT）

2 心窩部横走査-3

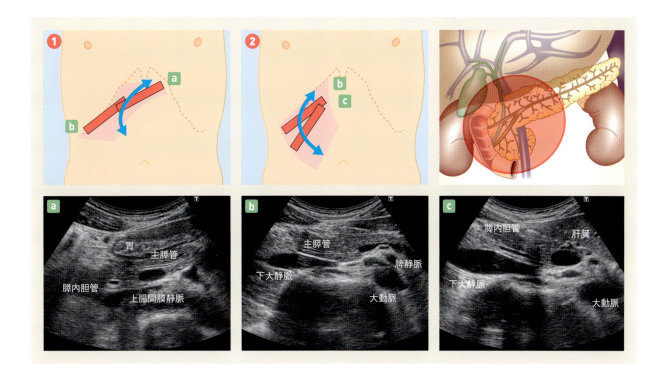

A 描出方法

- 膵体部主膵管（a）を描出する．
- プローブを軽く反時計方向に回転走査しながら，右側に水平走査し，膵頭部の長軸像（b）を描出する（❶）．
- プローブを足側に水平走査し，主膵管や膵内胆管（c）を同定し，十二指腸水平部まで観察する（❷）．

B 観察のポイント

- 膵頭部は下大静脈を同定すると認識しやすい．
- 拡大して主膵管や膵内胆管といった内部構造を同定する．
- 膵頭部の足側は十二指腸水平部まで観察する（2.2「撮像に必要な解剖」参照）．

C 観察対象となる臓器

- 膵頭部，膵体部，膵内胆管，主膵管，副膵管，胆嚢
- 下大静脈，上腸間膜静脈，胃十二指腸動脈，門脈
- 十二指腸，胃

3 左肋間走査－1

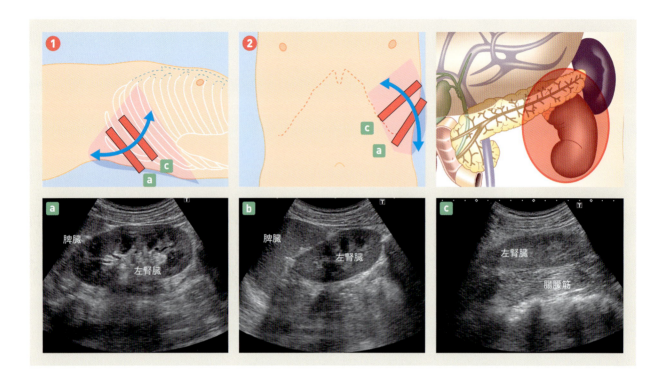

A 描出方法

- 仰臥位の吸気位で息止めを指示し，**プローブを最背側の肋間に密着させ**，左腎の長軸像（a）を描出する．
- プローブを**腹側に扇動走査**し，脾臓との境界部（b）まで腎臓を観察する（❶❷）．
- プローブを**背側に扇動走査**し，腎の左縁（c）まで十分観察する（❶❷）．
- 腎の辺縁部の描出不良では，左肋骨弓下横走査で短軸像を描出する．

B 観察のポイント

- 左腎は**最背側の肋間から**描出されることが多い（図1）．
- **上肢を挙上させると肋間が広がり**，走査しやすくなる．
- ベッドの左端に寝てもらうと腹側の扇動走査が容易となる（図2）．
- 消化管のガスにより描出不良となる場合は，**呼気での息止め**を活用する．
- 1肋間だけではなく，**複数の肋間から**観察する．

C 観察対象となる臓器

- **左腎臓**，脾臓，膵尾部
- **腎動脈**，**腎静脈**，脾動脈，脾静脈
- 下行結腸，腹水

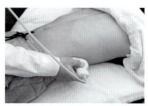

図1 腎臓のプローブの位置

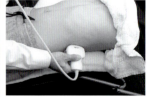

図2 適切な位置どり

3 左肋間走査−2

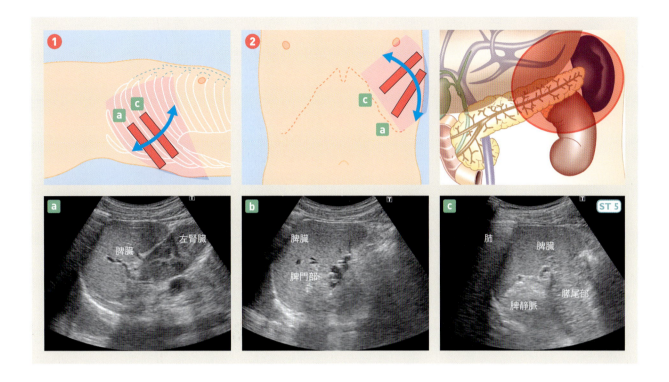

A 描出方法

- 吸気位で息止めを指示し，プローブを腎臓の位置から1-2肋間腹側の肋間に移動した後，**腹側に扇動走査**し，脾臓（a）を描出する．
- プローブを**回転＋扇動走査**し，脾臓全体（b）を観察する（❶❷）．
- プローブを**回転＋腹側に扇動走査**し，脾静脈の足側に位置する膵尾部（c）（ST 5）を描出する（❶❷）．

B 観察のポイント

- **上肢を挙上させると肋間が広がり**，走査しやすくなる．
- **ベッドの左端に寝てもらうと腹側への扇動走査が容易となる**．
- 脾腎コントラストも確認する．
- ドプラを併用すると，脾動静脈の認識が容易となる（図1）．
- 脾門部の少量の腹水は線状の無エコー領域として検出される（図2）．

C 観察対象となる臓器

- **脾臓，膵尾部，左腎臓**
- **脾動脈，脾静脈**
- 胃，下行結腸，胸水，腹水

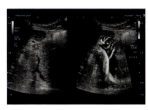 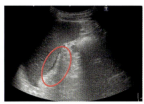

図1 脾門部のドプラUS像（iSMI）　図2 脾門部の少量の腹水

4 右肋骨弓下縦走査−1

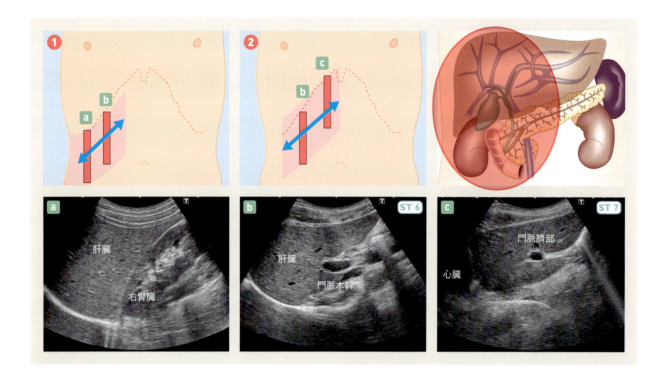

A 描出方法

- 仰臥位または左側臥位として吸気位で息止めを指示し，右腎の長軸像（a）を描出した後，プローブを右側に水平走査し，肝臓の右縁まで観察する．
- 引き続きプローブを左側に水平走査し，門脈の長軸像（b）（ST 6）を描出する．
- さらに，プローブを門脈臍部（c）（ST 7）が同定できるまで左側に水平走査し，肝左葉内側区を観察する．

B 観察のポイント

- 肝臓の右縁や右腎下極に注意する．
- プローブを頭側に振ると横隔膜下の描出が改善する．（図1）
- モリソン窩の少量の腹水は線状の無エコー領域として検出される（図2）．

C 観察対象となる臓器

- 右腎，肝右葉，肝左葉内側区域，胆嚢，肝外胆管
- 門脈，右中肝静脈，下大静脈
- 上行結腸，腹水，胸水

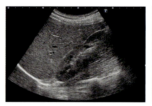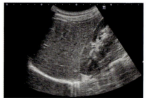

図1 プローブの向きと描出範囲
左：通常．右：頭側に振った状態．

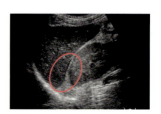

図2 モリソン窩腹水

4 右肋骨弓下縦走査-2

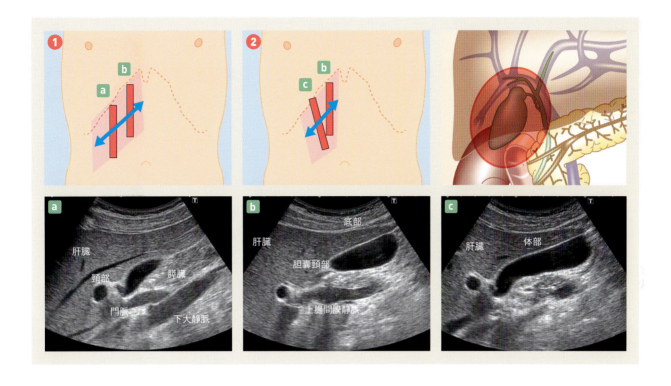

A 描出方法

- 左側臥位または仰臥位として吸気位で息止めを指示し，門脈の長軸像（ST 6）を描出後，プローブを左側に水平走査し，門脈の上に位置する胆嚢頸部（a）を描出する．
- 画面を拡大した後，プローブをさらに左側に水平走査し，胆嚢底部（b）まで描出する（❶）．
- プローブを回転走査して胆嚢の長軸像（c）を描出する（❷）．

B 観察のポイント

- 胆嚢底部は多重反射に注意する（1.4参照）．
- 腫瘤性病変は体位変換を併用し，可動性を確認する．
- 画面を拡大し，高周波プローブを用いて微小病変に注意する（図1，2）．

C 観察対象となる臓器

- 胆嚢，肝外胆管，膵頭部，肝臓
- 門脈，上腸間膜静脈
- 十二指腸，上行結腸，腹水

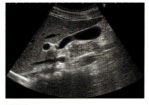

図1 通常観察　　図2 拡大像

4 右肋骨弓下縦走査-3

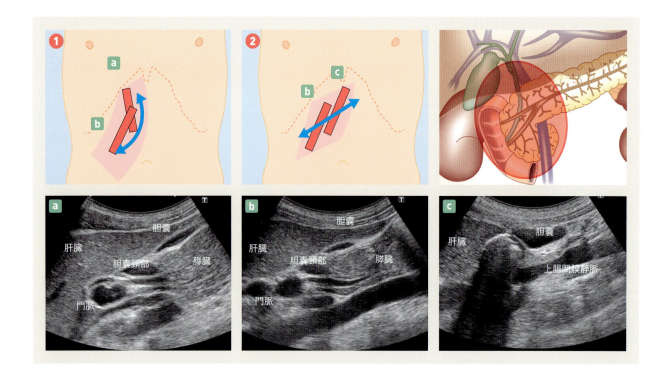

A 描出方法

- 左側臥位または仰臥位として吸気位で息止めを指示し，門脈の長軸像（ST6）を描出後，門脈の直上を走行する肝門部領域胆管を同定し，**画面を拡大して**（a）観察する．
- プローブを「逆"く"の字」を描くように時計方向に回転走査し，**遠位（膵内）胆管**（b）まで描出する（①）．
- プローブを，上腸間膜静脈（c）が描出されるまで**左側に水平走査**した後，**右側にも水平走査**して膵頭部を観察する（②）．

B 観察のポイント

- **十二指腸下行部（図1）あるいは胆嚢**が描出されるまで右側に走査する．
- **画面を拡大し，高周波プローブを用いて**微小病変に注意する
- 胆管背側の**腹側膵**に注意する（**図2**）．

C 観察対象となる臓器

- **肝外胆管，膵頭部，主膵管**，胆囊
- **門脈，上腸間膜静脈**，下大静脈
- 十二指腸，上行結腸，腹水

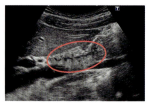 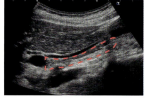

図1 十二指腸下行部（線内）　**図2** 膵頭部縦軸断面
　　　　　　　　　　　　　　　胆管背側の腹側膵（線内）にも注意する．

5 右肋骨弓下横走査−1

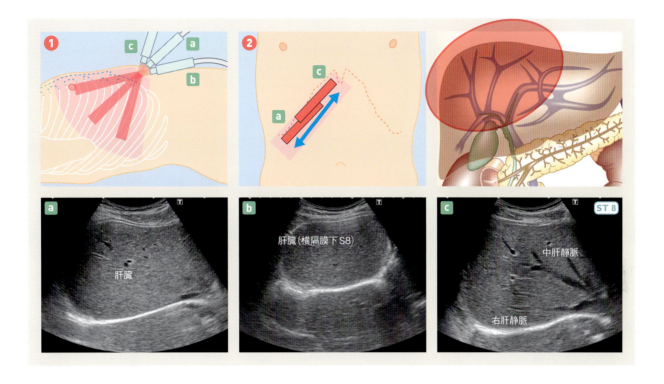

A 描出方法

- 仰臥位または左側臥位として吸気位で息止めを指示し，右肋骨弓下を覗き込むようにプローブを扇動走査し，肝右葉（a）を描出する．
- プローブを寝かせた状態になるまでさらに扇動走査し，肝ドーム下（b）がみえなくなるまで観察した後，プローブを徐々に起こすように扇動走査しながら足側に水平走査し，右および中肝静脈の長軸像（c）（ST 8）を描出する．

B 観察のポイント

- 寝かせた状態になるまで扇動走査し，横隔膜下領域（S8）を観察する（図1）．
- 左側臥位にすると肝臓が正中側に移動し，観察しやすくなる（図2）．
- 「軽く吸わせる」あるいは「呼気での息止めをさせる」等の工夫も有用である．

- 視野深度に合わせたフォーカス位置の設定が必要である．

C 観察対象となる臓器

- 肝右葉，胆嚢，右腎
- 右中肝静脈，門脈，下大静脈
- 腹水

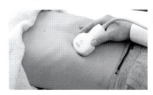

図1 扇動走査

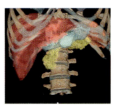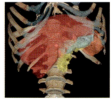

図2 体位による肝臓の変化（仰臥位と左側臥位）

5 右肋骨弓下横走査-2

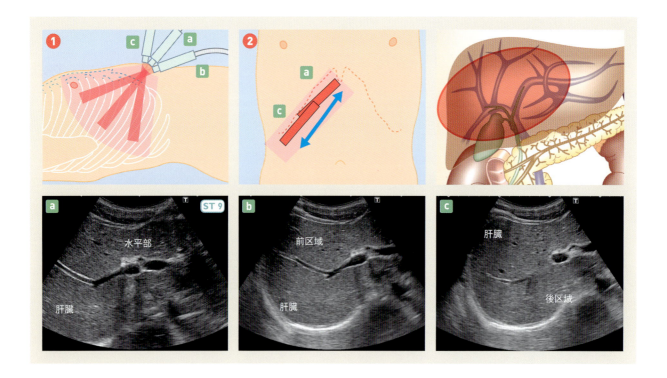

A 描出方法

- 仰臥位または左側臥位として吸気位で息止めを指示し，ST8からプローブをさらに起こしながら足側に水平走査し，門脈水平部（a）（ST9）を描出する．
- プローブを右肋骨弓下を覗き込むように扇動走査し，門脈前区域枝（b）を描出する（❶❷）．
- プローブを足側に水平走査しながらプローブを徐々に立てるように扇動走査し，門脈後区域枝（c）を描出する（❶❷）．

B 観察のポイント

- 門脈左枝の上に位置する肝左葉内側区域に注意する．（図1）
- 可能な限り肝縁まで門脈右前枝，右後枝を描出する．
- 視野深度に合わせたフォーカス位置の適正な設定が必要である．

C 観察対象となる臓器

- 肝右葉，右腎，胆嚢，左右肝管
- 門脈，右中肝静脈，下大静脈
- 腹水

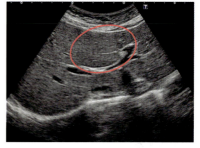

図1 左葉内側区域

5 右肋骨弓下横走査-3

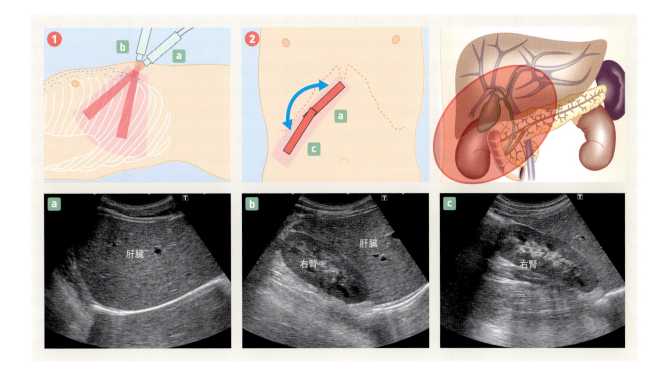

A 描出方法

- 仰臥位または左側臥位として吸気位で息止めを指示し，肝右葉（a）を描出する（a）．
- プローブを足側に水平＋扇動走査し，肝右葉と右腎の境界領域（b）を観察する（❶❷）．
- 右腎を画面の中央（c）に描出し，頭側と足側に水平＋扇動走査して右腎の上極から下極まで観察する（❶❷）．

B 観察のポイント

- 肝右縁と腎の境界部に注意する．
- 腎の上極と下極に注意する．
- 右副腎が腫大すると，肝腫瘤のようにみえることがある（図1）．

C 観察対象となる臓器

- 右腎，肝右葉，右副腎，胆嚢

- 門脈，右肝静脈，腎動脈，腎静脈
- 腹水

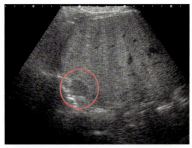
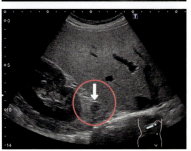

図1 右副腎腫瘍

5 右肋骨弓下横走査-4

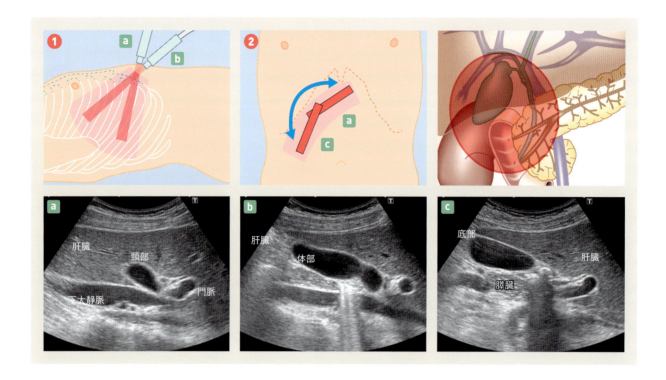

A 描出方法

- 仰臥位または左側臥位として吸気位で息止めを指示し，ST9 からプローブを起こすように扇動走査しながら足側に水平走査し，胆嚢頸部（a）を描出する．
- 画面を拡大し，プローブを反時計方向に回転走査し，胆嚢体部（b）を観察する（❶❷）．
- プローブをさらに反時計方向に回転走査し，胆嚢底部（c）を観察する（❶❷）．

B 観察のポイント

- 門脈水平部の直上に位置する左右肝管の拡張の有無を観察する（図1）．
- 右肝管の直上に位置する胆嚢頸部（a）に注意する．
- 左側臥位では胆嚢の背側に肝外胆管と膵頭部が描出されることが多い（図2）．

C 観察対象となる臓器

- 胆嚢，左右肝管，肝外胆管，膵頭部
- 門脈，右中肝静脈
- 腹水

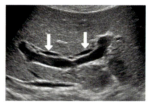
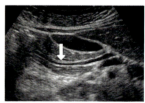

図1 左右肝管軽度拡張例　図2 胆嚢と膵頭部の関係（矢印：胆管）

6 右肋間走査−1

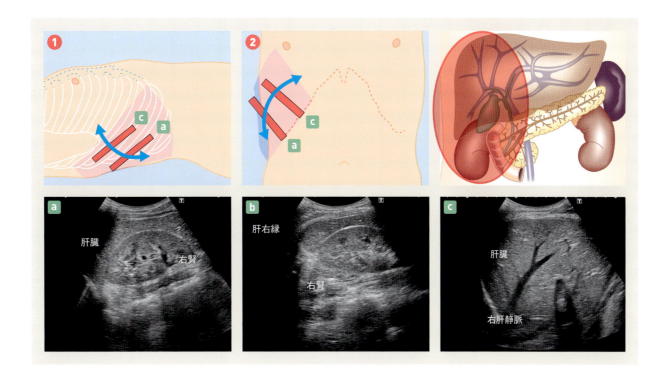

A 描出方法

- 仰臥位として呼気位で息止めを指示し，プローブを右背側の肋間に当て，肝右葉と右腎（a）を描出する．
- プローブを**背側に扇動走査し，肝右縁**（b）**がみえなくなるまで**観察する．
- プローブを**腹側に扇動走査し**，右肝静脈（c）まで観察する（❶❷）．

B 観察のポイント

- 肋間筋によりエコーが減衰するため，**ゲインを若干あげる**．
- **プローブを水平走査してドーム下から肝下縁まで**観察する（図1）．
- **複数の肋間から**扇動走査を行って観察する．
- ベッドの左端に寝てもらうと腹側の扇動走査が容易となる（図2）．

C 観察対象となる臓器

- **肝右葉**，右腎，胆嚢
- **右肝静脈，門脈**
- 腹水，胸水

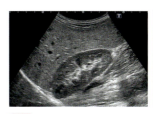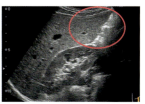

図1 プローブの水平走査（頭側と足側）

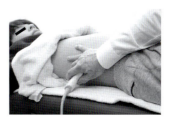

図2 適切な位置どり

6 右肋間走査-2

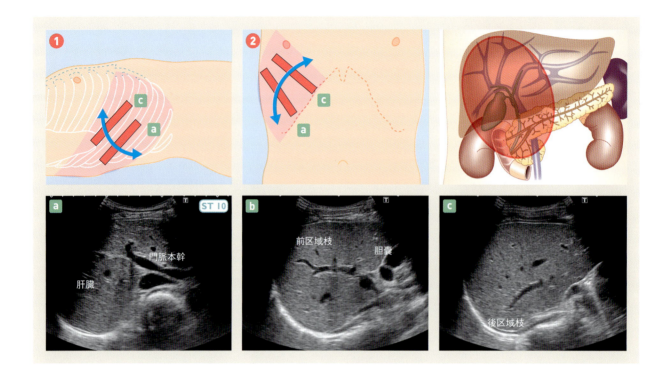

A 描出方法

- 仰臥位の呼気位で息止めを指示し，プローブを1肋間ずつ腹側に移動しながらそれぞれ扇動走査し，門脈本幹（ST10）（a）を描出する．
- プローブを腹側に扇動走査し，門脈前区域枝（b）を描出し，前区域を観察する（❶❷）．
- プローブを背側に扇動走査し，門脈後区域枝（c）を描出し，後区域を観察する（❶❷）．

B 観察のポイント

- 肋間筋によりエコーが減衰するため，ゲインを若干あげる．
- プローブを足側に水平走査して肝下縁まで観察する．
- 複数の肋間から扇動走査を行って観察する（図1）．
- 可能な限り肝縁まで門脈右前区域枝，右後区域枝を描出する．

C 観察対象となる臓器

- 肝右葉，右腎，胆嚢，肝外胆管
- 門脈，右中肝静脈，下大静脈
- 腹水

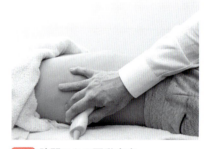

図1 肋間からの扇動走査

6 右肋間走査−3

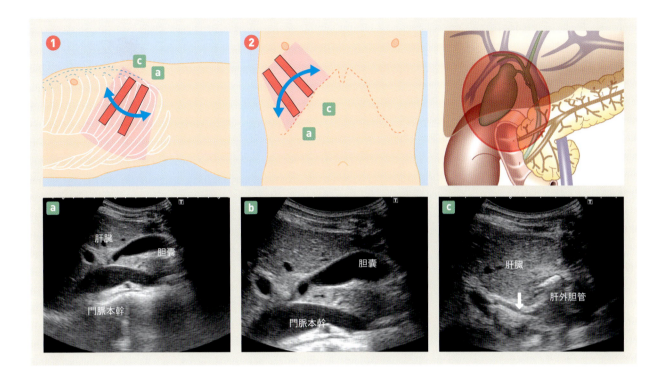

A 描出方法

- 仰臥位の吸気位で息止めを指示し，門脈本幹（ST 10）を同定し，その腹側に位置する胆嚢頸部（a）を描出する（❶）．
- 画面を拡大した後，胆嚢頸部（b）を観察する．
- プローブをやや足側に水平走査し，肝門部領域胆管（c）を描出する（❷）．

B 観察のポイント

- 複数の肋間から扇動走査を行って観察する．
- 肝臓（とくに左葉内側区）も観察する．
- 胆嚢頸部や肝外胆管は，フォーカスを深めに設定し，拡大観察する．

C 観察対象となる臓器

- 肝右葉，肝左葉内側区域，胆嚢，肝外胆管
- 右中肝静脈，門脈，下大静脈

2.3.4 臓器別 描出と観察のポイント

I 肝臓の描出と観察のポイント

A 走査法

- 心窩部縦走査 ❶
- 心窩部横走査 ❷
- 右肋骨弓下縦走査 ❸
- 右肋骨弓下横走査 ❹
- 右肋間走査：頭側と足側で走査 ❺

B 観察のポイント

〈主所見〉(3.1参照)
- 腫瘤性病変の有無
- 腫大や萎縮の有無
- 肝縁や肝表面の性状
- 実質の評価
- 肝腎コントラストの有無
- 肝静脈や門脈の性状
- 肝内胆管の性状

〈副所見〉
- 肝門部リンパ節腫大の有無
- 側副血行路の有無
- 肝周囲の腹水の有無

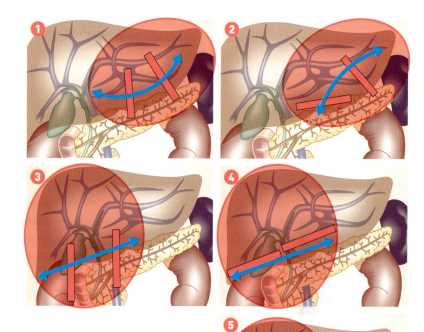

C 見落としやすい部位と対処(2.4.3参照)(図1)

1 🔊 肝ドーム下(S8)

- 横走査ではプローブを右肋骨弓下に潜りこませる(図2).
- 深く吸気させるだけでなく，浅く呼吸させてみる．
- 右肋間走査や右肋骨弓下縦走査で横隔膜を描出する(図3).

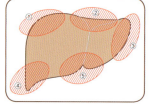
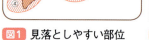
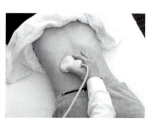

図1 見落としやすい部位　　図2 右肋骨弓下の扇動走査

2))) 心臓の下縁（S2）

- 心窩部縦走査で横隔膜を意識して観察する（図4a）.
- 心窩部横走査で心臓との境界を観察する（図4b）.

3))) 肝左葉左縁（S2,3）

- 心窩部縦（図5左）と横走査（図5右）の2方向で観察する.
- 表在部はフォーカスを浅く設定して観察する.
- 描出不良例では，左側臥位にして観察する.

4))) 肝右葉右下縁（S6）

- 描出不良例では右腰を浮かせて描出する（図6）.
- 右肋間走査や右肋骨弓下縦走査では足側にプローブを水平走査して肝下縁を観察する（図7）.

5))) 尾状葉（S1）

- 尾状葉を意識して観察する.
- 必ず心窩部縦（図8a）と横走査（図8b）の2方向で観察する.

D 注意すべき点

- 右肋間走査あるいは右肋骨弓下走査で肝実質が均等に描出されるようにsensitivity time control（STC）を調整する.
- 肋間走査ではゼリーを多めに塗布し，プローブをしっかり圧着する.
- 右肋間走査や右肋骨弓下走査では，マイクロコンベックスプローブやセクターも併用する.
- 肋間走査は，肋間の頭側（横隔膜側）と足側（肝下縁）の複数の位置から走査（図7）する.

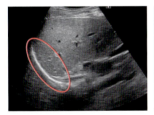

図3 肝ドーム下

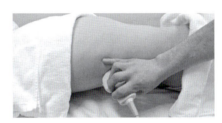

図6 右肋間走査時の体位

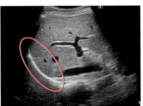

図4 心臓の下縁
a：縦走査，b：横走査.

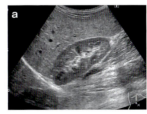
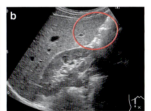

図7 同一肋間におけるプローブの位置による画像の違い
a：頭側，b：足側.

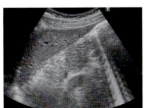
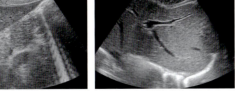

図5 肝左葉左縁

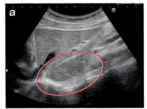
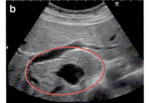

図8 尾状葉
a：縦走査，b：横走査.

2 胆道の描出と観察のポイント

A 走査法

〈胆嚢〉
- 右肋骨弓下縦走査 ❶
- 右肋骨弓下横走査 ❷
- 右肋間走査 ❸

〈肝外胆管〉
- 右肋骨弓下縦走査 ❹
- 右肋骨弓下横走査 ❺

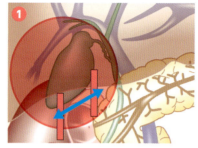
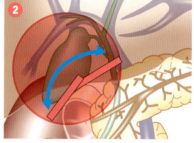
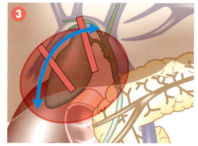
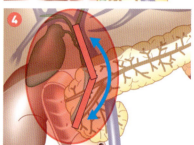
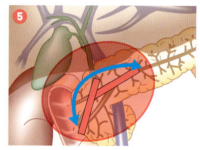

B 観察のポイント

〈主所見〉(3.3参照)
- 腫瘤性病変の有無(胆嚢・胆管)
- 壁肥厚(胆嚢・胆管)
- 腫大や萎縮の有無(胆嚢)
- 拡張の有無(胆管)
- デブリの有無(胆嚢・胆管)
- 石灰化像の有無(胆嚢・胆管)

〈副所見〉
- 膵頭部腫瘤(胆嚢の背側)の有無(図1)
- 肝内胆管拡張の有無
- 周囲リンパ節腫大の有無
- 周囲の腹水の有無

C 見落としやすい部位と対処 (2.4.4, 2.4.5参照)

1) **見落としやすい部位**(図2)
- 左右肝管起始部
- 胆嚢頸部
- 胆嚢底部
- 遠位(膵内)胆管
- 十二指腸乳頭部

2) **見落としやすい所見**
- 丈の低い限局性壁肥厚(図3)
- 少量のデブリ

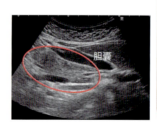

図1 胆嚢背側の膵頭部

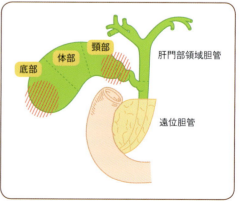

図2 見落としやすい部位

3 » 対処

- 胆嚢は1画面の拡大画像(6〜10cmレンジ)で観察する．
- 頸部は，右肋骨弓下横走査で門脈右枝(矢印)あるいは右肝管近傍から観察を開始する(図4)．
- 胆嚢の形状は変化するため，右肋骨弓下縦横走査のみではなく，右肋間走査でも観察する(図5〜7)．
- 底部は，フォーカスを浅く，STCは近位側を低く設定し，可能であれば高周波プローブで観察する．
- 左右肝管は縦走査では描出できないため，心窩部横走査で門脈水平部の上部を観察する(図8，9)．
- 肝外胆管の描出不良例では，他の臓器の観察後にもう一度，左側臥位あるいは半腹臥位にして観察する．
- 肝外胆管の描出不良例では，胆嚢の腫大・萎縮やデブリの貯留の有無を確認する．

D 注意すべき点

- 胆嚢の描出不良例では，最終食事時間や手術(胆嚢摘出術・胃切除術など)の既往を確認する．
- 胆嚢頸部ではサイドローブによるアーチファクトがデブリや腫瘤と紛らわしいことがある(1.4参照)．
- 痩せている被検者では，胆嚢が右腎を超えて右側腹部や骨盤腔内に移動していることもある．
- 胆管拡張例では併存病変を見落としやすいため，長軸像のみでなく短軸像でも評価する．

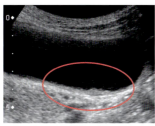

図3 丈の低い限局性壁肥厚

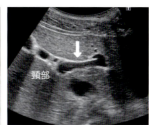

図4 門脈水平部

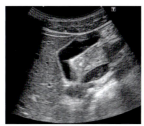

図5 仰臥位右肋骨弓下縦走査

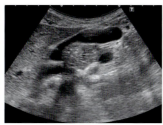

図6 左側臥位右肋骨弓下縦走査

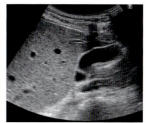

図7 仰臥位右肋間走査

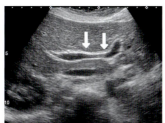

図8 正常例

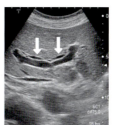

図9 軽度拡張例

3 膵臓の描出と観察のポイント

A 走査法

- 心窩部縦走査 ❶
- 心窩部横走査 ❷
- 右肋骨弓下縦走査(膵内胆管描出後) ❸
- 右肋骨弓下横走査(胆嚢描出後) ❹
- 左肋間走査(脾臓描出後) ❺

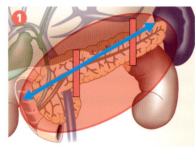
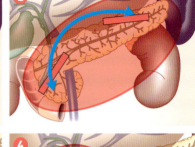
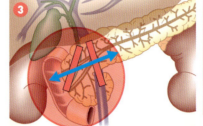
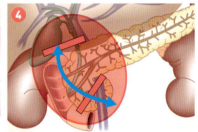
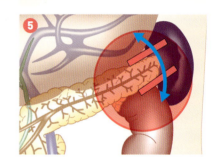

B 観察のポイント

〈主所見〉(3.4参照)
- 腫瘤性病変の有無
- 膵管拡張の有無
- 石灰化像の有無
- 腫大や萎縮の有無
- 実質の評価
- 脾静脈や門脈の性状

〈副所見〉
- 膵内胆管拡張の有無
- 周囲リンパ節腫大の有無
- 周囲の腹水の有無

C 見落としやすい部位と対処(2.4.6参照)

1) 見落としやすい部位(図1)

- 膵頭部,とくにgroove領域(❶)と鉤状突起(❷)
- 膵尾部(❸)

 groove領域(❶)と鉤状突起(❷)は,腫瘍の間接所見である膵管や胆管の拡張所見を呈さないため,注意が必要である.

2) 対処

- 膵臓は体位変換により位置が変化するため,描出範囲が増加することが多い.
- 半坐位では,肝臓が膵臓の腹側に移動して音響窓となり,胃や腸のガス(図2＊)が足側に移動する.
 ⇒頭・体・尾部のすべての領域に有効

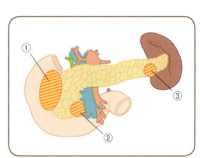

図1 見落としやすい部位

2.3 スクリーニングの基本走査

- 左側臥位では，胃のガス（図3＊）が十二指腸に移行し，減少する．
 ⇒体尾部の描出が改善する．
- 左側臥位では，胆嚢が膵頭部の前に移動し，音響窓となる（図4）．
 ⇒頭部の描出が改善し，高周波プローブによる観察も可能となる．
 （↑膵内胆管）
- 右側臥位では，膵体尾部（図5＊）が腹側に移動する．
 ⇒体尾部の描出が改善し，高周波プローブによる観察も可能となる．

D 注意すべき点

- 膵臓の認識ができないときには，**大動脈の長軸像を描出し，腹腔動脈あるいは上腸間膜動脈を同定**する．
- 痩せ体型では膵が腹壁直下に位置するため，**プローブの押しすぎにより描出不良となる**ことがあり，注意する．
- 痩せ型の被検者や高輝度膵では**腹側膵が低エコーを呈する**ことがあり，注意する（図6破線）．

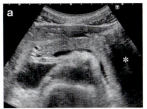 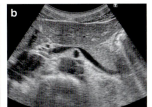

図2 仰臥位（a）と半坐位（b）

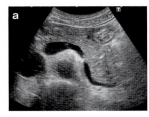 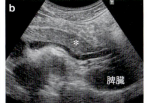

図5 仰臥位（a）と半坐位（b）

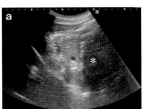 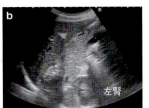

図3 仰臥位（a）と左側臥位（b）

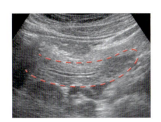

図6 低エコーを呈する腹側膵

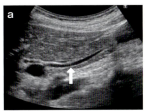 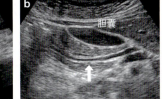

図4 左側臥位の膵頭部
a：縦走査，b：横走査．

4 腎臓の描出と観察のポイント

A 走査法

〈右腎〉
- 右肋間走査 ❶
- 右肋骨弓下縦走査 ❷
- 右肋骨弓下横走査 ❸
- 左側臥位背部走査

〈左腎〉
- 左肋間走査 ❹
- 心窩部横走査
- 左季肋下横走査
- 右側臥位背部走査

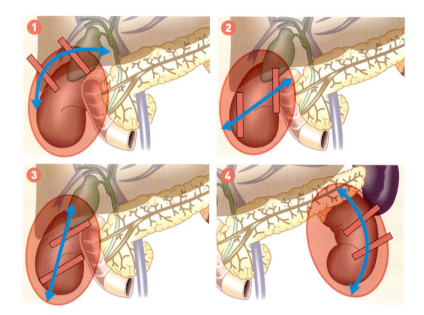

B 観察のポイント

〈主所見〉(3.5参照)
- 腫瘤性病変の有無
- 水腎症の有無
- 腫大・萎縮の評価
- 石灰化像の有無
- 肝腎コントラストの評価
- 脾腎コントラストの評価

〈副所見〉
- モリソン窩や左腎周囲の腹水の有無
- 副腎腫大の評価

C 見落としやすい部位と対処(2.4.7参照)

1))) 見落としやすい部位
- 両腎の下極(図1左)
- 左側の上極(図1右)
- 両腎の辺縁部(図2:腎癌)

2))) 対処

- 描出不良例では左右側臥位あるいは半側臥位として背部から縦横走査を行う.
- 扇動走査でプローブのユニバーサルコードがベッドに当たらないように，右腰を少し浮かせたり（図3），手前側に移動してもらう.

D 注意すべき点

- 肋間走査は**複数の肋間**から走査する.
- モリソン窩の少量の腹水は線状の無エコー領域として検出されることがあるため，注意する.

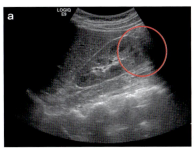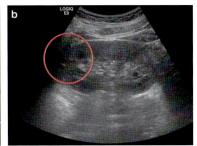

図1 描出不良例
a：下極．b：上極．

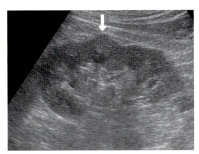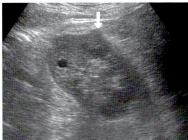

図2 腎辺縁部の腎癌

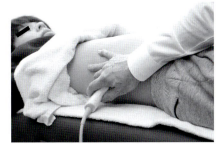

図3 右肋間走査時の体位

5 脾臓の描出と観察のポイント

A 走査法

- 左肋間走査 ❶
- 左肋骨弓下横走査

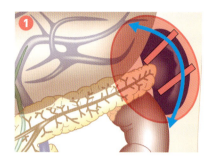

B 観察ポイント

〈主所見〉（3.6参照）
- 腫瘤性病変の有無
- 腫大や萎縮の有無
- 脾腎コントラストの有無
- 副脾の有無

〈副所見〉
- 脾門部の血管の側副血行路の有無
- 脾周囲の腹水の有無

C 見落としやすい部位と対処

1 見落としやすい部位（図1）
- 上縁
- 横隔膜側

2 対処
- 横隔膜下の描出不良例では，坐位や呼吸量を調節する．
- 1肋間だけでなく，複数の肋間からしっかり扇動走査を行って観察する．

D 注意すべき点

- 脾門部の少量の腹水は線状の無エコー領域として検出されるため，注意が必要である．
- 肝左葉が大きく左に張り出している例では，脾臓と誤認することがあるため，注意を要する（図2）．

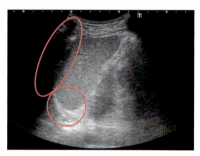

図1 見落としやすい部位

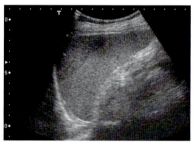

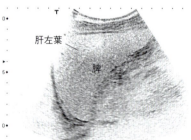

図2 肝左葉が脾臓と重なる例

6 大動脈の描出と観察のポイント

A 走査法

- 心窩部縦走査 ❶
- 骨盤内縦走査
- 心窩部横走査 ❷
- 骨盤内横走査

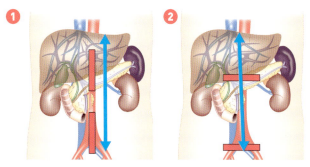

B 観察ポイント

〈主所見〉(3.7参照)
- 拡張の有無：限局性・びまん性
- 解離腔の有無
- 血栓の有無

〈副所見〉
- 大動脈周囲のリンパ節腫大の有無

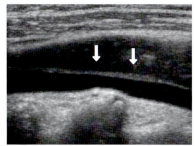
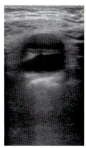

図1 flapを反映する線状影（左：縦走査，右：横走査）

C 見落としやすい部位と対処

1))) **見落としやすい部位**
- 横行結腸背側

2))) **見落としやすい所見**
- 解離部のflapを反映する線状影（図1）
- 片側性に水平方向に拡大した大動脈瘤（図2）
- 側方に偏在する壁在血栓やプラーク

3))) **対処**
- プローブを直線的に水平走査するのではなく，軽く扇動走査をしながら足側に水平走査をする．
- 蛇行の強い大動脈は適宜，横走査（短軸像）を併用する．
- 大動脈の深度に合わせてフォーカスを調整する．

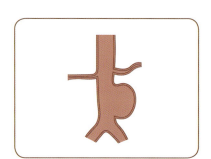

図2 片側性に張り出した動脈瘤

D 注意すべき点

- 横隔膜下から総腸骨分岐部までは観察する（図3）．
- 動脈瘤や解離所見はパニック値であり，確認したら直ちに依頼医に報告する．
- プローブ操作は愛護的に行い，病変部を強く圧迫しない．

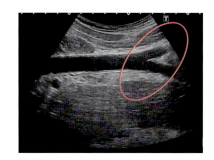

図3 総腸骨動脈分岐部

2.3.5 記録断面例

- 超音波検診判定マニュアルでは16画面以上を撮像することを推奨しているが，具体的な撮像断面については規定していない．
- 一方で，各施設で記録すべき断面を定めるよう推奨していることから，参考になると考えられる撮像断面＋走査法を2例提示する．
- いずれも超音波検診判定マニュアルを念頭に置いて作成されており，各施設におけるスクリーニング（検診受診者）の撮像断面を検討するうえで参考になると考える．
- 今後，スクリーニング（検診受診者）における撮像断面と観察方法が統一され，超音波スクリーニングの標準化がなされることを望む．

A USスクリーニングセレクト

記録断面例30
―注記―
参考描出断面（★印9断面）
記録しなくても，見落とし防止のために描出したい断面

■ 記録断面番号・走査名
目的臓器・描出部位・（視野深度cm）

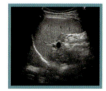
1 左肋間走査
脾門部・脾臓最大・
（13cm）

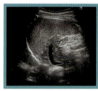
2 左肋間走査
経脾的膵尾部・
（13cm）

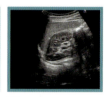
3 左肋間走査
脾腎コントラスト・
（13cm）

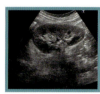
4 左肋間走査
左腎最大長軸・
（13cm）

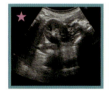
左肋間走査
左腎短軸・（13cm）

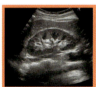
5 右肋間走査
右腎最大長軸・
（13cm）

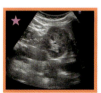
右肋間走査
右腎短軸・（13cm）

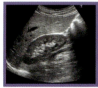
6 右肋骨弓下縦走査
肝腎コントラスト＋右葉
肝縁・（13cm）

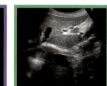
7 心窩部縦走査
尾状葉・（13cm）

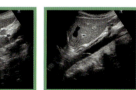
8 心窩部縦走査
肝左葉外側・左葉肝縁
＋左葉肝縁（13cm）

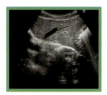
9 心窩部縦～
　　左肋骨弓下走査
左肝静脈長軸・
（13cm）

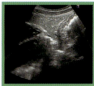
10 心窩部縦～
　　　左肋骨弓下走査
左葉左縁・（13cm）

11 心窩部横走査
門脈左枝臍部から左葉
外側中心・（13cm）

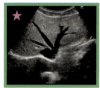
心窩部横走査
中・左肝静脈・
（13cm）

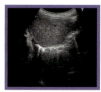
12 右肋骨弓下走査
肝ドーム・（13cm）

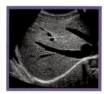
13 右肋骨弓下走査
中右肝静脈・（13cm）

2.3 スクリーニングの基本走査

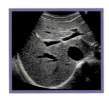 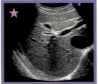 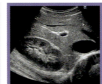 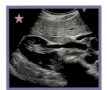 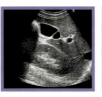 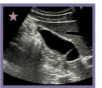

14 右肋骨弓下走査
門脈1次分枝・左右肝管・(13cm)

右肋骨弓下走査
門脈右枝～P7・P6枝・(13cm)

15 右肋骨弓下走査
肝右葉下縁・(13cm)

右肋骨弓下走査
右腎静脈・(13cm)

16 右肋骨弓下走査
胆嚢頸部・(13cm)

右肋骨弓下走査
16 の底部・(8cm)

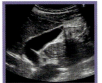 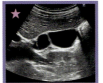 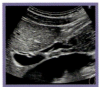 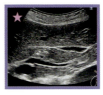 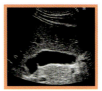 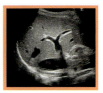

17 右肋骨弓下縦走査
胆嚢底部・(8cm)

右肋骨弓下縦走査
17 の頸部・(8cm)

18 右肋骨弓下縦走査
肝外胆管(肝門部＋遠位領域)・(6cm)

右肋骨弓下縦走査
肝外胆管(膵内胆管)・(6cm)

19 右肋間走査
胆嚢頸部中心・(8cm)

20 右肋間走査
肝右葉P8・P5・(13cm)

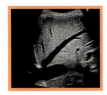 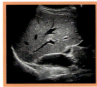 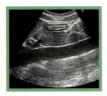 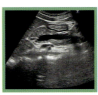 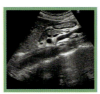 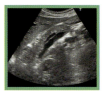

21 右肋間走査
右肝静脈・(13cm)

22 右肋間走査
肝右葉P7・P6・(13cm)

23 心窩部縦走査
膵頭部(下大静脈)・(11cm)

24 心窩部縦走査
膵頭部・鉤状突起(上腸間膜静脈)・(11cm)

25 心窩部縦走査
膵体部(上腸間膜動脈)・(11cm)

26 心窩部縦走査
膵尾部(脾静脈)・(11cm)

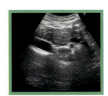 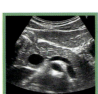 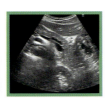 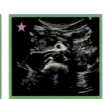

27 心窩部横走査
膵頭部・(11cm)

28 心窩部横走査
膵頭体部拡大(主膵管径確認)・(7cm)

29 心窩部横(切り上げ)走査
膵尾部・(11cm)

30 心窩部縦走査
腹部大動脈長軸・(11cm)

心窩部横走査
腹部大動脈短軸・(10cm)

● 視野深度について

・肝・脾・腎＝13cm，大動脈＝10cmで撮像した．
・胆嚢は肝より拡大した深度での走査を基本と考えており，本例は8cmで撮像した．
　なお，胆嚢3枚中の1枚 16 については，サイズ判定の効率化を考慮し，肝と同深度で撮像した．

・肝外胆管は胆嚢と同一以上の視野深度を基本と考えており，本撮像ではとくに「肝門部と遠位領域，膵内胆管等」の解剖を明確にするため，6cmで撮像した．
・膵は肝より2cm拡大した11cmで撮像した
（28 については主膵管径を明確にできる視野深度7cmで撮像した）．

(USスクリーニングセレクト ワーキンググループからのご提供による)

B 日本大学病院超音波センター超音波スクリーニング走査法

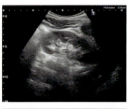

1 右側臥位左肋間走査（左腎）
- 腎腫大　両側最大径≧12cm
- 腎萎縮　両側最大径＜8cm
　長軸・短軸2方向から観察

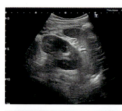

2 右側臥位左肋間走査（脾）
- 脾腫　最大径≧10cm

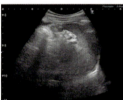

3 背臥位左肋間走査（膵尾部）
- 膵尾部厚　正常≦2cm
　脾臓越しに膵尾部を観察
　膵尾部は脾静脈前面に描出される

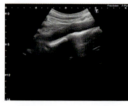

4 正中縦走査（腹部大動脈）
- 腹部大動脈瘤　最大径≧3cm
- 総腸骨動脈の分岐部まで観察

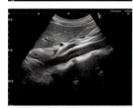

5 正中縦走査（脈管・肝辺縁）
- 左葉腫大　縦軸方向≧11cm
　　　　　　腹背方向≧7cm
- 左葉萎縮　縦軸方向≦7cm

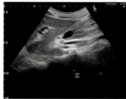

6 正中縦走査（下大静脈・尾状葉）
- 下大静脈径　正常
　10mm（吸気）＜　＜20mm（呼気）
　尾状葉は多飲酒者で腫大傾向

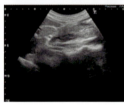

7 正中縦走査（膵頭・鉤部）
- 膵頭部腫大　腹背方向≧2.5cm
　鉤状突起も丁寧に観察

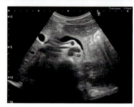

8 正中横走査（膵体部）
- 膵体部腫大　腹背方向≧2cm
- 脾静脈拡張　≧10mm

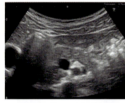

9 正中横走査（拡大で主膵管径計測）
- 主膵管拡張　≧3mm
　前後壁の高エコー線の腹側で計測

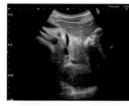

10 正中斜走査（膵尾部）
- 呼気により尾部の距離短縮により描出範囲が広がる

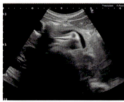

11 正中斜走査（膵頭部）
- 膵頭部腫大　腹背方向≧2.5cm
　錐内胆管の観察も可能

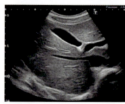

12 右肋弓下走査（胆嚢体部）
- 胆嚢腫大　短径≧36mm
　圧迫をしすぎないように注意！

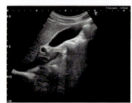

13 右肋弓下縦走査（胆嚢底〜頸部）
- 胆嚢腫大　短径≧36mm

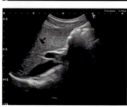

14 縦走査（肝外胆管）
- 肝外胆管拡張　≧8mm
　（胆嚢摘出後は≧11mm）
　反時計回りの回転がポイント

2.3 スクリーニングの基本走査

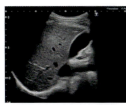

15 右肋間走査
- 胆嚢壁肥厚　壁≧4mm
  肝臓を acoustic window として計測

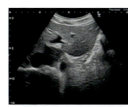

16 左肋弓下走査
　　（肝S1，S2，S3）
- 肝内胆管拡張　≧4mm
  肝内胆管と門脈の鑑別にはドプラ検査を利用すると容易

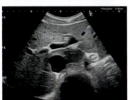

17 心窩部横走査（肝S4）
- S8との境界の見上げ走査が重要

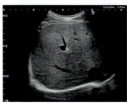

18 右肋弓下走査（肝S5）
- S5浅部観察が重要
  深吸気のみではなく，呼気時の観察を加える．

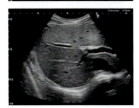

19 右肋弓下走査（肝S6，S7）
- S8との境界の見上げ走査が重要

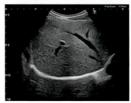

20 右肋弓下走査（肝S8）
- 横隔膜が描出されなくなるくらいまでプローブを倒し，見上げることが重要

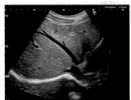

21 右肋骨弓下走査（肝静脈）
- 吸気・呼気の差で肝静脈のうっ血の程度も観察可能

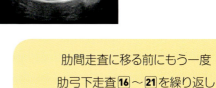

肋間走査に移る前にもう一度
肋弓下走査 **16**〜**21** を繰り返し
見逃しを減らす！

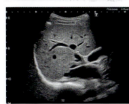

22 右肋間走査（肝S8）
- 呼気時の観察が有効
  正しい肋間を観察する
  中腋窩線で肋骨を無視
  9cm＜正常＜16cm

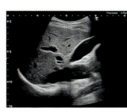

23 右肋間走査（肝S5）
- 胆嚢ではなく肝臓を意識する
  S4との境界がみえる1肋間上も観察を行う．

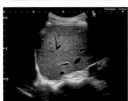

24 右肋間走査（肝S7）
- 正しく背部よりからの肋間走査で観察を行う．

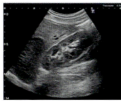

25 右肋間走査（肝S6〜右腎）
肝腎コントラストは同じ深さで評価
- 腎腫大　両側最大径≧12cm
- 腎萎縮　両側最大径＜8cm
長軸・短軸2方向から観察

- 全25枚の静止画の記録は必須．
- 標的臓器が描出できなくても，患者因子の情報が伝わるため，必ず記録（静止画撮影）をする．
- 途中に異常所見を認めた場合，プローブを変えずに拡大・計測・記録を行い（2方向以上），その後スクリーニング撮影手順に戻る．高周波プローブなどの精緻的内容はスクリーニング走査法の後に撮影．
- 計測値は電子カルテ所見レポートに自動転記となるため，正確に計測（縦方向の計測を中心）する．縦・横・高さの3方向計測し，最大値を記載する．経過観察時に重要！

- スクリーニング検査の終了後の精密検査を目的とした撮影方法は自由で撮影枚数制限は設けない．
- 動画保存を行う場合には，原則頭側⇒尾側or患者の左側⇒右側にゆっくりと1方向のsweep画像で行う．
  （必要以上の動画はトリミングして保存．造影などの場合は固定画面も可．）
- スクリーニング検査以外の部位，zoomを使用する場合には，原則ボディーマークを入れる．

　　　（日本大学病院消化器内科　小川眞広先生からのご提供による）

2.4 描出不良例に試すべき走査法

2.4.1 描出不能と描出不良

A 描出不能とは

- 腹部超音波検診判定マニュアルでは，臓器が全く描出できない状態を描出不能（カテゴリー0）としている．
- 描出不能には，胆嚢摘出などの臓器摘出後の被検者も含まれる．
- 平成27年度の消化器がん検診全国集計によると，カテゴリー0（C0）の頻度は，肝臓0.14％，胆嚢0.88％，肝外胆管0.10％，膵臓1.16％，腎臓0.033％，脾臓0.20％である．
- 描出不能（摘出後を除く）であった臓器ごとに，要精査（肝臓，胆嚢，膵臓，腎臓），要経過観察（肝外胆管），軽度異常（脾臓）といった事後指導が勧められている．

B 描出不良とは

- 臓器の一部が描出できない状態を描出不良とする．
- 描出不能部位を認めるときには，描出可能な部位の超音波画像所見を採用してカテゴリー判定を行い，描出不能部位を記載する．
- 描出不良の原因は，①超音波画像の性質によるもの，②被検者の状態によるもの，③検者の技量によるもの，の3つに分けられる．

C 描出不良の原因

1》 超音波画像の性質に起因するもの

- 金属や消化管ガスなど，超音波を遮蔽するものが体内に存在する．
- 超音波特有のアーチファクトによるもの（1.4を参照）．

2》 被検者に起因するもの

- 食止めなどの適切な準備がなされていない（1.1参照）．
- 肥満型，とくに筋肉質の男性では，分解能の低下による画質の劣化や，超音波の減弱による画像の不鮮明化をきたす．
- 痩せ型では，対象臓器との距離が短くなり，腹壁の多重反射などにより画像が不鮮明となることがある．
- 便秘傾向や消化管ガスの多い被検者．
- 吸気や息止めといった指示に従うことが困難な患者．

3》 検者の技量に起因するもの

- 技術，知識，経験の不足．
- 超音波観測装置を適切な設定にしていない（1.2参照）．

D 描出不良の問題点

- 2014年7月～2015年12月の18ヵ月間に，飯田市立病院の人間ドックで超音波検査を受診した2,712名の飯田市立病院のデータを提示する（図1）．
- 全臓器のカテゴリー判定をみると，カテゴリー0（C0）は1.0％であった．
- C0の頻度を臓器別に平成26年度の全国集計と比較すると，膵胆道系の描出不例の頻度が約2倍と高値であった（表1）．
- 膵臓の描出状況を詳細にみると，描出不能例は1％，

2.4 描出不良例に試すべき走査法

- 描出不良部位を認めた例は85％あり，描出不良部位を認めなかった描出良好例はわずか14％であった．
- 描出不良例のうち，93％が異常なし，あるいは良性（カテゴリー1または2）と判定されていた（図2）．
- 描出不良部位のある例では描出可能な部位の超音波画像所見を採用してカテゴリー判定を行うため，ほとんどの例が異常なし（C1），あるいは良性（C2）と判定されてしまう．
- 描出不良部位は撮像記録が残っていないことが多く，ダブルチェックも困難である．
- その結果，悪性腫瘍や高危険群などの偽陰性例が増える可能性が危惧される．
- 描出不良部位を減じるためには，体位変換などの走査法を含めた検者の教育が必要と考えられる．

●文献
1) 超音波部会委員会・超音波検診基準作成のワーキンググループ：腹部超音波検診判定マニュアル．日消がん検診誌 52：471-493, 2014

表1　C0の臓器別頻度

臓器	当院の頻度	平成26年度全国集計
肝臓	0	0.033％
胆道	2.47％（胆摘後は除く）	0.44％ / 0.68％] 1.12％
膵臓	1.11％	0.53％
腎臓	0.11％	0.011％
脾臓	0.59％	0.056％

（2014.7-2014.12）

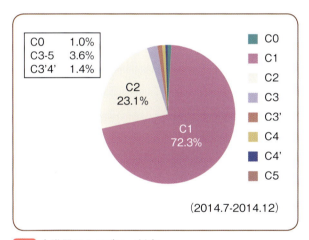

図1　全臓器のカテゴリー判定

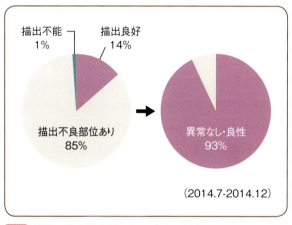

図2　膵臓の描出不良例のカテゴリー判定

2.4.2　体位変換

- 通常観察は仰臥位（図1）で行うことが多いが，胸腔との境界や腹腔の深部に存在する臓器に加え，対象臓器の前に消化管ガスを認める例ではエコーが遮られ，描出が困難となることがある．
- 体位変換すると，胃や腸といった消化管は重力に従って腹腔内の位置が移動する．
- 肝臓，胆嚢，膵臓，腎臓，脾臓といった腹部臓器も，体位変換によりある程度位置が移動するため，描出不良となりやすい部位の観察に有用である．

A　一般的な体位

1 仰臥位
- 上肢は挙上，あるいは前胸部に置く．
- 肋間走査の際には，上肢を挙上すると肋間が広がる

ため,プローブ走査がしやすくなる.

2)) 左側臥位(図2)

- 上肢を挙上すると腹筋に力が入りやすくなるため,軽く曲げるようにするとよい.
- 被検者の状況により,背中にクッションなどを当てて消化管ガスなどの影響を受けにくい角度に調整する.
- この体位では,肝臓が正中側に,胃が左側に,膵頭部と胆嚢が腹側(体表側)に移動する.
- 有用な臓器(部位)
    肝臓(横隔膜下　右葉右縁　左葉)
    胆嚢(底部)
    肝外胆管(膵内胆管)
    膵臓(頭部　尾部)
    腎臓(右腎)

3)) 右側臥位(図3)

- 上肢を挙上すると腹筋に力が入りやすくなるため,軽く曲げるようにするとよい.
- 被検者の状況により,背中にクッションなどを当てて消化管ガスなどの影響を受けにくい角度に調整する.
- この体位では,膵尾部が腹側(体表側)に移動する.
- 有用な臓器(部位)
    肝臓(左葉左縁)
    膵臓(尾部)
    腎臓(左腎)
    脾臓

4)) 半坐位(ギャッジアップ)(図4)

- 坐位に近づけると腹筋に力が入りやすくなるため,15〜60°位で調整する.
- 被検者の状況により,右前や左前とし,消化管ガスなどの影響を受けにくい角度に調整する.
- 肥満体の被検者では,腹部が隆起して走査しづらくなることがある.
- この体位では,肝臓,胃,大腸が足側に移動する.
- 有用な臓器(部位)
    肝臓(横隔膜下)
    胆嚢(底部)
    肝外胆管(膵内胆管)
    膵臓(全体)

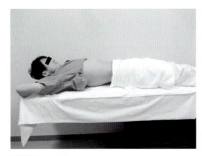

図1 仰臥位

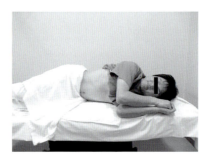

図2 左側臥位

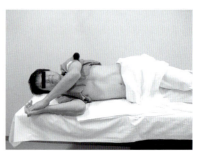

図3 右側臥位

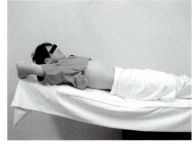

図4 ギャッジアップ

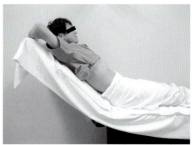

5)) 坐位(図5)

- 後ろ手をつく(図5a)と腹筋に力が入り,プローブを当てづらくなるため,可能であればギャッジアップあるいはベッドに腰かけた座位(図5b)とする.
- 肥満体の被検者では腹部が隆起するため走査しづらくなることがある.
- この体位では,肝臓,胃,大腸が足側に移動する.
- 有用な臓器(部位)
  肝臓(横隔膜下　心臓直下)
  膵臓(全体)

B その他の体位

1)) 立位(図6)

- 肥満体の被検者でも,腹部臓器が下腹部に移動するため描出しやすくなる.
- 立位や坐位ではプローブの保持が困難となるため,薬指と小指を被検者に密着し肘を軽く曲げた状態にするとよい(図6b).
- この体位では,肝臓,胃,大腸が足側に移動する.
- 有用な臓器(部位)
  膵臓(全体)
  脾臓

2)) 四つん這い(図7)

- 胆嚢や嚢胞性病変などの内部にある病変の可動性を評価するときに用いる.
- 有用な臓器(部位)
  胆嚢(病変の可動性の評価)
  嚢胞性病変(病変の可動性の評価)

C 体位変換のポイント

- 被検者の状態に応じた体位変換を選択し,転倒などの有害事象が起きないよう細心の注意を払って施行する.
- いずれの体位変換も,体位変換後に仰臥位に戻した時点で再度走査すると,思いのほか対象臓器の描出が改善していることがある.
- 膵臓などのように体位変換により臓器全体の位置が移動することがあるため,腫瘤性病変の占居部位は仰臥位での占居部位を記載する.

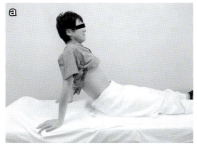
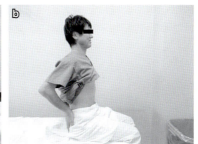

図5 坐位

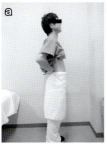
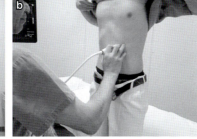

図6 立位

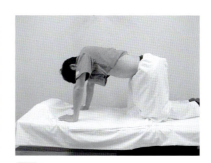

図7 四つん這い

2.4.3 肝臓の描出不良例に試すべき走査法

A 描出不良となりやすい部位（図1）

- 肺に隠れてしまう領域（肝右葉横隔膜下S8①）や肝臓の縁（心臓の下縁S2②，肝左葉外側区域の左縁S2,S3③，肝右葉の右下縁S6④），左葉外側区域が左横隔膜下まで広がり，脾臓を覆うような場合（図2）．
- 深部に位置する領域（尾状葉S1⑤）や多重反射に隠れてしまう肝表領域（横隔膜下S4⑥）（図3）などの観察が不良となることが多い．

B 描出不良時に試すべき走査法

1 》尾状葉
- 心窩部縦走査と横走査の2方向で「尾状葉をみる」ことを意識し，観察する．

2 》肝左葉外側区域の左縁
- 心窩部縦走査で，正中から左葉外側縁まで，肝実質がみえなくなるまで振り切る．
- 心窩部横走査で，肝上縁から肝下縁まで，肝実質がみえなくなるまで振り切る．

3 》横隔膜下S4の浅部
- フォーカスポイントを浅めに設定する．
- 高周波プローブの使用を試みる．
- 多重反射を除去することを意識する．探触子を腹壁に対し，やや斜めに倒して観察する．
- 描出不良例では左下側臥位にて心窩部横走査で横隔

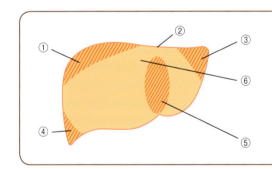

①肺に隠れてしまう領域（S8）
②心臓の下縁（S2）
③肝左葉外側区域の左縁（S2, 3）
④肝右葉外側下縁（S6）
⑤深部に位置する領域（尾状葉S1）
⑥多重反射に隠れてしまう肝表領域（S4）

図1 肝臓の観察不良域

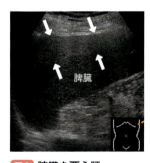

図2 脾臓を覆う肝
脾臓を覆うように肝左葉外側区域（矢印）が認められる．

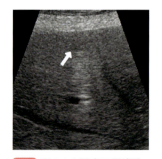

図3 肝S4-8肝表の肝囊胞
肝表は多重反射が強く，囊胞（矢印）ははっきりとしない．後方エコーの増強を認める．

膜下をのぞき込むように観察する．

4))) 肝右葉横隔膜下 S8

- 右肋骨弓下横走査でドーム直下をのぞき込むように走査する（えぐり走査）．
- 右肋間走査や右肋骨弓下縦走査にて呼気位で横隔膜を描出する．
- 右肋間走査で，マイクロコンベックスプローブを利用する（図4）．

5))) 肝右葉外側下縁

- 右肋骨弓下縦走査で，肝下縁を右葉の外側から内側までなめるように平行走査する．
- 右肋骨弓下横走査で，扇動走査にて肝実質がみえなくなるまで足側に振り切る．

6))) 検査法の工夫

- 肋間走査でのプローブの当て方の工夫：観察方向の頭側ではプローブと体表との密着が不良となる場合が多い（図5）．プローブ上下端のゼリーはやや多めに使用し，プローブと体表とのすき間をなくすように心がける（図6）．肋骨によるアーチファクトを除くためには，肋骨の形状や肋骨の走行を考慮する．指で肋骨の走行を確認するとわかりやすい．
- 呼吸法（腹式呼吸や胸式呼吸，深呼吸や深呼気）の利用：深吸気位が観察しやすくなるとは限らない．とくに肋間走査における横隔膜下 S8 の領域．
- 体位変換の活用：仰臥位，側臥位，半坐位，臥位など．
- 季肋下や肋間など，観察点を変え，観察方向も変えて観察する．
- 曲率半径の小さなマイクロコンベックスプローブの利用を試みる（図4）．

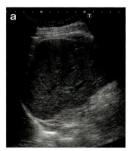 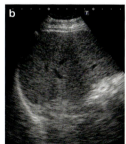 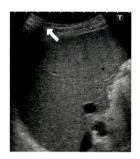

図4 マイクロコンベックスプローブの利用
a：通常のコンベックスプローブ．b：マイクロコンベックスプローブ．マイクロコンベックスプローブは曲率半径が小さいため，横隔膜下を覗き込むように観察することができる．

図5 プローブの密着不良
矢印：プローブの密着不良．

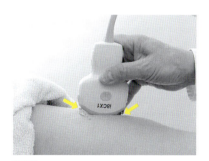

図6 ゼリーの活用
プローブ上下端のゼリーはやや多めに使用し（矢印），プローブと体表とのすき間をなくすように心がける．

2.4.4 胆嚢の描出不良例に試すべき走査法

A 描出不良となりやすい部位（図1）

- 頸部から胆嚢管移行部は，サイドローブが生じやすく，デブリ様エコーを呈することがある．
- 底部では，胆嚢内に現れる多重反射により病変が隠蔽されることがあるため，注意が必要である．
- 痩せている被検者では，胆嚢が右腎を超えて右側腹部や骨盤腔内に移動していることもあるため，注意が必要である．

B 描出不良時に試すべき走査法

- 仰臥位から左側臥位に体位変換すると肝臓が正中側に移動するため，屈曲を認める胆嚢では，屈曲部が伸びて胆嚢壁の観察が容易となることが多い．
- 仰臥位では，多重反射により胆嚢底部の病変が描出できないことがあるため左側臥位にする（図2）．
- プローブを斜めに腹壁に当て，底部の位置が深くなるようにすると，多重反射が低減し，観察しやすくなる（図3）．

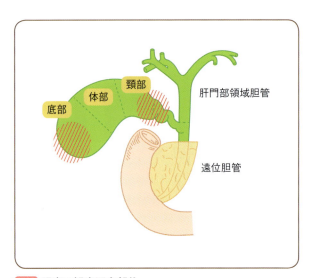

図1 胆嚢の観察不良部位

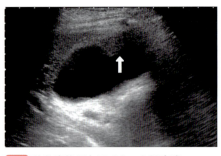

図2 体位変換が有用であった胆嚢癌
仰臥位（左）では胆嚢底部の腫瘍（矢印）は不明瞭だが，左側臥位（右）にすると腫瘍が明瞭に描出される．

- 頸部は肋間走査で観察しやすくなることがあるため，仰臥位の右肋間走査も併用する．
- 高周波プローブやリニアプローブを使用すると，胆嚢壁や隆起性病変の詳細な観察が可能となる（図4）．

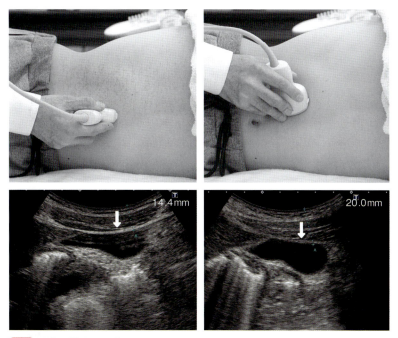

図3 胆嚢の描出の工夫

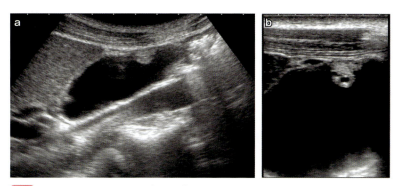

図4 コンベックスとリニアプローブの拡大画像
a：コンベックスプローブ．b：リニアプローブ．隆起性病変を，リニアプローブで拡大観察すると，RAS（Rokitansky-Aschoff sinus）が明瞭に描出される．

2.4.5 肝外胆管の描出不良例に試すべき走査法

A 描出不良となりやすい部位（図1）

- 肝門部領域胆管は，十二指腸のガスにより遮蔽されやすいため，描出が困難なことがある．
- 肝外胆管は逆"く"の字の形状で走行しているため，肝門部胆管から連続して遠位胆管が描出できないことがある．
- 胆管拡張例に併存する病変は縦走査のみでは見落としやすいため，必ず短軸像で評価する．

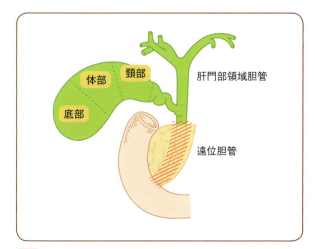

図1 肝外胆管の観察不良部位

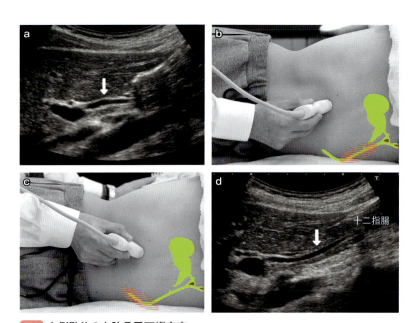

図2 左側臥位の右肋骨弓下縦走査
①門脈の前面を走行する肝門部領域胆管（矢印）を描出した後（a），②プローブを徐々に時計方向に回転させ（b），③患者の右側に向けながら（逆"く"の字のイメージ）足側に進めると（c），④乳頭部近傍の遠位胆管（矢印）まで描出できる（d）．

B 描出不良時に試すべき走査法

- 仰臥位で肝外胆管の描出を行う施設が多いが，左側臥位にすると膵頭部が腹壁側に移動し，肝外胆管がやや直線化するため，思いのほか容易に遠位胆管まで描出できることが多い．
- 肝外胆管は肝門部から膵の上縁レベルまでは門脈の腹側を走行しているが，その後，門脈と離れ，右外側に向かい十二指腸に流入する逆"く"の字の走行をしている．

1》 左側臥位右肋骨弓下縦走査（図2）

- 左側臥位では肝門部から十二指腸乳頭部にかけて腹側方向に肝外胆管が走行するイメージを持つことである．
- 肝門部領域の肝外胆管を描出した後，プローブを徐々に時計方向に回転させ，患者の外側（右側）に向けながら（逆"く"の字のイメージ）足側に進めると，乳頭近傍の遠位胆管まで描出できる．

2》 心窩部横走査（図3）

- 膵頭部横走査で肝外胆管の輪切り像を認識した後，プローブを徐々に半時計方向に回転させ腹側膵と背側膵の境界を走行する膵内胆管の長軸像を描出する．

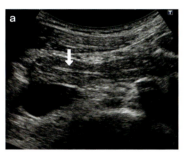 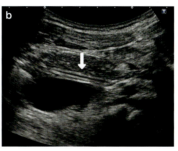

図3 心窩部横走査

a：膵管．b：膵内胆管．プローブを少しずつ縦方向にしていくと膵管や遠位胆管の長軸像が描出できる．

2.4.6 膵臓の描出不良例に試すべき走査法

A 描出不良となりやすい部位（図1）

- 腹側膵（鉤状突起）は背側膵に比べエコー輝度が低くなるため，混在する低エコー充実性病変や囊胞性病変を見落とすことがある．
- 鉤状突起とgroove領域は主膵管や肝外胆管と離れており，間接所見である拡張所見が出現しにくいため，横走査ではプローブを十二指腸の水平部まで移動させて観察する必要がある．
- 尾部は胃や下行結腸のガス像により遮蔽されやすく，膵管拡張などの間接所見も認められないことが多い．

B 描出不良時に試すべき走査法

- 頭体部の描出不良時には，坐位や左側臥位での走査を追加する．
- 体尾部の描出不良時には，坐位，半坐位および右側臥位の斜め横走査を追加する．
- 消化管ガスによる遮蔽を減じるために，スクリーニング開始時と終了時の2回膵臓を描出することも有用である．

1 》 坐位および半坐位

- 坐位や半坐位にすると，肝臓が膵臓の前面に移動し，胃や横行結腸などの消化管は足側に移動する．
- 深吸気や息止めが困難な被検者や高齢者などでもギャッジアップすることにより肝臓と消化管が下垂し，膵臓の描出能が向上する（図2）．

2 》 左側臥位

- 仰臥位から左側臥位にすると，胃体部ないし前庭部にあるガスが十二指腸に移行して胃内のガスが減少し，体尾部の描出が改善することがある．

3 》 右側臥位（図3）

- 右側臥位にすると胃や横行結腸などの消化管は正中側に移動し，体尾部は腹側に移動するため，体尾部が明瞭に描出できることが多い．
- 左側臥位の観察後に右側臥位にすると胃内のガスが十二指腸に排出し，体尾部の描出能の向上が期待できる．
- 右側臥位では仰臥位より浅い位置で体尾部の描出が可能となるため，高周波プローブによる観察も可能となる．

4 》 立位（図4）

- 立位にすると肝臓や脾臓が膵臓の前面に移動し，胃や横行結腸などの消化管は足側に移動する．
- 左肋間走査では，膵尾部が左腎の足側の体表側に移動することがある．

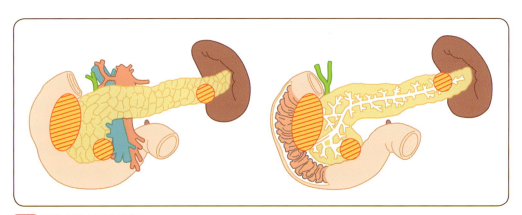

図1 膵臓の観察不良部位
膵頭部（とくにgroove領域と鉤状突起），および尾部の腫瘍は胆管・膵管に影響しない．

5))) 飲水法（図5）

- 通常走査後に体尾部の描出能を向上させるために，被検者に200〜300 mLの水やお茶を飲ませて胃を充満させて観察する．

- 胃内の液体をウィンドウにして描出能を向上させるためには，ギャッジアップの角度や胃内のガス像が頭側に移動するように右前斜位にするなど，細かな体位変換が重要である．

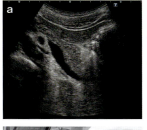
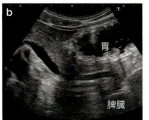
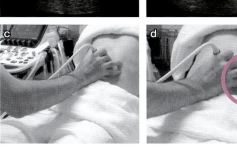

図2 仰臥位と半坐位
a：仰臥位．b：半坐位．仰臥位と半坐位による体尾部の描出．仰臥位では胃のガスにより尾部の描出がやや不良であるが，半坐位にすると尾部が良好に描出できる．c, d：半坐位ではプローブが不安定となりやすいため薬指と小指で固定するとよい．

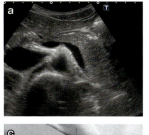
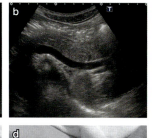
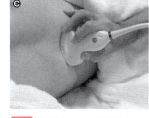
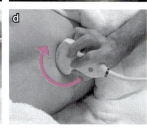

図3 仰臥位と右側臥位
a：仰臥位．b：右側臥位．仰臥位と右側臥位による体尾部の描出．右側臥位にすると尾部が腹側に移動し，脾門部近傍まで明瞭に描出できる．c, d：右側臥位ではプローブを左季肋下に押しつけるように横振り走査するとよい．

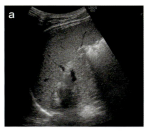
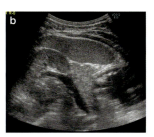

図4 臥位と立位の左肋間走査
a：臥位．b：立位．臥位と立位による左肋間走査．左肋間走査では膵尾部が腎の足側に移動し，描出が良好となることがある．

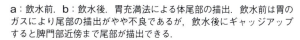

図5 飲水法
a：飲水前．b：飲水後．胃充満法による体尾部の描出．飲水前は胃のガスにより尾部の描出がやや不良であるが，飲水後にギャッジアップすると脾門部近傍まで尾部が描出できる．

2.4.7 腎臓の描出不良例に試すべき走査法

仰臥位走査で腎の描出が不十分であるときは積極的に体位変換する．

1))) 腹臥位で背部から走査

第12肋骨を避けて走査する．消化管ガスの影響を受けずに腎の前後縁を把握できる．

体表から腎の下部までの距離は遠くなり，肥満例では腎下部の描出が不十分となる．

2))) 側臥位で前腹壁および背部から走査（図1）

側臥位で上側となる腎の下部が前腹壁に近づき，後腹膜に固定されている上行／下行結腸以外の消化管ガスの影響から逃れやすい（側臥位で上側になった腎の下部を描出しやすい）．上側の腎の上部や副腎は痩せ型体型では季肋下走査で，肥満体型では肋間走査で描出する．

下側の腎の上部は，背部からの第11肋間走査または第12肋骨下走査で最も体表近くに描出される（図2）．

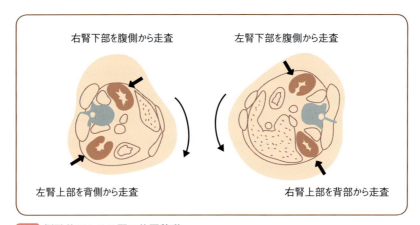

図1 側臥位における腎の位置移動
側臥位で体表に近づいた部分の描出が改善する．上側の腎下部は腹側体表に，下側の腎上部は背側体表に近づく．

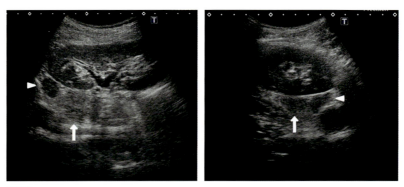

図2 左側臥位での左背部第12肋骨下縦走査と横走査
左副腎腫瘍．左副腎（矢頭）と左腎上部，膵尾部（矢印）が描出されている．

3》 坐位で心窩部から走査

- 痩せ型体型で，腎上部や副腎を観察しやすい．

4》 坐位で背部から走査

- 腎が下垂するため，背部からの腎上部描出が改善する（図3）．

5》 左腎内側が最難関

- 肥満例では左腎内側の描出がとくに困難である．腎の輪郭を追跡して腎表にハンプがないか注意を払う（図4）．

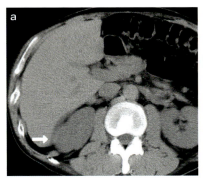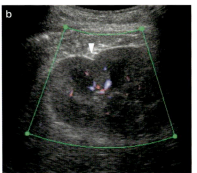

図3 右腎の胎児性分葉
単純CTで右腎腫瘤が疑われ（a，矢印）背臥位での走査では判明せず，坐位で右背部第12肋骨下縦走査を行うと胎児性分葉と判明する（b，矢頭）

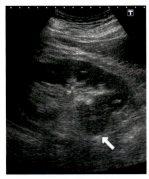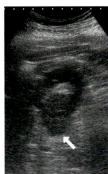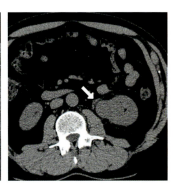

図4 左腎内側にハンプを呈する腎細胞癌
右側臥位左側腹部縦走査で左腎内側にハンプがみられ，体表からの距離は11〜13cmである．単純CTでは大腰筋に近接した腎細胞癌である．腎の輪郭が不明瞭なときは，可能な限りの体位と走査を試みる．

2.5 有所見例の撮像のポイント

2.5.0 的確な診断や判定に必要な基本的ルール

A 限局性病変は2方向で撮像

- 臓器に腫瘤がみつかったときは，病変の全体像がわかるように原則として2方向の画像を記録する(図1)．
- 原則として互いに直交する2方向で記録する．肋弓下走査と肋間走査の組み合わせのように同一病変を別々の音響窓からそれぞれ1方向ずつ記録するときは，プローブの向きを目視確認して2方向が互いにほぼ直交する角度で記録する．
- 所見の再現性を重視するときは，縦走査と横走査の2方向記録とする．
- 病変の大きさが重要であるときは，腫瘤性病変では最大径を含む2方向，血管性病変では断面積が最大となる短軸断面を含む2方向を記録する．

B フォーカス

- 病変の全体が良好に描出されるように，プローブの方位方向分解能が病変部で最適になるようにフォーカス調整する(図2)．
- スクリーニングではフレームレートの低下による所見の見落としを防ぐため，原則としてフォーカスは

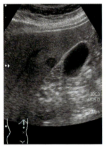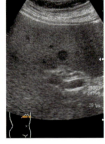

図1 2方向での撮像
転移性肝腫瘍の右肋弓下縦横走査．原則として互いに直交する2方向で記録する．同一病変を別々の音響窓からそれぞれ1方向ずつ記録するとき（例：肋弓下走査と肋間走査）には，プローブの向きを目視確認して2方向が互いにほぼ直交する角度を選ぶ．

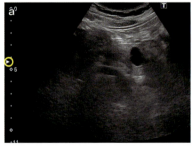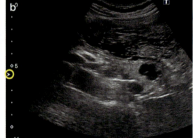

図2 適正な深さにフォーカス
膵尾部嚢胞の空腹時坐位横走査(a)とミルクティー飲用直後の坐位横走査例を示す(b)．胃が膨らみ体表から膵尾部病変までの深さが変化するのに合わせて，フォーカスも適切に調整する．

1点を選択し，体表から浅い部分と深い部分に同時にフォーカスする必要があるときのみ2点以上のフォーカスに切り替える．

C 拡大観察

- 小さい所見は必要に応じて拡大して観察する．画像記録するときは通常レンジとの対比が可能となるように両者を記録する（図3）．

D メルクマールとなる構造物（図4〜7）

- 膵臓では遠位胆管，上腸間膜静脈，上腸間膜動脈，下大静脈，大動脈，脾静脈，脾．
- 肝門部領域胆管では門脈，肝動脈，遠位胆管では膵管，十二指腸など．

E 計測方法と表記

- 臓器や腫瘤の容積を記載するときは，直交する2断面の画像を記録する．
- 容積計算に用いる3方向の径の計測では，互いに直交するように3方向を選ぶ．図8a で例示する前立腺の横走査（図8a）は前腹壁から下方に覗き込んだ斜めの横走査であり，横走査左右径と縦走査で直交2方向

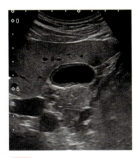
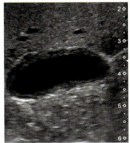

図3 拡大観察
フリーズ前に拡大して走査し，通常レンジとの対比を可能にする．

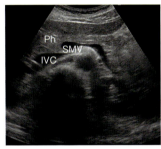
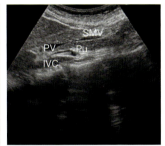

図4 膵頭部のメルクマール
Ph：膵頭部．SMV：上腸間膜静脈．IVC：下大静脈．PV：門脈．Pu：膵口部．

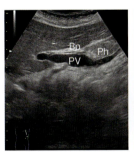
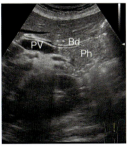

図5 膵頭部と肝外胆管のメルクマール
左右肝管の合流部から膵内まで（可能なら十二指腸乳頭まで）を胆管走行に沿って角度の異なる2回の縦走査で描出する．
Bp：肝門部領域胆管．Bd：遠位胆管．Ph：膵頭部．PV：門脈．

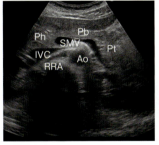
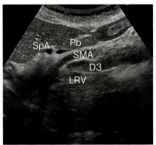

図6 膵体部のメルクマール
Ph：膵頭部．Pb：膵体部．Pt：膵尾部．Ao：大動脈．SMA：上腸間膜動脈．RRA：右腎動脈．SpA：脾動脈．IVC：下大静脈．SMV：上腸間膜静脈．LRV：左腎静脈．D3：十二指腸水平脚．

（図8b）とを計測すると互いに直交する3軸となる.
- 小さい構造や病変の計測では，計測誤差を最小限にするため，拡大画像で計測する.
- 膵管径や胆管径の計測では前壁と後壁のそれぞれ立ち上がりの間の距離を計測する（図9）.
- 動脈の径は外径を計測し，動脈瘤は血管走行に直交する断面で走査を行い，瘤が最大断面積となる断面の短軸外径を計測する（図10）．大動脈瘤を除く腹部動脈瘤では，瘤の直近の動脈外径も計測し，動脈瘤の計測値に添えて記録する．腹部動脈枝の狭窄では必ずしも狭窄率の計測は必要としないが，狭窄前後の最大流速（Vmax）を記録しておくとよい.
- 小さい病変をキャリパで計測する際に，病変境界部の形状情報がキャリパでマスクされる恐れがあるときは，キャリパによる計測画像とは別に，キャリパを付加しない画像も記録しておく.

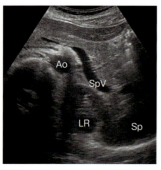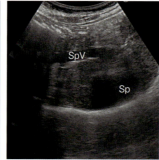

図7 膵尾部のメルクマール
Ao：大動脈．SpV：脾静脈．Sp：脾．LR：左腎．

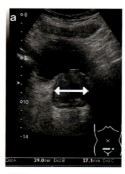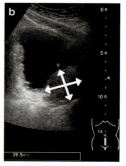

図8 容積計測
容積計測は互いに直交する3軸の値（単位はcm）で以下の近似式を用いる．$V(mL) = 1/2 \times A \times B \times C$

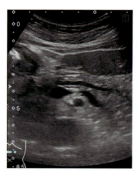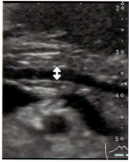

図9 管腔径の計測
動脈以外の管腔構造は十分に拡大した画像上で，前壁エコーと後壁エコーの立ち上がりから立ち上がりまでを計測する．

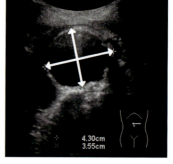

図10 動脈瘤径の計測
動脈瘤の径は短軸断面の短径を外壁から外壁まで計測する．この例では短いほうの外径（3.6cm）が瘤径である．

F ドプラの活用

1 血管の血流表示

- 血管であることを明示：既知の血管との連続性が不明瞭であっても血流波形を示すことで血管と同定できる.
- 血流速度や乱流の存在を示すことで，狭窄や動脈瘤の存在を示唆できる.

2 腫瘤性病変の性状診断

- 血流シグナルの多寡：臓器や腫瘤内部の血流を反映し，鑑別診断に役立つ.
- 血流波形の評価：拍動指数 pulsatility index (PI) や抵抗指数 resistance index (RI) は臓器機能や病変の性状を知る手がかりとなる.
- 血流方向と分布：腫瘤への血流が辺縁部から中心に向かう，または中心部から辺縁に向かうことを示すことは，肝の富血性腫瘤の鑑別診断に役立つ.

3 カラーコメットサイン（瞬き徴候）

- 意義：病変内部の後方散乱が大きいことを示す徴候であり，方向性カラードプラにおけるアーチファクトを利用している. 腎臓においては小さい結晶構造の存在を示す意義が大きく，音響陰影が不明瞭な結石でもカラーコメットサインは陽性となることが多い.
- 活用のためのコツ：検出率向上のために周波数の低い探触子を選ぶ. 血流評価時とは違って，ドプラ繰り返し周波数を低くするため血流速度範囲を広く設定し，カラー感度をバックグラウンドノイズ出現ぎりぎりに設定する. 低速の血流は表示されなくなるため，カラーコメットサインを観察しやすい（図11, 12）.

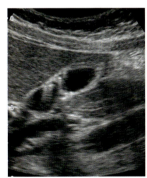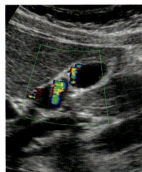

図11 カラーコメットサイン検出に適したカラー設定（胆嚢壁在結石例）

送信周波数が低めの探触子を用いて流速表示範囲を十分に広く（約80cm/sec以上）設定し，カラー感度は背景ノイズ出現直前まで高く設定する.

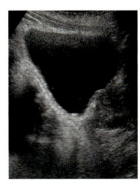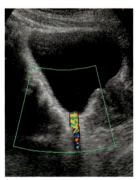

図12 カラーコメットサイン検出に適したカラー設定（膀胱結石例）

血流評価と同様に深部ほどカラー感度は低下するが，管腔臓器では体表から遠くても音響陰影が不明瞭な結石の確認に役立つ.

2.5.1 脂肪肝の撮像のポイント

A 超音波画像撮像のポイント

　脂肪肝は，程度が進行するにしたがって，肝実質エコーの上昇，肝腎コントラストの増強，深部エコーの減衰，肝内脈管の不明瞭化，横隔膜の不明瞭化などの所見が認められる．また，門脈血流の不均等および門脈を経由しない静脈血流により，肝内の脂肪沈着の程度に差が生じ，まだら状の脂肪沈着や限局性低脂肪域が出現することがある．脂肪肝では，以下の点に注意して撮像する必要がある．

1))) 視野深度を深くして撮像する（図1）
- 深部減衰の有無が評価できるように，肝臓全体が表示されるように深度を設定する．
- 横隔膜の描出程度が判断できるように，横隔膜をしっかりと捉える．

2))) 肝臓の輝度を把握する（図2）
- 肝腎コントラストおよび脾腎コントラストを評価する．

3))) 脈管を評価する（図3）
- 肝静脈や肝内門脈の描出程度を評価する．

4))) 限局性低脂肪化域の有無について，好発部位（胆囊周囲やS2，S4の背側など）を確認する
（3.1.4「びまん性病変脂肪肝」参照）

5))) びまん性肝疾患の有無を確認する
- 肝縁鈍化，粗造な実質エコーパターンおよび表面結節状凹凸の有無を評価する．

6))) 腫大リンパ節や腹水の有無を確認する

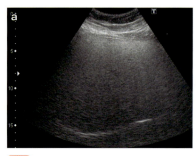 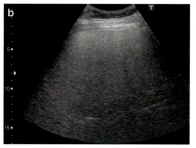

図1 高度脂肪肝
a：左下側臥位右肋骨弓下横走査．b：仰臥位右肋間走査．肝実質エコーの上昇，肝内脈管の不明瞭化がみられ，深部エコーは減衰し，横隔膜の不明瞭化を認める．横隔膜の描出程度が判断できるように，肝臓全体が表示されるように深度を設定する．カテゴリー2．

図2 肝腎コントラストの増強
腎実質エコーに比べ，肝実質エコーの上昇をみる．カテゴリー2．右肋間走査．

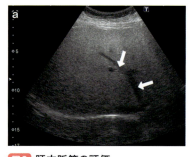 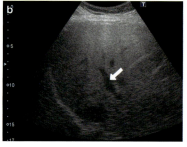

図3 肝内脈管の評価
a：左下側臥位心窩部横走査．b：仰臥位右肋間走査．肝静脈（a：矢印）や門脈（b：矢印）の不明瞭化をみる．カテゴリー2．

2.5.2 肝臓癌の撮像のポイント

A 超音波画像撮像のポイント

1) 通常のレンジで病変を撮像する(図1)
- 腫瘤性病変は2方向以上から撮像した画像を提示する．
- 病変の形状，大きさ，数を評価する．
- 病変の占拠部位がわかるように，メルクマールとなる脈管を入れるようにする．
- 背景肝の状態─びまん性病変慢性肝疾患の合併の有無を評価する．

2) 病変を拡大して撮像する
- 病変の境界，輪郭，辺縁低エコー帯(ハロー)，外側陰影，後方エコー，内部エコー(結節内結節やモザイクパターンなど)の評価を行う．
- 肝内胆管の拡張の有無や，肝内血管の拡張および腫瘍栓の有無の評価を行う．

3) ドプラモードで撮像する(図2)
- 多血性か乏血性か評価する．
- 血管の走行パターン(バスケットパターンなど)や血流の性状(定常波か拍動波か)を評価する．

4) 間接所見の確認
- 脾腫や側副血行路(静脈瘤)の有無，腫大リンパ節や腹水の有無を確認する．

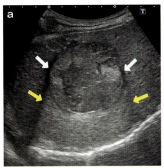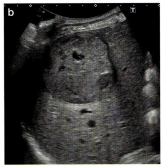

図1 Bモード画像
a：仰臥位右肋骨弓下横走査．b：仰臥位右肋間走査．境界明瞭平滑な類円形腫瘤を認める．辺縁低エコー帯(ハロー，矢印)，外側陰影(黄矢印)，後方エコーの増強をみる．内部は隔壁エコーによりモザイクパターンを呈する．カテゴリー5．

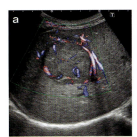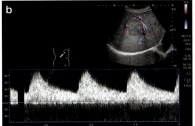

図2 ドプラ画像
左下側臥位右肋骨弓下横走査．a：周辺から中心に向かうバスケットパターン豊富な血流をみる．ワイドバンドドプラ表示．b：パルスドプラにて血流は拍動性であることが確認される．パルスドプラ表示．

2.5.3 胆嚢ポリープの撮像のポイント

A 超音波画像撮像のポイント

1. まず通常のレンジあるいは少し拡大して病変を撮像する(図1)
   - メルクマールとなる脈管や周囲臓器を入れる．
   - 腫瘤性病変は2方向以上から撮像した画を提示する．
   - 対象が複数ある場合には，それぞれの画像を提示する．

2. 最大病変を拡大して撮像する(図2, 3)
   - 体位変換を行い，形態(有茎性／広基性)を評価する．
   - 病変を拡大して表面構造と内部構造の評価を行う．

3. 状況に応じてドプラで腫瘤内の血流シグナルを(多血性／乏血性)評価する(図4)

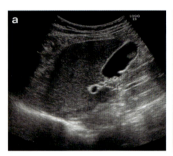
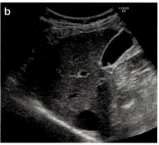

図1 通常観察
a：心窩部縦走査(少し拡大)．胆嚢体部腹腔側に8 mmの隆起性病変を認める．
b：心窩部縦走査(少し拡大)．胆嚢体部腹腔側に小さな隆起性病変を認める．

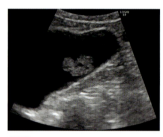

図3 高周波プローブを用いた拡大観察
表面に楔状陥入像を認め，点状高エコー無エコースポットが混在した桑実状エコーを認める．カテゴリー2．

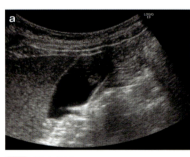
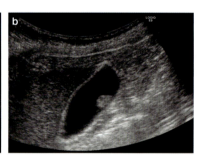

図2 拡大観察
a：仰臥位心窩部縦走査．b：左側臥位心窩部縦走査．形状変化を認めることから，有茎性病変と診断．

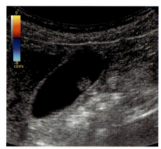
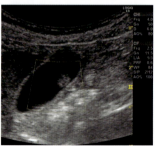

図4 ドプラ画像
病変内に血流シグナルを認めない．

2.5.4 胆嚢結石の撮像のポイント

A 超音波画像撮像のポイント

1. まず通常のレンジ，あるいは少し拡大して病変を撮像する（図1）
- メルクマールとなる脈管や周囲臓器を入れる．
- 2方向以上から撮像した画像を提示する．
- 対象が複数ある場合には，それぞれの画像を提示する．

2. 病変を拡大して撮像する（図2, 3）
- 体位変換を行い，胆嚢壁の性状（肥厚の有無）を評価する．
- とくに底部をしっかり描出する．

3. 肝外胆管を描出し胆管結石の有無を評価する（図4）

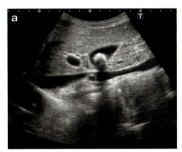
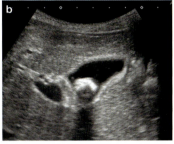

図1 通常観察
a：心窩部縦走査．胆嚢内腔に音響陰影を伴う10mm強の結石像を認める．b：心窩部縦走査（少し拡大）．

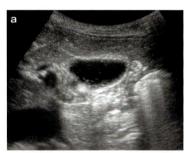

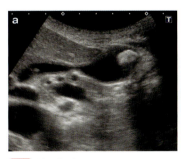
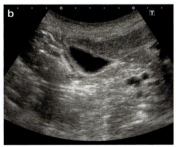

図2 拡大観察
a：左側臥位右季肋下縦走査．b：仰臥位右季肋下横走査（底部）．びまん性に内側低エコー層を認めるが，4mm以上の肥厚は認めない．

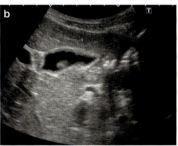

図3 体位変換後の拡大観察
拡大して内腔のデブリ（胆泥）の有無を評価する．内腔に浮遊するデブリを認める．カテゴリー3．

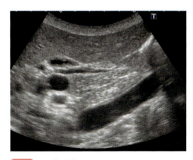

図4 肝外胆管
結石を認めない．

2.5.5 膵臓癌の撮像のポイント

A 超音波画像撮像のポイント

1» まず通常のレンジあるいは少し拡大して病変を撮像する（図1）
- メルクマールとなる脈管や周囲臓器を入れる．
- 腫瘤性病変は2方向以上から撮像した画像を提示する．

2» 病変を拡大して撮像する（図2）
- 病変の境界，輪郭，内部エコーの評価を2方向から行う．
- カテゴリー判定に必要な，主膵管，肝外胆管，膵周囲血管との関係を明らかにする．

3» 転移，リンパ節腫大，腹水などの付属所見があれば撮像する

4» 状況に応じてドプラで撮像する
- 多血性か乏血性か評価する．
- 病変と正常血管との関係を再評価する．

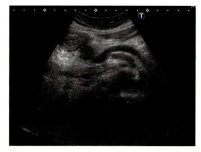

図1 通常観察
心窩部横走査（少し拡大）．大動脈，門脈，脾静脈，胃（前庭部）により膵頭部に20mm弱の低エコーの充実性病変を認める．

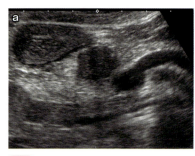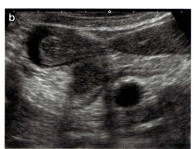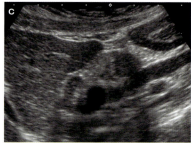

図2 拡大観察
a～b：心窩部横走査．c：心窩部縦走査．境界明瞭で不整な輪郭を有し，内部エコーは不整である．病変は門脈と主膵管に接しており，尾側の主膵管は拡張していることから浸潤を疑う．カテゴリー5．膵の前縁は腫瘍により不整となっており，膵外への浸潤を疑う．

2.5.6 膵嚢胞の撮像のポイント

A 超音波画像撮像のポイント

1. **まず通常のレンジあるいは少し拡大して病変を撮像する（図1）**
   - メルクマールとなる脈管や周囲臓器を入れる．
   - 腫瘤性病変は2方向以上から撮像した画像を提示する．

2. **病変を拡大して撮像する（図2）**
   - 充実部分（嚢胞内結節，壁肥厚，隔壁肥厚）の有無を少なくとも2方向から行う．
   - 充実部分を認める場合には，血流シグナルの有無確認する．

3. **閉塞起点の有無や内部エコーの有無についても確認する（図3）**

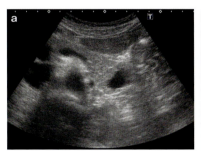
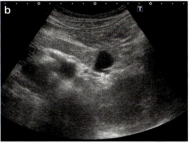

図1 通常観察
a：仰臥位心窩部横走査（少し拡大）．b：右側臥位心窩部横走査（少し拡大）．膵尾部に20mm弱の多房性嚢胞性病変を認める．

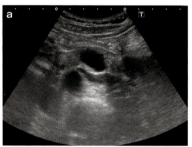
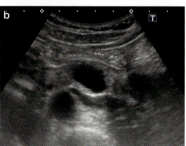

図3 内部エコーの有無
b：拡大図．内部エコーや乳頭側の閉塞起点は認めない．

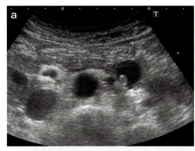

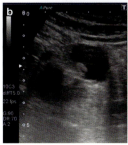
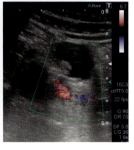

図2 拡大観察
a：右側臥位心窩部横走査．b：心窩部縦走査．病変は多房性であり，嚢胞内結節を認める．カテゴリー4．結節部分に血流シグナルは認めない．

2.5.7 腎癌の撮像のポイント

A 超音波画像撮像のポイント

1) 通常のレンジで病変を撮像(図1, 2)
- 腫瘍性病変は2方向以上から撮像し，病変の占拠部位がわかるようにメルクマールとなる構造(腎被膜，中心部エコー像)や周囲臓器(腎筋膜，肝または脾などを入れる．
- 腫瘍の最大径および互いに直交する3方向の大きさ計測を行う．

2) 病変を拡大して撮像し，腫瘍の性状を観察(図3)
- 腫瘍の境界部や内部を観察して，カテゴリー判定に必要な情報を得る．
- 腫瘍へ流入する血流，腫瘍内での血流分布を観察する(図4)．提示例では多胞性囊胞の隔壁に充実性の肥厚を認め，この部分に明瞭な血流信号を認める．

3) 腎筋膜や腎静脈に浸潤を認めるとき，腎門部にリンパ節腫脹を認めるとき
- それらの所見が明瞭となる撮像を追加する．

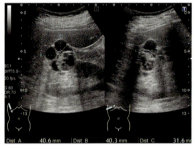

図1 腫瘤の形状把握と腫瘤径計測

右腎上から中にかけて，腎前面から外方に突出しハンプを形成する多胞性腫瘤を認める．腫瘤は分葉型の形状を示し，最大径は41mmである．

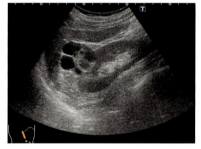

図2 腫瘤の局在と周囲構造の観察

腎筋膜に接しているが腎筋膜を超える進展は認めず，腎洞内への進展も認めない．

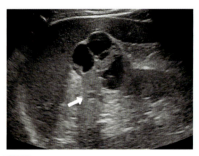

図3 病変を拡大して観察

拡大して観察すると，腫瘤の内部には多胞性囊胞構造とこれらを隔てる厚み不同の充実性隔壁を認める．腫瘤の境界部には明らかな低エコー帯は認めず，充実性隔壁が厚い部分では腫瘤と周囲腎実質との境界が不明瞭である(矢印)．

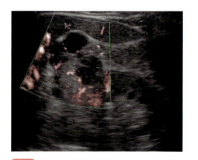

図4 病変の血流評価

カラーフローマッピングでは，腫瘤の充実性隔壁に合致して明瞭な血流信号を認める．

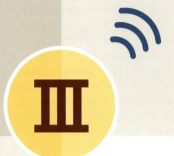

III 基本的な超音波画像所見を学ぼう

カテゴリー判定編

3.0 カテゴリーと判定区分

A 「腹部超音波検診判定マニュアル」とは

- 2014年に，日本消化器がん検診学会超音波検診委員会，日本超音波医学会用語・診断基準委員会，日本人間ドック学会人間ドック画像検査判定ガイドライン作成委員会より発表された．
- 腹部超音波癌検診の質の向上を目指した実施基準ならびに癌検診としての精度評価を可能とするための判定基準（カテゴリー）から成る．

B カテゴリーとは

- カテゴリー判定は，主に肝，胆道，膵，腎，脾の5臓器の超音波所見に対応している．
- カテゴリー0：判定不能，カテゴリー1：異常なし（正常のバリエーションを含む），カテゴリー2：良性，カテゴリー3：良悪性の判定困難（良悪性の判定困難な病変あるいは悪性病変の存在を疑う間接所見や高危険群を含む），カテゴリー4：悪性疑い，カテゴリー5：悪性の6つに判定している（表1）．
- カテゴリー判定を用いることにより，超音波検査（US）による癌検診の精度や有効性の評価が可能となる．
- 描出された超音波画像所見に応じて，病変のカテゴリー，判定区分が決定される．
- 各臓器の最高位のカテゴリーを，その臓器のカテゴリーとして記載する（図1）．
- カテゴリー3以上に相当する超音波所見であっても，検査の結果良性となっているものや，少なくとも過去2回以上同じ結果で経時変化のないものは，カテゴリー3'，4'，5'とダッシュをつけて記載する（図2）．
- カテゴリー判定は，超音波で認められる所見の集約であり，検査担当者（医師・技師）が表記する．
- 記載されている超音波画像所見に習熟することにより，検査担当者の診断能の向上も期待できる．

C 判定区分

- 判定区分は事後指導に対応するものである．
- 原則的には超音波所見に応じて，下記のようにA（異常なし），B（軽度異常），C（要経過観察・要再検査・生活指導），D1（要治療），D2（要精検），E（治療中）に判定される（表2）．
- 判定区分は，原則的には超音波画像の異常所見に応

表1 カテゴリー

カテゴリー0	判定不能	装置の不良，被検者，検者の要因などにより判断できない
カテゴリー1	異常なし	異常所見はない．正常のバリエーションを含む
カテゴリー2	良性	明らかな良性病変を認める
カテゴリー3	良悪性の判定困難	良悪性の判定困難な病変あるいは悪性病変の存在を疑う間接所見を認める．高危険群を含む
カテゴリー4	悪性疑い	悪性の可能性の高い病変を認める
カテゴリー5	悪性	明らかな悪性病変を認める

（腹部超音波検診判定マニュアル．日消がん検診誌 52：471-493，2014[1]より引用）

じて決められるが，血液検査など超音波検査以外の検査所見を考慮して判定医が最終決定する．
- 逐年受診者において，US所見に変化のないカテゴリー3の病変に対する判定区分をD2からCとする．あるいは明らかな経時変化を認めるものでは判定区分をD2とするといった対応も可能である．
- 良性疾患に対応するカテゴリー2の中にも，要精検となる超音波画像所見がある（表3）．
- カテゴリー3の中にも経過観察となるUS所見があるため，注意を要する（表4）．

D 腹部超音波検診判定マニュアル（抜粋）

- 肝，胆嚢・肝外胆管，膵，腎，脾・腹部大動脈・その他の5つの項目からなり，項目ごとに超音波画像所見，カテゴリー，超音波所見，判定区分が記載されている．

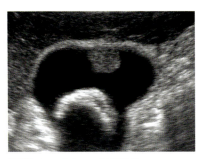

図1 カテゴリーの記載法①
胆嚢結石：カテゴリー2．広基性隆起：カテゴリー4．胆嚢カテゴリーは最高位のカテゴリー4とする．

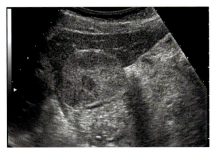 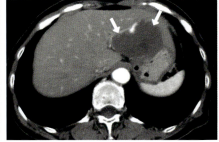

図2 カテゴリーの記載法②
CTにて肝血管腫と診断されており，カテゴリー5'とする．カテゴリー2にしない！

表2 判定区分

A	異状なし
B	軽度異常
C	要経過観察・要再検査・生活指導
D	D1	要治療
	D2	要精検
E	治療中

（腹部超音波検診判定マニュアル．日消がん検診誌 52：471-493，2014[1]）より引用）

表3 要精検となるカテゴリー2

肝	血管異常
胆	肝外胆管結石像
膵	形態異常（腫大・萎縮）
腎	両側の腎萎縮
腎	腎盂拡張を伴う石灰化像
脾	脾門部血管異常
他	最大径5cm≦の大動脈の限局拡張
他	心嚢内液貯留

表4 経過観察となるカテゴリー3

肝	充実性病変
	<15mmかつC4の所見を伴わない
胆	有茎性隆起あるいは腫瘤像
	5mm≦ <10mmかつC2の所見を伴わない
腎	囊胞性病変
	大小の囊胞が両側に集簇し，腎実質が不明瞭
	肥厚のない隔壁あるいは石灰化像を伴う囊胞性病変
他	リンパ節
	短径7mm≦ <10mmかつ短長径比<0.5

- 「超音波画像所見」はカテゴリー判定を行うために必要な超音波所見であり，「超音波所見」は受診者に渡す通知表に記載する所見あるいは疾患名である．
- カテゴリー3には，腫瘍の直接所見や間接所見に加え，癌の高危険群が含まれていることに注意が必要である．
- 日本消化器がん検診学会のホームページに，超音波画像所見に記載されている所見に対応する画像などが掲載されている（http://www.jsgcs.or.jp/files/uploads/Abdomen_ultrasonic_wave_manual201407.pdf）．
- 腹部超音波検診判定マニュアルQ＆Aが掲載されている（http://www.jsgcs.or.jp/files/uploads/Abdomen_ultrasonic_wave_manual_qa.pdf）．
- 今後も継続的にアンケート調査などを行い，超音波画像所見や事後指導などが改訂・追加される予定である．

表5 「肝」

超音波画像所見	カテゴリー	超音波所見（結果通知表記載）	判定区分
充実性病変	3	肝腫瘤	C
最大径15mm以上	4	肝腫瘍	D2
カテゴリー3のびまん性病変の合併	4	肝腫瘍	D2
辺縁低エコー帯・後方エコー増強・多発のいずれかを認める	4	肝腫瘍	D2
末梢の胆管の拡張	4	肝腫瘍	D2
モザイクパターン	5	肝腫瘍	D1
クラスターサイン	5	肝腫瘍	D1
肝内胆管・血管いずれかの断裂を伴う	5	肝腫瘍	D1
但し，マージナルストロングエコー・カメレオンサイン・ワックスアンドウエインサインのいずれかを認める	2	肝血管腫	C
囊胞性病変	2	肝囊胞	B
充実部分（囊胞内結節・壁肥厚・隔壁肥厚など）を認める	4	肝囊胞性腫瘍	D2
石灰化像（気腫像を含む）注1)	2	肝内石灰化	B
肝内胆管拡張を伴う	3	肝内胆管結石または気腫	D2
びまん性病変			
高輝度肝・肝腎コントラスト・脈管不明瞭化・深部減衰のいずれかを認める注2)	2	脂肪肝	C
肝縁鈍化，粗雑な実質エコーパターンおよび表面結節状凹凸を認める	3	慢性肝障害	D2
肝内胆管拡張	3	肝内胆管拡張	D2
血管異常	2	肝血管異常	D2
異常所見なし	1		A
描出不能	0	描出不能	D2

注1) ・石灰化像は音響陰影を伴う高エコー像をさす．
　　・転移性肝がんなど石灰化を伴う充実性腫瘍の一部でないことを確認する．
　　・多発する場合には日本住血吸虫，エキノコックスなど寄生虫由来の病変を念頭に置きその配置や肝実質のエコーパターンに注意する．

注2) 限局性低脂肪化域の好発部位に認められる不整形の低エコー域でスペックルパターンに乱れがなくカラードプラにて血流走行に偏位を認めない場合には充実性病変としない．

（腹部超音波検診判定マニュアル．日消がん検診誌 52：471-493，2014[1)]より引用）

表6 「胆嚢・肝外胆管」

超音波画像所見	カテゴリー	超音波所見（結果通知表記載）	判定区分
胆嚢			
隆起あるいは腫瘤像（ポリープ）			
有茎性			
5mm未満	2	胆嚢ポリープ	B
5mm以上，10mm未満	3	胆嚢腫瘤	C
但し，点状高エコーあるいは桑実状エコーあり	2	胆嚢ポリープ	B
10mm以上	4	胆嚢腫瘍	D2
広基性（無茎性）	4	胆嚢腫瘍	D2
但し，小嚢胞構造あるいはコメット様エコーを伴う	2	胆嚢腺筋腫症	C
付着部の層構造の不整あるいは断裂を伴う	5	胆嚢腫瘍	D1
壁肥厚 注1)			
びまん性肥厚（体部肝床側にて壁厚4mm以上）	3	びまん性胆嚢壁肥厚	D2
但し，層構造・小嚢胞構造・コメット様エコーのいずれかを認める	2	胆嚢腺筋腫症	C
壁の層構造の不整あるいは断裂を伴う	4	胆嚢腫瘍	D2
限局性肥厚（壁の一部に内側低エコーあり）	4	胆嚢腫瘍	D2
但し，小嚢胞構造あるいはコメット様エコーを伴う	2	胆嚢腺筋腫症	C
腫大（短径36mm以上）	3	胆嚢腫大	D2
但し，乳頭部近傍までの下部胆管に異常所見なし	2	胆嚢腫大	C
結石像（石灰化像や気腫像を含む）	2	胆嚢結石または胆嚢気腫	C
壁評価不能	3	胆嚢結石 胆嚢壁評価不良	D2
デブリ（結石像と分けて記載）	3	胆泥	D2
異常所見なし	1	胆嚢異常なし	A
描出不能	0	胆嚢描出不能	D2
胆嚢摘出後	0	胆嚢摘出後	B
肝外胆管			
隆起あるいは腫瘤像（ポリープ）	4	胆管腫瘍	D2
付着部の層構造の不整あるいは断裂を伴う	5	胆管腫瘍	D1
壁肥厚（壁厚3mm以上あるいは内側低エコーあり）	3	胆管壁肥厚	D2
粘膜面不整	4	胆管腫瘍	D2
層構造不整	5	胆管腫瘍	D1
胆管拡張（8mm以上，胆嚢摘出後は11mm以上）	3	胆管拡張	D2
但し，乳頭部近傍までの下部胆管に異常所見なし	2	胆管拡張	C
結石像（石灰化像や気腫像を含む）	2	胆管結石または胆管気腫	D2
但し，胆道系手術の既往があり，体位変換で移動	2	胆管気腫	B
デブリ	3	胆泥	D2
異常所見なし	1	異常なし	A
描出不能 注2)	0	描出不能	C

注1) 小嚢胞構造やコメット様エコーを伴う壁肥厚では隆起性病変の併存に注意する．
注2) 胆嚢や肝内胆管に異常所見がある場合は事後指導をD2とする．
（腹部超音波検診判定マニュアル．日消がん検診誌 52：471-493，2014[1)]より引用）

表7 「膵」

超音波画像所見	カテゴリー	超音波所見（結果通知表記載）	判定区分
充実性病変 注1)			
高エコー腫瘤像	2	膵腫瘤	C
低（等）エコー腫瘤像	4	膵腫瘍	D2
主膵管・肝外胆管・膵周囲血管のいずれかの途絶を伴う	5	膵腫瘍	D1
嚢胞性病変	2	膵嚢胞	B
径5mm以上	3	膵嚢胞	D2
充実部分（嚢胞内結節・壁肥厚・隔壁肥厚など）を認める	4	膵嚢胞性腫瘍	D2
石灰化像	2	膵石	C
主膵管拡張（体部にて3mm以上）注2)	3	膵管拡張	D2
主膵管内結節	4	膵腫瘍	D2
下流側の狭窄	4	膵腫瘍	D2
形態異常			
最大短軸径30mm以上	2	膵腫大	D2
最大短軸径10mm未満	2	膵萎縮	D2
限局腫大 注3)	2	変形	B
腫大部分について，エコーレベルの低下・エコーパターン不整・主膵管などの内部構造の不明瞭化のいずれかを伴う	4	膵腫瘍	D2
異常所見なし	1	異常なし	A
描出不能	0	描出不能	D2

注1）混合エコー腫瘤像は適宜充実性ないし嚢胞性病変に含める．
注2）拡大画像で，主膵管の前壁エコーの立ち上がりから後壁エコーの立ち上がりまでを計測する．
注3）"限局腫大"は膵の輪郭が平滑で厚みが限局的に増加している場合に用いる．
（腹部超音波検診判定マニュアル．日消がん検診誌 52：471-493，2014[1)]より引用）

表8 「腎」

超音波画像所見	カテゴリー	超音波所見（結果通知表記載）	判定区分
充実性病変	3	腎腫瘤	D2
輪郭明瞭平滑な円形病変	4	腎腫瘍	D2
内部無エコー域・辺縁低エコー帯・側方陰影のいずれかを伴う	4	腎腫瘍	D2
中心部エコーの解離あるいは変形を伴う	4	腎腫瘍	D2
輪郭明瞭平滑な円形病変で内部無エコー域を伴う	5	腎腫瘍	D1
内部無エコー域があり，辺縁低エコー帯・側方陰影のいずれかを伴う	5	腎腫瘍	D1
但し，中心部エコーと同等以上の高輝度で輪郭不整あるいは尾引き像を伴う	2	腎血管筋脂肪腫	C
嚢胞性病変	2	腎嚢胞	B
大小の嚢胞が両側性に集簇し腎実質が不明瞭	3	多発性嚢胞腎	C
肥厚の無い隔壁あるいは石灰化像を伴う	3	腎嚢胞性腫瘤	C
充実部分（嚢胞内結節・壁肥厚・隔壁肥厚など）を認める	4	腎嚢胞性腫瘍	D2
石灰化像	2	腎石灰化または腎結石	B
径10mm以上	2	腎石灰化または腎結石	C
腎盂拡張（閉塞原因不詳）	3	腎盂拡張・水腎症	D2
軽度腎盂拡張（腎杯拡張を伴わない）	2	腎盂拡張	B
拡張部あるいは閉塞部に石灰化像	2	腎結石	D2
閉塞部に充実性病変	4	腎腫瘍	D2
形態異常（左右の大小不同・奇形など）	2	腎の変形	B
輪郭の凹凸あるいは中心部エコーの変形	3	腎腫瘤	D2
最大径が両側とも12cm以上	3	腎腫大	D2
最大径が両側とも8cm未満	2	腎萎縮	D2
異常所見なし注1)	1	異常なし	A
描出不能	0	描出不能	D2
摘出後	0	腎摘出後	B

注1）腎皮質と同様のエコーレベル，エコーパターンを呈する腎輪郭の凹凸・変形や中心への限局性膨隆はカテゴリー1（正常変異）とする．カラードプラ法で正常腎実質と同様の血管構築を確認することが望ましい．

（腹部超音波検診判定マニュアル．日消がん検診誌 52：471-493，2014[1)]より引用）

表9 「脾・腹部大動脈・その他」

超音波画像所見	カテゴリー	超音波所見 （結果通知表記載）	判定区分
脾臓			
充実性病変			
高エコー腫瘤像	3	脾腫瘤	D2
低エコー腫瘤像	4	脾腫瘍	D2
中心部高エコー	5	脾腫瘍	D1
高・低エコー混在腫瘤像	4	脾腫瘍	D2
囊胞性病変	2	脾囊胞	B
充実部分（囊胞内結節・壁肥厚・隔壁肥厚など）を伴う	4	脾囊胞性腫瘍	D2
石灰化像	2	石灰化	B
脾門部異常血管	2	脾門部異常血管	D2
腫大(注1)			
最大径が10cm以上，15cm未満	2	脾腫	B
最大径が15cm以上	3	脾腫	D2
脾門部充実性病変	3	脾門部腫瘤	D2
内部エコー均一で脾臓と同等のエコーレベルの類円形腫瘤像	2	副脾	B
異常所見なし	1	異常なし	A
描出不能(注2)	0	描出不能	B
摘出後	0	脾摘出後	B
腹部大動脈			
大動脈の限局拡張			
最大径3cm以上5cm未満	2	腹部大動脈瘤	C
最大径5cm以上	2	腹部大動脈瘤	D2
その他			
リンパ節腫大（短径7mm以上）	3	リンパ節腫大	C
短径10mm以上・短径長径比0.5以上のいずれか	4	リンパ節腫大	D2
腹腔内液貯留	3	腹水	D2
充実エコーを伴う	4	腹水	D2
胸腔内液貯留	3	胸水	D2
充実エコーを伴う	4	胸水	D2
心腔内液貯留	2	心囊水	D2
腹腔，後腹膜腔，骨盤腔の腫瘤像	4	腹部腫瘍	D2

注1）脾臓の最大径の計測
注2）摘出の有無を確認
（腹部超音波検診判定マニュアル．日消がん検診誌 52：471-493, 2014[1]）より引用）

● 文献

1) 日本消化器がん検診学会　超音波検診委員会ガイドライン作成ワーキンググループ，他．腹部超音波検診判定マニュアル．日消がん検診誌 52：471-493, 2014

3.1 肝臓の超音波画像所見

3.1.1 充実性病変

A 超音波画像所見の解説

- 肝臓の充実性病変のカテゴリー判定のポイントは，良性腫瘍である血管腫と悪性腫瘍の肝細胞癌や転移性肝癌とを判別する点にある．

1》大きさ

- 肝臓の充実性病変のカテゴリーは3以上とする．最大径15mm以上の場合は，カテゴリー4とする．

2》内部エコー

- びまん性病変の合併（図1），辺縁低エコー帯（図2）・後方エコーの増強・多発（図3）のいずれかを認める場合，末梢胆管の拡張等を認める場合はカテゴリー4とする．
- モザイクパターン（図4），クラスターサイン（図5），肝内胆管・血管いずれかの断裂を伴う等を認める場

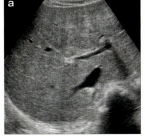

図1 びまん性肝転移

a：境界のはっきりとしない高エコー域の多発を認める．カテゴリー4．腎癌肝転移．b：造影CTでは，境界のはっきりとしない不整な造影域の多発を認める．

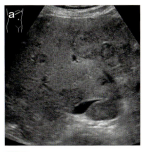

図3 多発肝転移

a：境界不整な不均一低エコー域の多発を認める．カテゴリー4．胃癌肝転移．b：淡い高エコー腫瘤の多発を認める．横隔膜を挟んで，ミラーイメージがみられる（矢印）．カテゴリー4．大腸癌肝転移．

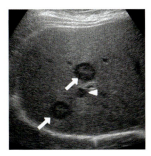

図2 標的像を示す肝転移

中心部が高エコーを呈し，辺縁低エコー帯をみる標的像を示す腫瘤を認める（矢印）．低エコーを呈する小さな腫瘤もみられる（矢頭）．カテゴリー4．乳癌多発肝転移．

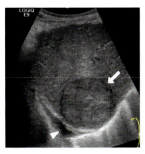

図4 モザイクパターン

腫瘤は辺縁に薄い低エコー帯（ハロー，矢印），外側陰影，後方エコーの増強を認める．内部はモザイクパターンを認める．横隔膜下と肝表との間には無エコー域がみられ，少量の胸水貯留と判断される（矢頭）．カテゴリー5．肝細胞癌．

合はカテゴリー5とする．
- マージナルストロングエコー marginal strong echo（図6）・カメレオンサイン chameleon sign（図7）・ワックスアンドウェインサイン wax and wane sign のいずれかを認める場合は，カテゴリー2とする．

B 超音波画像所見の根拠と注意点

1 大きさ
- 肝細胞癌の多段階発癌において，15mm前後で治療対象となる中分化癌を内包する早期肝細胞癌へと進展する過程が示唆されている．

2 内部エコー
- 肝表面の凹凸不整や肝縁の鈍化，肝実質エコーの粗雑化の有無など，背景肝の状態をまず把握する．B型肝硬変やC型肝硬変患者は，肝細胞癌の超高危険群に属する．
- 辺縁低エコー帯は，腫瘍などの内部エコーが同心円状の構造を示すエコーパターンをいう．転移性肝癌にみられる所見である．標的像，ブルズアイパターンともいう．
- 転移性肝癌はしばしば多発する．血管腫も多発することがあるので多発＝転移とはいえない．
- 結節型の肝細胞癌は，2cmを超えると後方エコーの増強を認めるものが多くなる．
- モザイクパターン mosaic pattern は，腫瘍内部の小結節がモザイク状に配列して形成されたエコーパターンをいう．原発性肝細胞癌にみられる特徴である．
- クラスターサイン cluster sign は，多数の腫瘤が集簇して一塊になって描出される所見をいう．転移性肝腫瘍に特徴的である．
- マージナルストロングエコーは，肝海綿状血管腫の辺縁に，ほぼ全周性に縁どるようにみられる高エコー所見をいう．
- カメレオンサインとワックスアンドウェインサインは，経時的あるいは体位変換などによって内部エコーパターンが変化することをいう．肝海綿状血管腫の特徴的所見とされている．

3 ドプラ所見（図8）
- 肝細胞癌では周辺から中心に向かうバスケットパターンの拍動性血流をみることが多い．
- 肝内胆管癌では血流は少なく，腫瘍内に既存の血管をみることがある．
- 転移性肝癌は原発巣に依存するが，一般に血流は少ない．
- 限局性結節性過形成では腫瘍中心から辺縁に広がる車輻状血管をみることが多い．

C 考慮すべき主な疾患

- 肝血管腫：肝の良性充実性腫瘤で最も多い．高エコー腫瘤像，辺縁高エコー帯のある腫瘤像として描出されることが多く，10%に多発する．
- 限局性結節性過形成：肝細胞の再生性過形成病変．

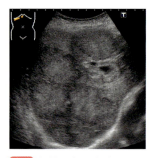

図5 クラスターサイン
多数の結節影を集簇性に認める．カテゴリー5．肺癌肝転移．

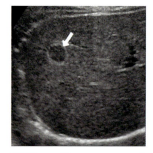

図6 マージナルストロングエコー
低エコー域を縁取るような高エコー域を認める．カテゴリー2．肝血管腫．

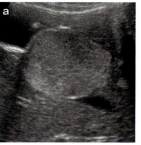 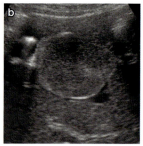

図7 カメレオンサイン
a：検査開始時．b：体位変換後．体位変換にて内部エコーの変化を認める．カテゴリー2．肝血管腫．

肝血管腫に次いで多い良性肝腫瘍．腫瘍の中心部から星芒状に広がる線維帯－中心瘢痕と車輻（軸）状血管が特徴（図8b，9）．

- 肝血管筋脂肪腫：血管，平滑筋，脂肪成分より構成される腫瘍．脂肪成分を多く含み，高輝度エコーを呈することが多い（図10）．
- 限局性低脂肪域，限局性脂肪沈着（3.1.4「びまん性病変脂肪肝」参照）
- 肝細胞腺腫：さまざまなエコーレベルを呈する境界明瞭な腫瘤像．
- 肝細胞癌（4.1.10参照）：慢性肝疾患の有無を確認
- 肝内胆管癌（4.1.11参照）
- 転移性肝癌（4.1.12参照）：癌の既往の有無を確認

●文献
1) 日本消化器がん検診学会　超音波検診委員会ガイドライン作成ワーキンググループ，他．腹部超音波検診判定マニュアル．日消がん検診誌 52：471-493，2014
2) 日本肝臓学会：肝癌診療ガイドライン 2017年版．https://www.jsh.or.jp/medical/guidelines/jsh_guidlines/examination_jp_2017（2019年2月閲覧）
3) Sakamoto, M et al：Natural history and prognosis of adenomatous hyperplasia and early hepatocellular carcinoma；multi-institutional analysis of 53 nodules followed up for more than 6 months and 141 patients with single early hepatocellular carcinoma treated by surgical resection or percutaneous ethanol injection. Jpn J Clin Oncol 28：604-608, 1998

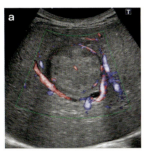 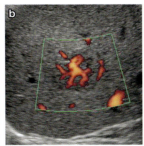

図8 充実性腫瘤のドプラ所見

a：周辺から腫瘍中心に向かうバスケットパターンの拍動性血流を認める．カテゴリー4．肝細胞癌．b：腫瘍中心から辺縁に向かう車輻状血管を認める．カテゴリー4．限局性結節性過形成．

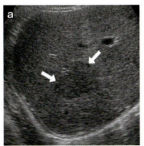 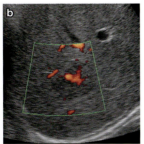

図9 限局性結節性過形成

a：Bモード画像．b：パワードプラ画像．不整形の淡い低エコー腫瘤（矢印）．カテゴリー4．

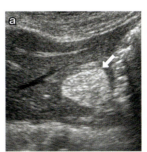 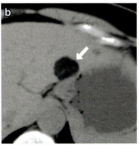

図10 肝血管筋脂肪腫

a：境界明瞭平滑な高輝度エコー腫瘤（矢印）．カテゴリー4．Bモード画像．b：腫瘤（矢印）は皮下脂肪とほぼ同等の低吸収値を呈する．単純CT像．

3.1.2 嚢胞性病変

A 超音波画像所見の解説

1))) 大きさ
- 肝臓の嚢胞性病変は，大きさにかかわらずカテゴリーは2または4とする．

2))) 充実部分の有無（図1～7）
- 充実部分を認める嚢胞性病変はカテゴリー4，認めない嚢胞性病変は2とする．
- 充実部分には，嚢胞内結節，壁肥厚，隔壁肥厚などが含まれる．
- 嚢胞内結節は，内腔に突出するポリープ状の構造を伴う病変である．
- 嚢胞内結節は，ドプラにて血流シグナルの有無を確認する．
- 壁肥厚は，壁の一部あるいは全体に肥厚を認める病変である．
- 隔壁肥厚は，隔壁の一部あるいは全体に肥厚を認める病変である．
- 壁肥厚と隔壁肥厚には具体的な厚さの指標はなく，周囲の壁あるいは隔壁に比較して肥厚している部分を認める状態をいう．

- 壁肥厚や隔壁肥厚を認める嚢胞性病変と嚢胞変性を伴う充実性病変との鑑別は困難なことがある．判断に迷う病変は，嚢胞変性を伴う充実性病変とする（3.1.1「充実性病変」参照）．

3))) 内部エコー
- 炎症性や腫瘍性嚢胞性病変では，嚢胞内部に出血などに伴うデブリ様の内部エコーを伴うことがある（図5）．
- デブリ内に嚢胞内結節が隠れていることがあるため，体位変換を行い，嚢胞内結節の有無を確認する．

B 超音波画像所見の根拠と注意点

1))) 大きさ
- カテゴリーは大きさに左右されない．

2))) 充実部分の有無
- 嚢胞内結節，壁肥厚，隔壁肥厚の有無を確認する．
- 嚢胞変性を伴う充実性病変との鑑別は困難なことがある．判断に迷う病変は，嚢胞変性を伴う充実性病変とする．

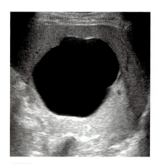

図1 嚢胞性病変
後方エコーの増強を伴う無エコー腫瘤を認める．カテゴリー2．肝嚢胞．

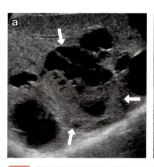

図2 嚢胞部分と充実部分とが混在する病変
多発する無エコー腫瘤の一つに隔壁様構造や充実部分を認める（矢印）．隔壁様構造や充実部分には血流信号はみられない（b：パワードプラ）．カテゴリー4．嚢胞内出血．

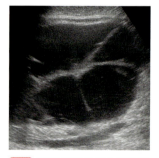

図3 隔壁構造を伴う嚢胞性病変
やや厚い隔壁構造を伴う無エコー腫瘤を認める．カテゴリー4．粘液嚢胞腺腫．

C 考慮すべき主な疾患

- 肝嚢胞(図1)(4.1.8「肝嚢胞」参照):時に出血して内部にデブリや充実部分を認めることがある(図2).ドプラにて血流シグナルを認めないことを確認する.
- 前腸性肝嚢胞:気管支,食道原器が肝臓に迷入した非常に稀な疾患.単発,単房性で肝S4,S8の被膜直下にみられる.嚢胞内容にカルシウムを含むため,CTでは高吸収値を呈する.
- 粘液嚢胞性腫瘍(図3):明瞭な線維性被膜を有する多房性の嚢胞性腫瘍で,女性に多い.嚢胞内面に乳頭状あるいは充実性の腫瘤を認めるものは粘液嚢胞腺癌の可能性が高い.
- 胆管内乳頭状腫瘍(図4):胆管内に発生する乳頭状腫瘍.嚢胞状の形態を呈し,粘液嚢胞性腫瘍との鑑別が問題となることがある.胆管との交通を認めることが診断の一助となる.
- 肝膿瘍(図5)(4.1.6参照)
- 転移性肝腫瘍:嚢胞または嚢胞変性を伴う転移.食道癌(図6),卵巣癌,消化管間質腫瘍 gastrointestinal stromal tumor (GIST) (図7) など.

● 文献

1) 日本消化器がん検診学会 超音波検診委員会ガイドライン作成ワーキンググループ,他.腹部超音波検診判定マニュアル.日消がん検診誌 52:471-493, 2014
2) 日本超音波医学会用語・診断基準委員会:肝腫瘤の超音波診断基準.超音波医学 39:317-326, 2012

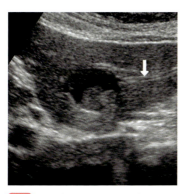

図4 嚢胞内結節を伴う病変

無エコー腫瘤内に結節状の充実部分を認める.胆管との連続性がみられる(矢印).カテゴリー4.胆管内乳頭状腫瘍.

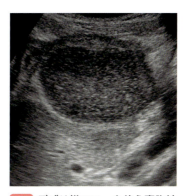

図5 デブリ様エコーを伴う嚢胞性病変

後方エコーの増強を伴い,内部にデブリ様エコーを認める境界明瞭平滑な腫瘤.腫瘤内に充実成分は認められない.カテゴリー2.肝膿瘍.

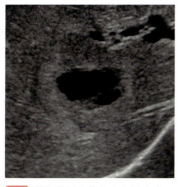

図6 嚢胞変性を伴う充実性病変

中心壊死部は無エコーを呈している.周囲に帯状の充実部分を認める.カテゴリー4.食道癌肝転移.

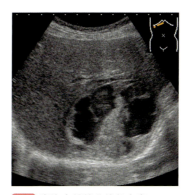

図7 嚢胞内結節を伴う病変

無エコー腫瘤内に充実部分を認める.カテゴリー4.GISTの肝転移.

3.1.3 びまん性病変慢性肝疾患像

A 超音波画像所見の解説

1) 形状および内部エコー
- 肝縁鈍化，粗造な実質エコーパターンおよび表面結節状凹凸を認める場合は，カテゴリー3とする（図1～3）．

B 超音波画像所見の根拠と注意点

1) 肝表・肝縁の観察
- 肝表の凹凸不整は，肝前面の表面だけでなく，「肝左葉の下縁」や「胆嚢と接する部分」，「脈管と接する部分」や「モリソン窩辺縁」なども確認する．

2) 粗造な実質エコー
- 一般にB型肝炎では結節形成傾向が強く，C型肝炎に比べて肝実質のエコーパターンは粗造にみえることが多いが，エコーパターンだけから原因ウイルスを特定するのは困難である．

3) 定期的な経過観察（サーベイランス）
- B型慢性肝炎，C型慢性肝炎，肝硬変は肝細胞癌の高危険群である．
- なかでもB型肝硬変，C型肝硬変は肝細胞癌の超高危険群に属する．
- 治療中のB型慢性肝炎患者や治療により持続的ウイルス陰性化sustained virological response (SVR)を達成したC型慢性肝炎患者は，発癌率の低下がみられるが，肝細胞癌発生のリスクは残るため，定期的な経過観察（サーベイランス）は必要である．
- 高危険群患者は，6ヵ月間隔，超高危険群患者は3～4ヵ月間隔での腹部超音波検査による腫瘍（結節）の検索が望まれる．

4) 肝臓の硬さ（線維化）
- 肝臓の硬さ（線維化）の程度を知ることは，発癌のリスクや治療効果を判定するために重要である．
- Bモードの内部エコー（スペックルパターン）から，肝の線維化はある程度は推定できるが，客観性に乏しい．
- 組織の硬さを診断する超音波エラストグラフィは肝臓においてその有用性が認められ，保険収載されている（4.1.3「肝硬変」図3 超音波エラストグラフィ参照）．

● 文献
1) 日本消化器がん検診学会 超音波検診委員会ガイドライン作成ワーキンググループ，他．腹部超音波検診判定マニュアル．日消がん検診誌 52：471-493, 2014
2) 日本超音波医学会用語・診断基準委員会：肝腫瘍の超音波診断基準．超音波医学 39：317-326, 2012
3) 日本肝臓学会：肝癌診療ガイドライン 2017年版．
https://www.jsh.or.jp/medical/guidelines/jsh_guidlines/examination_jp_2017（2019年2月閲覧）

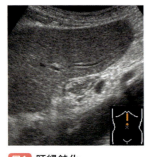

図1 肝縁鈍化
肝左葉外側区域の肝縁鈍化を認める．カテゴリー3．C型肝硬変．

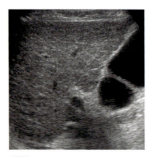

図2 粗造な実質エコー
肝実質のエコーパターンは粗造．カテゴリー3．B型肝硬変．

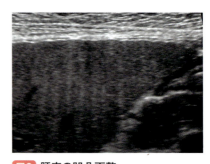

図3 肝表の凹凸不整
肝表の凹凸不整．肝表の詳細な観察には高周波プローブが優れる．カテゴリー3．アルコール性肝硬変．

3.1.4 びまん性病変脂肪肝

A 超音波画像所見の解説

1))) 内部エコー
- 高輝度肝，肝腎コントラスト，深部減衰，脈管不明瞭化のいずれかを認める場合はカテゴリー2とする（図1）．

2))) まだら状脂肪域および限局性低脂肪域
- 門脈血流の不均等および門脈を経ない静脈血流により，肝内の脂肪沈着の程度に差が生じ，まだら状の脂肪沈着や限局性低脂肪域が出現することがある（図2, 3）．

B 超音波画像所見の根拠と注意点

- 脂肪沈着が進行するに伴い，肝臓内での反射が大きくなり（音響インピーダンスの差が大きくなるため），肝実質のエコーレベルは上昇する．
- 脂肪肝がさらに進行すると，深部減衰，肝内脈管および横隔膜の不明瞭化が認められる．
- 高度脂肪肝では，肝実質と血管との間の屈折が強くなるために簾（すだれ）状エコーがみられることがある（図4）．

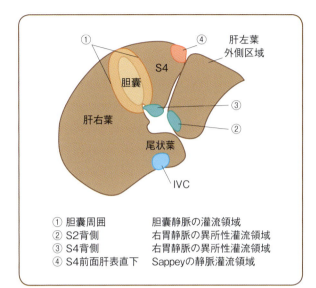

図2 脂肪肝における限局性低脂肪域の好発部位
IVC：下大静脈．

① 胆嚢周囲　　胆嚢静脈の灌流領域
② S2背側　　　右胃静脈の異所性灌流領域
③ S4背側　　　右胃静脈の異所性灌流領域
④ S4前面肝表直下　Sappeyの静脈灌流領域

●文献

1) 日本消化器がん検診学会　超音波検診委員会ガイドライン作成ワーキンググループ，他．腹部超音波検診判定マニュアル．日消がん検診誌 52：471-493, 2014
2) 日本消化器病学会編：NAFLD/NASH診療ガイドライン2014. https://www.jsge.or.jp/guideline/guideline/nafld.html（2019年2月閲覧）
3) 神山直久ほか：脂肪肝実質に出現する"簾状エコー"の発生機序に関する考察．超音波医学　43：655-662, 2016

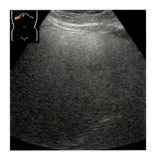

図1 高度脂肪肝
肝実質のエコーレベル上昇（高輝度肝），深部減衰，脈管の不明瞭化を認める．カテゴリー2．

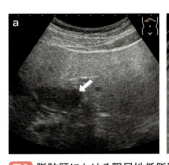

図3 脂肪肝における限局性低脂肪域
a：肝S4背側に不整形低エコー域（矢印）を認める．スペックルパターンに乱れはみられない．背景肝のエコーレベルは高く，脂肪肝における限局性低脂肪域と判断される．カテゴリー2．b：造影CT像では低脂肪域がやや高吸収域として認められる（矢印）

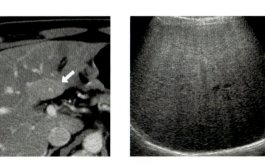

図4 簾（すだれ）状エコー
肝表面から肝実質に向かう帯状の低エコーが並んで認められる．肝表の凹凸不整はなく，肝実質のエコーレベル上昇，深部減衰，脈管の不明瞭化がみられ，高度脂肪肝にみられる簾状エコーと判断される．カテゴリー2．

3.1.5 石灰化像

A 超音波画像所見の解説

1) 超音波所見
- 石灰化像は音響陰影を伴う高エコー像を呈する（図1）.
- 石灰化像は気腫像（図2, 3）を含め，カテゴリー2とする.

2) 充実部分の有無
- 充実部分を伴う場合は，充実性病変として取り扱い，カテゴリーは3以上である．（3.1.1「充実性病変」参照）.

3) 肝内胆管拡張の有無
- 肝内胆管拡張を伴う場合はカテゴリー3とする（図4）.

B 超音波画像所見の根拠と注意点

1) 超音波所見
- 肝内石灰化は肝臓内のカルシウム沈着である.
- 肝臓に過去に損傷や感染があり，治癒した課程で生じたものが大半を占める.

2) 充実部分の有無
- 大腸癌による転移性肝癌は，しばしば石灰化像を伴う．このような石灰化像を伴う充実腫瘍の一部でないことを確認する.
- 石灰化像が多発している場合には，日本住血吸虫症やエキノコックスなどの寄生虫由来の病変を念頭に置き，肝実質のエコーパターンに注意する（図5）.

3) 肝内胆管拡張の有無
- 肝内胆管内に結石が生じ（肝内胆管結石），肝内胆管を閉塞すると，肝内胆管拡張を伴う石灰化像を呈する（図4）.

● 文献
1) 日本消化器がん検診学会 超音波検診委員会ガイドライン作成ワーキンググループ，他．腹部超音波検診判定マニュアル．日消がん検診誌 52：471-493, 2014
2) 日本超音波医学会用語・診断基準委員会：肝腫瘤の超音波診断基準．超音波医学 39：317-326, 2012
3) 日本超音波医学会：医用超音波用語集．https://www.jsum.or.jp/terminologies（2019年2月閲覧）

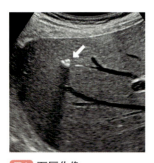

図1 石灰化像
音響陰影を伴う高エコー像（矢印）．カテゴリー2．肝内石灰化．

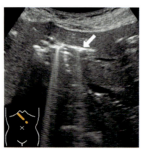

図2 多重反射を伴う胆道気腫像
門脈に沿って多重反射を伴う線状の高エコー像がみられる（矢印）．カテゴリー2．

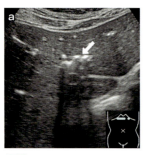

図3 音響陰影を伴う胆道気腫像
a：超音波像，b：単純CT像：肝内門脈に沿って空気像がみられる（矢印）．門脈に沿って音響陰影を伴う線状，結節状の高エコー像をみる（矢印）．部分的に多重反射がみられる．カテゴリー2．

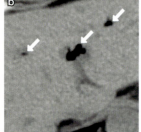

図4 肝内胆管拡張を伴う石灰化像
門脈に沿って肝内胆管の拡張がみられる．拡張した胆管内には音響陰影を伴う小さな高エコー像が多数みられる（矢印）．カテゴリー3．肝内胆管結石．

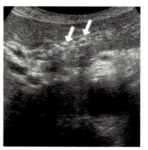

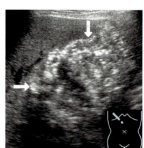

図5 石灰化像の多発
音響陰影を伴う高エコー像が領域性にみられ，石灰化を伴う充実性病変が疑われる（矢印）．最大径は15mm以上．カテゴリー4．肝エキノコックス（多包虫症）.

3.1.6 血管異常

A 超音波画像所見の解説

1 超音波所見
- 肝内血管(肝動脈,門脈,肝静脈)の太さや形状に異常を認めるものである.
- 血管異常はカテゴリー2とする(図1).

2 内部エコー
- 血管異常の内部エコーは無エコーのことが多く,ドプラで血流シグナルの有無,拍動性の有無を評価する.

B 超音波画像所見の根拠と注意点

- 肝内門脈肝静脈短絡はしばしば遭遇する肝内血管短絡である.
- 短絡部血管の囊胞状拡張と,これと連続する肝内門脈と肝静脈とが認められる.
- Rendu-Osler-Weber症候群(遺伝性出血性毛細血管拡張)では動静脈短絡を主体とした肝内血管短絡がみられ,その程度はさまざまである(図2).
- 肝硬変症では門脈圧が亢進し,その結果として食道静脈瘤や脾腎短絡(脾静脈左腎静脈短絡),傍臍静脈の再開通などの側副血行路の発達がみられることがある(図3,4.1.3「肝硬変」参照).

●文献
1) 日本消化器がん検診学会 超音波検診委員会ガイドライン作成ワーキンググループ,他.腹部超音波検診判定マニュアル.日消がん検診誌 52:471-493, 2014
2) 清水一路ほか:肝内血管短絡(Rendu-Osler-Weber病を含めて).消化器画像 4:659-669, 2002

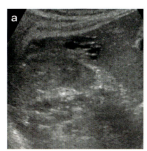
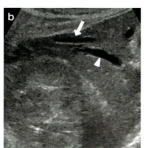

図1 肝内門脈肝静脈短絡
肝下端S6に管状構造が集簇して認められる(a).管状構造と拡張した門脈(矢頭)と肝静脈(矢印)との連続性を認める(b).カテゴリー2.

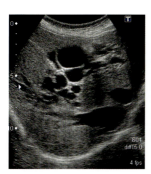
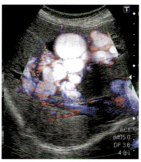

図2 Rendu-Osler-Weber症候群
肝内に異常に拡張し,屈曲蛇行する血管(動脈)を認める.カテゴリー2.

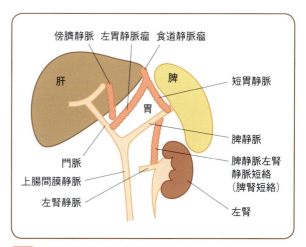

図3 門脈圧亢進に伴う側副血行路

3.2 胆嚢の超音波画像所見

3.2.1 隆起あるいは腫瘤像

A 超音波画像所見の解説（図1）

- 隆起性病変はまず有茎性あるいは広基性に分類し，判断に悩む病変は広基性病変とする．

1) 有茎性病変

a. 大きさ
- 有茎性病変ではまず大きさ（最大径）を評価する．
- 大きさ5mm未満はカテゴリー2とし，10mm以上はカテゴリー4とする．
- 5mm≦かつ＜10mmの病変は内部エコーの評価を行う．

b. 内部エコー（点状エコー・桑実状エコー）
- 5mm≦かつ＜10mmで内部に点状高エコーや桑実状エコーを伴うものはコレステロールポリープを考慮してカテゴリー2とし，認めないものはカテゴリー3とする．
- 高輝度の点状エコーはコレステリンの沈着を反映し，大きくなるにつれ減少する（図2）．

c. 個数
- コレステロールポリープは多発し，壁全体に散在する傾向がある．

d. 血流シグナル
- 胆嚢癌では腫瘤内部に樹枝状の血流シグナルを認めることが多い（図3a）．
- コレステロールポリープでは，血流シグナルを認め

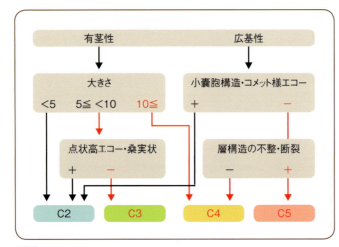

図1 隆起性病変鑑別のアルゴリズム

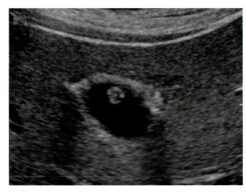

図2 点状高エコーを伴う有茎性腫瘤像（コレステロールポリープ）

高輝度の点状エコーはコレステリンの沈着を反映し，大きくなるにつれ減少する．カテゴリー2．

ないことが多いが，大きなものでは線状シグナルを認めることがある（図3b）．

2)))広基性（無茎性）病変

a. 内部エコー（小囊胞構造・コメット様エコー）
- 病変内にRokitansky-Aschoff洞（RAS）を反映する小囊胞構造やコメット様エコーを認めるものは，胆囊腺筋腫症を考慮してカテゴリー2とし，認めないものはカテゴリー4とする．

b. 付着部の壁の層構造
- 病変付着部の胆囊壁の外側高エコー層の不整像（非薄化・挙上）や断裂所見を認める病変はカテゴリー5（図4），認めない病変はカテゴリー4とする．

B 超音波画像所見の根拠と注意点

- 有茎性の癌は早期癌と考えられるが，広基性（無茎性）の癌には早期癌から進行癌まで含まれている．
- 有茎性病変はコレステロールポリープと，広基性（無茎性）病変は胆囊腺筋腫症との鑑別が必要である．

1)))有茎性病変

a. 大きさ
- ポリープの92.3〜98.4%が10mm以下である．
- 10mm以下は腫瘍性病変の頻度が低く（図5），早期癌が多い．

b. 内部エコー（点状エコー・桑実状エコー）
- 有茎性ポリープの95%以上を占めるコレステロールポリープでは，コレステリンの沈着を反映する高輝

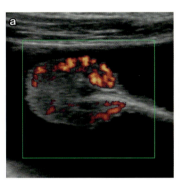
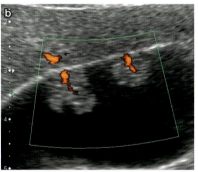
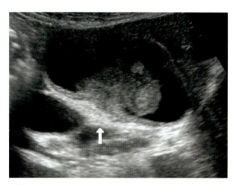

図3 腫瘤内の血流シグナル

a：胆囊癌．b：コレステロールポリープ．癌は樹枝状の血流シグナル．コレステロールポリープは線状の血流シグナル．

図4 付着部の外側高エコー層の不整を伴う広基性腫瘤像（進行胆囊癌）

外側高エコー層の不整（矢印）や断裂は浸潤癌の所見である．進行胆囊癌．カテゴリー5．

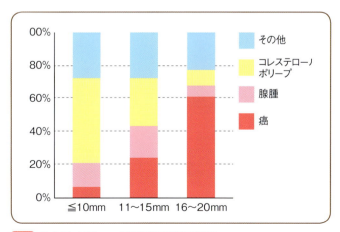

図5 最大径≦20mmの隆起性病変手術例
（文献2より引用）

度の点状エコーが特徴的である．

2) 広基性(無茎性)病変

a．内部エコー（小嚢胞構造・コメット様エコー）

- RASの描出には高周波プローブを用いた拡大観察が有用である（図6）．
- 限局型胆囊腺筋腫症では，直上に胆囊癌の合併を認めることが報告されている（図7）．

b．付着部の壁の層構造

- 胆囊壁は低・高の2層，あるいは高・低・高の3層構造を呈する（図8）．
- 外側高エコー層の不整や途絶は，腫瘍が既存の壁構造を破壊し浸潤している像を反映していると考え，悪性腫瘍を考慮する．

C 考慮すべき主な疾患

- コレステロールポリープ（4.2.5「胆囊ポリープ」参照）
- 胆囊腺筋腫症（4.2.4参照）
- 胆囊癌（4.2.6参照）
- 腺腫

● 文献

1) 岡庭信司ほか：胆囊病変の超音波診断—カテゴリー分類を活用する—．超音波医学 40：147-156, 2013
2) 土屋幸浩：多施設集計報告，胆囊隆起性病変（最大径20mm以下）503症例の集計成績—大きさ別疾患頻度と大きさ別深達度—．日消誌 83：2086-2087, 1986
3) Fujita, N et al：Analysis of the layer structure of the gallbladder wall delineated by endoscopic ultrasound using the pinning method. Dig Endosc 7：353-356, 1995

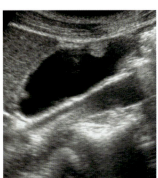
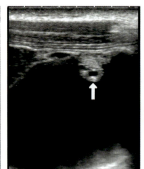
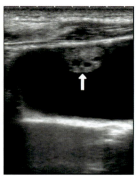

図6 限局性胆囊腺筋腫症
高周波プローブで拡大観察するとRASが明瞭となる．粘膜面（矢印）の観察も十分に行う．カテゴリー2．

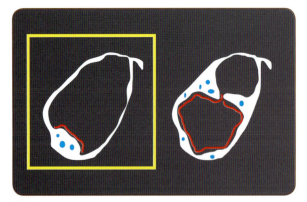

図7 胆囊腺筋腫症合併胆囊癌の好発部位
限局型腺筋腫症では直上の粘膜面（赤線）をよく観察する．

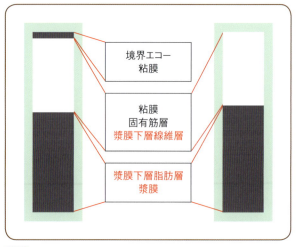

図8 胆囊壁の層構造の解釈（文献3より引用）

3.2.2 壁肥厚

A 超音波画像所見の解説（図1）

- 壁肥厚は，まずびまん性あるいは限局性に分類し，判断に悩む病変は限局性とする．

1) びまん性壁肥厚

a．定義
- 正常胆嚢壁は3mm以下とされている．
- 体部肝床側で測定し，壁厚4mm以上を壁肥厚とする（図2）．

b．内部エコー（小嚢胞構造・コメット様エコー）
- 小嚢胞構造やコメット様エコーをびまん性に伴うものは胆嚢腺筋腫症を考慮してカテゴリー2とし（図3），認めないものはカテゴリー3とする．

c．層構造
- 正常胆嚢壁は高エコーの1層あるいは低・高の2層構造を呈することが多い．
- 低・高の層構造が認められ，かつ保持されているも

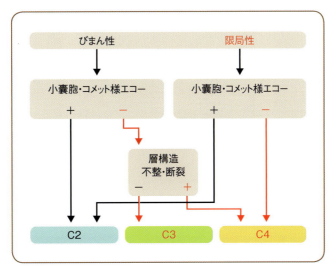

図1 壁肥厚鑑別のアルゴリズム

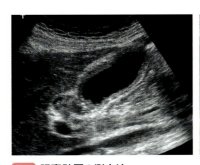

図2 胆嚢壁厚の測定法
胆嚢の壁は，体部の肝床側で測定する．

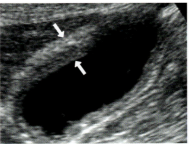

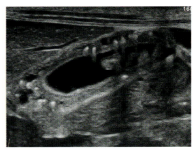

図3 びまん性の小嚢胞構造・コメット様エコー
びまん型胆嚢腺筋腫症．カテゴリー2．

のはカテゴリー2（図4），層構造の不整あるいは断裂を伴うものはカテゴリー4とする．

2))) 限局性壁肥厚

a. 定義

- 限局性壁肥厚には，胆嚢壁の一部に内側低エコーを認めるものと，乳頭状の高エコーの隆起を認めるものがある（図5）．

b. 内部エコー（小嚢胞構造・コメット様エコー）

- 病変内にRokitansky-aschoff洞（RAS）を反映する小嚢胞構造やコメット様エコーを認めるものは，胆嚢腺筋腫症を考慮してカテゴリー2とし，認めないものはカテゴリー4とする．

B 超音波画像所見の根拠と注意点

1))) びまん性壁肥厚

- 胆嚢が虚脱した状態でも胆嚢壁の肥厚を呈することがある（図6）．

a. 内部エコー（小嚢胞構造・コメット様エコー）

- 分節型胆嚢腺筋腫症は，分節部から底部側に癌を合併しやすいことが知られており，注意が必要である（図7）．

b. 層構造

- 胆嚢炎では内腔側に境界エコーを伴い，高・低・高の3層構造を呈することが多い（図8）．

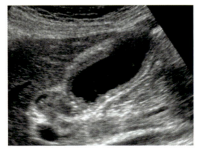

図4 層構造の保持されたびまん性壁肥厚
胆嚢炎．カテゴリー2．

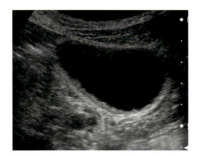

図5 限局性壁肥厚
胆嚢癌．カテゴリー4．

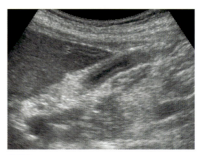

図6 びまん性壁肥厚
食後胆嚢．カテゴリー2．

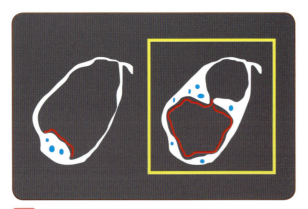

図7 胆嚢腺筋腫症合併胆嚢癌の好発部位
分節型胆嚢腺筋腫症では分節部から底部の粘膜面をよく観察する．

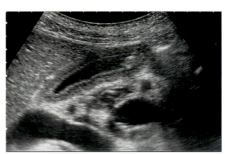

図8 境界エコーを伴うびまん性壁肥厚
胆嚢炎．カテゴリー2．

- 膵・胆管合流異常に伴う壁肥厚は，層構造が保たれているものが多いが，境界エコーは認めない（図9）．

2)))限局性壁肥厚

- 限局性壁肥厚は，デブリに類似しているものがあり，拡大観察しないと拾い上げできないことがある（図10）．

C 考慮すべき主な疾患

- 胆囊炎（4.2.2「胆囊炎」と4.2.3「黄色肉芽腫性胆囊炎」参照）
- 胆囊腺筋腫症（4.2.4参照）
- 胆囊癌（4.2.6参照）
- デブリ（3.2.5参照）

● 文献

1) 岡庭信司ほか：胆囊病変の超音波診断―カテゴリー分類を活用する―．超音波医学 40：147-156, 2013

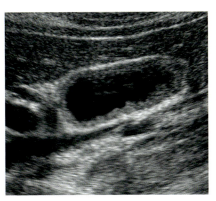
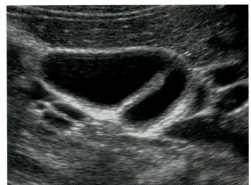

図9 境界エコーを伴わないびまん性壁肥厚
膵・胆管合流異常．カテゴリー4．

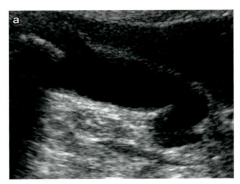
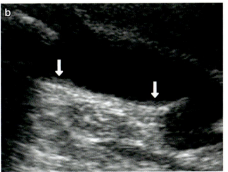

図10 デブリ様の限局性壁肥厚
b：拡大．胆囊癌．カテゴリー3．

3.2.3 腫大

A 超音波画像所見の解説

1)) 腫大とは
- 超音波検診判定マニュアルでは，胆嚢の短径36mm以上を腫大とし，カテゴリー3と判定する．
- 急性胆管炎・胆嚢炎診療ガイドライン(第2版)では短軸径4cm＜または，長軸径8cm＜を異常としている．
- 胆嚢の形態にはかなりの個人差があり，形状も変化するため，胆嚢の長軸像を描出した後，その短軸径を測定する(図1)．

2)) 肝外胆管の評価
- 肝外胆管，とくに遠位胆管の閉塞がないか乳頭部近傍までしっかり描出し，明らかな異常のない場合にはカテゴリー2とし，描出不十分な場合にはカテゴリー3とする(3.3.3「胆管拡張」参照)．

3)) デブリ(胆泥)の有無
- 病的な胆嚢腫大では，内腔にデブリを伴うことが多い(3.2.5「デブリ」参照)．

4)) sonographic Murphy's 徴候
- 超音波プローブで胆嚢を圧迫した際の疼痛は，急性胆嚢炎に特異的な所見である．

B 超音波画像所見の根拠と注意点

1)) 肝外胆管の評価
- 胆嚢腫大は，急性胆嚢炎を示唆する超音波所見の一つであるが，肝外胆管の閉塞による胆汁うっ滞を反映する間接所見でもある．
- 胆嚢壁の肥厚を伴わない腫大，あるいはデブリの貯留は，胆管結石や膵頭部領域の腫瘍などによる遠位胆管(十二指腸側の胆管)の閉塞を反映する重要な所見である(図2)．
- 胆嚢腫大を認めるときには，左側臥位にして遠位(膵内)胆管を乳頭部近傍までしっかり描出し，閉塞起点となる胆管結石や腫瘍がないか評価する．
- 胆嚢腫大では膵頭部領域の腫瘍性病変の除外が重要である(図3)．

C 考慮すべき主な疾患
- 胆嚢炎(4.2.2「胆嚢炎」と4.2.3「黄色肉芽腫性胆嚢炎」参照)
- 胆管結石(4.3.1参照)
- 胆管腫瘍(4.3.3「胆管癌」参照)
- 胆嚢管腫瘍
- 膵頭部腫瘍(4.1.5「閉塞性黄疸」と4.4.4「膵臓癌」参照)
- 十二指腸乳頭部腫瘍(4.3.4「乳頭部癌(肝外胆管)」参照)

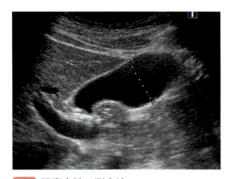

図1 胆嚢内腔の測定法
胆嚢腔は，長軸像を描出した後，短径を測定する．

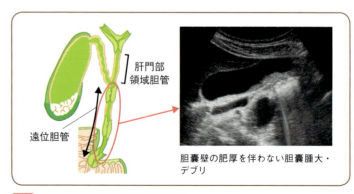

図2 肝外胆管の閉塞と胆嚢の異常像

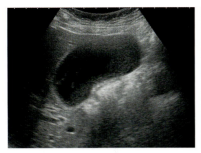
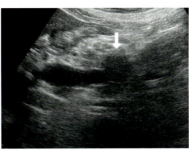

図3 膵頭部癌による胆囊腫大

膵頭部癌により遠位胆管が閉塞し，胆嚢腫大（矢印）とデブリの貯留を認める．胆嚢はカテゴリー3，膵臓はカテゴリー5．

3.2.4 結石像

A 超音波画像所見の解説

1) 結石像とは
- 表面にストロングエコーを認める（結石エコー）．
- 超音波を強く反射するため，結石の後方に無エコー帯を生じる（音響陰影）．
- 体位変換により移動する．
- 胆石の成分や大きさにより超音波像が異なる（図1）．

2) 壁肥厚の有無
- 充満結石などで胆嚢壁の評価が不能な例は，カテゴリー3とする．
- 胆嚢壁肥厚を伴わない例はカテゴリー2とし，壁肥厚を伴う例ではその性状によりカテゴリー2～4と判定する（3.2.2「壁肥厚」参照）．

3) 可動性の有無
- 可動性を認めないものは，結石像ではなく隆起性病変として評価する．

4) 肝外胆管の性状
- 胆管結石を伴うとカテゴリー2だが要精査となり，肝外胆管拡張を伴っていればカテゴリー3となる可能性がある（3.3.3「胆管拡張」参照）．

B 超音波画像所見の根拠と注意点

1) 胆嚢壁肥厚の有無
- 胆嚢癌は胆嚢結石の合併例が多く，胆嚢結石手術例の約1％に胆嚢癌の併存が認められる．
- 胆嚢癌の合併を考慮して，とくに底部の壁肥厚の有無を評価することが重要である（図2）．
- 体位変換を十分に行って結石像を動かして壁の評価を行う（図3）．

2) 肝外胆管の性状
- 胆嚢結石では胆管にも結石を有することが多い．

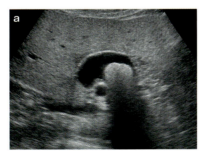
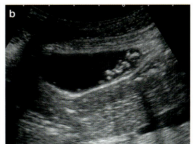

図1 結石像

a：コレステロール結石．b：黒色結石．

C 考慮すべき主な疾患

- 胆嚢結石(4.2.1参照)
- 胆嚢炎(4.2.2「胆嚢炎」と4.2.3「黄色肉芽腫性胆嚢炎」参照)
- 胆嚢癌(4.2.6参照)
- 胆管結石(4.3.1参照)

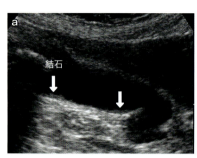
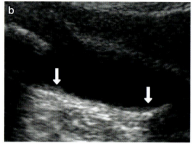

図2 結石像を伴う限局性壁肥厚
b：拡大．早期胆嚢癌．カテゴリー4．胆嚢結石では，胆嚢壁の拡大観察が必須である．

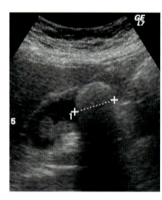
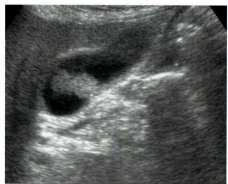

図3 結石像を伴う広基性隆起性病変
早期胆嚢癌．カテゴリー4．体位変換により結石が移動し，胆嚢癌が明瞭に抽出できている．

3.2.5 デブリ

A 超音波画像所見の解説

1) デブリとは
- 胆嚢内に浮遊あるいは堆積する点状高エコーである．
- 胆嚢腔に貯留した濃汁やフィブリン，壊死物質などの炎症産物を反映する．
- デブリは，細かいエコースポットが内腔全体を充満するもの(diffuse type)(図1)，細かいスポットが集積して層状をなすもの(precipitant type)，腫瘤状に塊状をなすもの(tumefactive type)の3型に分類する．
- 胆嚢炎や肝外胆汁うっ滞を反映する所見であり，カテゴリー3とする．

2) 肝外胆管の性状
- 肝外胆管の拡張の有無や閉塞起点がないか，乳頭部近傍の遠位胆管までしっかり評価する．

3) 可動性の確認
- 体位変換を行い，可動性がなければ隆起あるいは腫瘤像または限局性壁肥厚と判断してカテゴリー判定する．

4) 血流シグナルの有無
- デブリ内の血流シグナルの有無を確認する．

B 超音波画像所見の根拠と注意点

1 》》肝外胆管の評価

- デブリは，急性胆嚢炎を示唆する超音波所見の一つであるが，肝外胆管の閉塞による胆汁うっ滞を反映する間接所見でもある．
- 胆嚢壁の肥厚を伴わない腫大やデブリの貯留は，胆管結石や膵頭部領域の腫瘍などによる遠位胆管（十二指腸側の胆管）の閉塞を反映する重要な所見である．
- 胆嚢腫大を認めるときには，左側臥位にして遠位（膵内）胆管を乳頭部近傍までしっかり描出し，閉塞起点となる胆管結石や腫瘍がないか評価する．

2 》》可動性の評価

- 丈の低い胆嚢癌はデブリ様のエコー像を呈することがあるため，必ず体位変換による可動性を確認する（図2）．

3 》》血流シグナルの有無

- デブリ内に併存する胆嚢癌の除外や，デブリ様エコーを呈する胆嚢癌の除外診断のため，ドプラを併用して血流シグナルの確認を必ず行う（図3）．

C 考慮すべき主な疾患

- 胆嚢炎（4.2.2「胆嚢炎」と4.2.3「黄色肉芽腫性胆嚢炎」参照）
- 胆嚢癌（4.2.6参照）
- 胆管結石（4.3.1参照）
- 胆管腫瘍（4.3.3「胆管癌」参照）
- 膵頭部腫瘍（4.1.5「閉塞性黄疸」と4.4.4「膵臓癌」参照）

●文献
1) 岡庭信司：超音波が有用であった症例・有効な場面：胆嚢—胆嚢内デブリ—．胆と膵 31：1334-1337, 2010

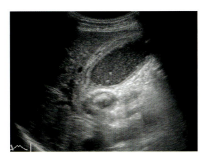

図1 びまん性壁肥厚を伴うデブリ
急性胆嚢炎．カテゴリー3．

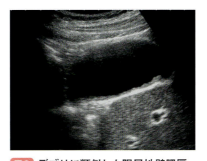

図2 デブリに類似した限局性壁肥厚
胆嚢癌．カテゴリー4．可動性のないデブリ様エコーは胆嚢癌を考慮する．

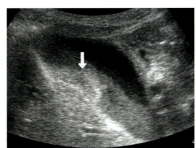 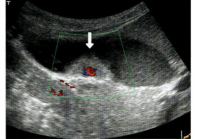

図3 胆嚢炎を併発しデブリを伴う広基性隆起性病変
胆嚢癌．カテゴリー5．デブリ内に胆嚢癌（矢印）が併存しており，血流シグナルを認める．

3.3 肝外胆管の超音波画像所見

3.3.1 隆起あるいは腫瘤像

A 超音波画像所見の解説

1) 隆起あるいは腫瘤像とは
- いわゆるポリープのことである．
- 胆嚢と異なり，大きさや内部エコーなどと関係なく，すべてカテゴリー4以上とする．

2) 付着部の壁の層構造
- 病変付着部の胆嚢壁の外側高エコー層の不整や断裂所見を認める病変は，カテゴリー5とする（図1）．

3) 体位変換などによる可動性やエコー像の変化
- 体位変換などを行って可動性を確認し，可動性のあるものは胆管結石あるいはデブリとして判定する（3.3.4「結石像」と3.3.5「デブリ」参照）．

4) エコー輝度
- 高エコーの腫瘤像と低エコーの腫瘤像に分類しておくとよい（表1）．

B 超音波画像所見の根拠と注意点

1) 隆起あるいは腫瘤像
- 胆管にはコレステロールポリープなどの良性疾患は少ないため，すべてカテゴリー4以上と判定する．

2) 付着部の壁の層構造
- 外側高エコー層の不整や途絶は，腫瘍が既存の壁構造を破壊し浸潤している像を反映していると考えられるため，悪性腫瘍を考慮し，カテゴリー5とする．

3) 体位変換などによる可動性やエコー像の変化
- 胆管結石は腫瘤様のエコー像を呈することがあり，体位変換や圧迫を緩めるといった操作により確認する（図2）．

4) エコー輝度
- 胆管癌は高エコーを呈する乳頭型と低エコーを呈する結節型に大別できる（表1）．

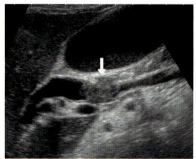 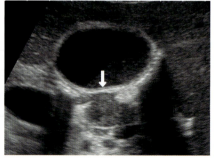

図1 外側高エコー層の不整を伴う低エコー腫瘤像（長軸像，短軸像）
外側高エコーが不整・断裂（矢印）していれば浸潤癌である．胆管癌．カテゴリー5．

表1 乳頭型胆管癌と結節型胆管癌の特徴

	乳頭型	結節型
内部エコー	等〜高エコー	等〜低エコー
形状	乳頭状	結節状
胆管拡張	−〜＋	＋〜＋＋
表層進展	広範囲	限局

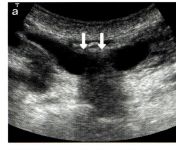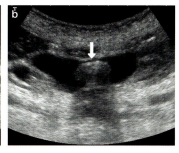

図2 腫瘤像に類似した胆管結石
肝外胆管内に低エコーの腫瘤像を認める（a：矢印）が，圧迫を緩めるとストロングエコーと音響陰影を認める．

- 乳頭型は広範囲に表層進展する傾向がある．
- 結節型は深部浸潤しやすいため，肝側胆管の拡張を伴うことが多い．

● 文献
1) 岡庭信司：胆嚢病変の超音波診断―カテゴリー分類を活用する―．超音波医学 40：147-156, 2013
2) 土屋幸浩：多施設集計報告，胆嚢隆起性病変（最大径20mm以下）503症例の集計成績―大きさ別疾患頻度と大きさ別深達度―，日消誌 83：2086-2087, 1986

C 考慮すべき主な疾患

- 胆管癌（4.3.3参照）
- 胆管結石（4.3.1参照）

3.3.2 壁肥厚

A 超音波画像所見の解説

1) 壁肥厚とは
- 正常例では，胆管壁は高エコーの1層のみに描出されることが多い．
- 高周波プローブによる観察や炎症を伴う例では，内側から低・高の2層あるいは高・低・高の3層構造に描出されることがある．
- びまん性に壁肥厚が3mm以上ある例は，壁肥厚ありとし，カテゴリー3とする．
- 一部に内側低エコーを認める例も壁肥厚ありとし，カテゴリー3とする．

2) 粘膜面不整
- 壁肥厚部の内腔側の境界面が不整である例はカテゴリー4とする．

3) 層構造不整
- 1層あるいは2層に描出される例の外側高エコー層や，3層に描出される例の低エコー層と高エコー層の層構造の不整や断裂を認めるものはカテゴリー5とする．

B 超音波画像所見の根拠と注意点

1) 壁肥厚
- 肝外胆管は可能であれば高周波プローブを用いて拡大観察を行う（図1）．
- 胆管炎などの炎症性肥厚では，胆嚢炎のように3層構造を認めることが多い．
- 早期の胆管癌では内側低エコーの不整な肥厚のみを呈することがある（図2）．

2) 粘膜面不整
- 胆管炎や自己免疫性膵炎に伴う胆管壁肥厚では粘膜面が整なため，内側に境界エコーを伴うことが多い（図3）．

3))) 層構造不整

- 浸潤を伴う胆管癌では，癌の浸潤により層構造が不整となることがある（図4）．

C 考慮すべき主な疾患

- 胆管癌（4.3.3参照）
- 胆管炎（4.3.2参照）
- 自己免疫性膵炎（4.4.3参照）

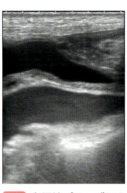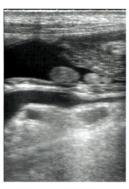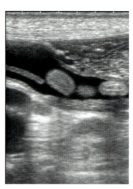

図1 高周波プローブによる胆管壁の評価

高周波プローブを使用すると胆管壁の層構造が明瞭に観察できる（胆管結石＋胆管炎）．

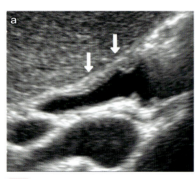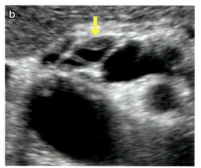

図2 不整な内側低エコーを認める限局性壁肥厚

早期胆管癌．カテゴリー4．肝門部領域胆管に限局した内側低エコーを認める．a：長軸像．b：短軸像．

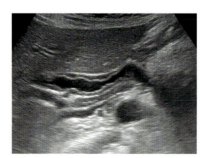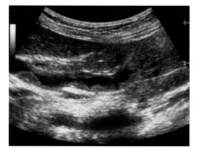

図3 内側に高エコーの境界エコーを伴うびまん性壁肥厚

自己免疫性膵炎．カテゴリー3．壁はびまん性に肥厚し，内腔に高エコーの境界エコーを認める．

図4 境界エコーを伴わず不整な層構造を呈するびまん性壁肥厚

浸潤性胆管癌．カテゴリー5．

3.3.3 胆管拡張

A 超音波画像所見の解説

1) 胆管拡張とは
- 肝外胆管径の測定は，胆嚢管の合流部より肝側で前壁エコーの立ち上がりから後壁エコーの立ち上がりまでを測定し，小数点以下は四捨五入する（図1）．
- 肝外胆管径8mm以上を拡張ありとし，カテゴリー3とする．
- 胆嚢摘出例では，肝外胆管径11mm以上を拡張ありとしカテゴリー3とする．

2) 乳頭部近傍までの遠位胆管の性状
- 乳頭部近傍の遠位胆管まで描出可能であり，かつ明らかな異常所見を認めない場合はカテゴリー2，要経過観察とする．

3) 胆嚢腫大やデブリの貯留
- 胆汁うっ滞を伴う肝外胆管拡張では，壁の肥厚を伴わない胆嚢の腫大やデブリの貯留といった胆嚢の異常所見を伴うことが多い（図2）．

4) 胆嚢壁の性状
- 胆管拡張型膵・胆管合流異常では，胆嚢壁の内側低エコーの肥厚を認める．

B 超音波画像所見の根拠と注意点

1) 胆管拡張
- 胆管拡張例では，長軸像だけでなく短軸像を描出し，内腔の評価を行う．
- 検査中に胆管径の変化を認める際には，間歇的な拡張であることを明記し，最大径と最小径を記載する．

2) 乳頭部近傍までの遠位胆管の性状
- 遠位胆管の描出は，肝門部領域の肝外胆管を描出した後，プローブを徐々に時計方向に回転させ，患者の外側（右側）に向けながら（逆"く"の字のイメージ）足側に進める（2.4.5「肝外胆管の抽出不良例に試すべき走査法」参照）．
- 胆管径の急峻な変化や胆管走行軸の変化している例は，胆管癌を考慮して精査を勧める（図3）．

C 考慮すべき主な疾患
- 胆管癌（4.3.3参照）
- 胆管結石（4.3.1参照）
- 乳頭部癌（4.3.4参照）

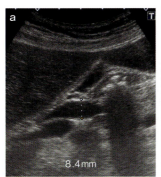 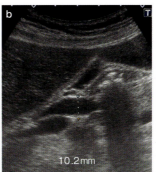 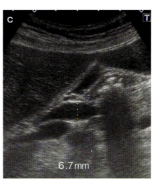

図1 肝外胆管径の測定法
前壁エコーの立ち上がりから後壁エコーの立ち上がりまでを測定（aが正しい）．

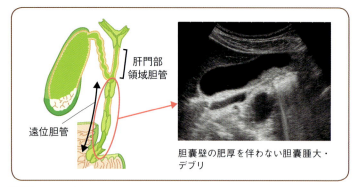

図2 胆管閉塞部位と胆囊の異常像
遠位胆管の閉塞による肝外胆管の拡張では，胆汁うっ滞を反映して胆囊の腫大とデブリを伴うことが多い．

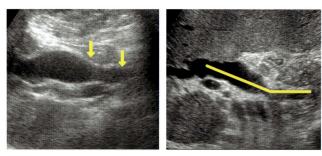

図3 拡張胆管の観察のポイント
胆管拡張では，胆管径の急峻な変化や走行軸の変化に注意する．

3.3.4 結石像（気腫像）

A 超音波画像所見の解説

1) 結石像（図1）

- 表面にストロングエコーを認める（結石エコー）．
- 超音波を強く反射し結石の後方に音響陰影acoustic shadow（AS）を伴う結石と，伴わないものがある．
- 胆石の成分や大きさにより超音波像が異なる．

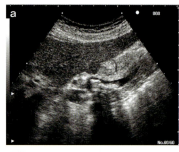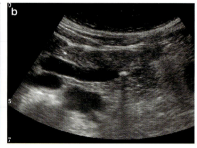

図1 結石像
a：肝門部胆管．b：遠位側胆管．

- 結石像を認めればカテゴリー2と判定し，判定区分はD2（要精査）とする．

2))) 気腫像（図2）
- 胆管内に空気が存在する状態である．
- コメット様エコーを伴う高エコーを呈する．
- 体位変換により重力に逆らう方向に移動する．
- 胆道系の手術歴のあるものはカテゴリー2のままだが，判定区分はB（軽度異常）とする．

3))) 可動性の有無
- 可動性を認めないものは，結石像ではなく隆起性病変とし，カテゴリー4と判定する．

4))) 胆管拡張
- 結石嵌頓により肝側胆管の拡張を伴うことがある．
- 胆管拡張を伴う例はカテゴリー3とする．

B 超音波画像所見の根拠と注意点

1))) 結石像
- 乳頭型胆管癌は高エコーを呈し結石に類似することがあるため，音響陰影の有無を評価する（図3）．

2))) 気腫像
- 胆道と腸管に交通があることを意味しており，発熱などの感染徴候がなければ臨床的問題はない．
- 胆道気腫に併存している結石の診断は困難である．

3))) 可動性の有無
- 乳頭型胆管癌は高エコーを呈し結石に類似することがあるため，音響陰影の有無に加え，可動性の評価を行う．

C 考慮すべき主な疾患

- 胆管結石（4.3.1参照）
- 胆管癌（4.3.3参照）

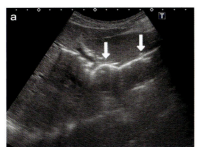
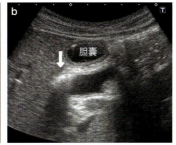

図2 気腫像
肝内胆管および肝外胆管に気腫像を認める．

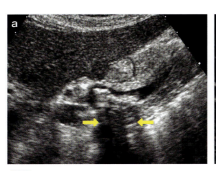
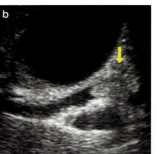

図3 音響陰影の有無
a：胆管結石．b：胆管癌．結石像では可動性や後方エコーの減弱を確認する．

3.3.5 デブリ

A 超音波画像所見の解説

1))) デブリとは
- 胆管内に浮遊あるいは堆積する点状高エコーである．
- 胆嚢腔に貯留した濃汁やフィブリン，壊死物質などの炎症産物を反映する．
- 肝外胆汁うっ滞や胆管炎を示唆する超音波所見であり，カテゴリー3とする（図1）．

2))) 肝外胆管の性状
- 肝外胆管の拡張の有無や閉塞起点がないか，乳頭部近傍の遠位胆管までしっかり評価する．

3))) 可動性の確認
- 体位変換を行い，可動性を確認する．

4))) 血流シグナルの有無
- デブリ内の血流シグナルの有無を確認する．

B 超音波画像所見の根拠と注意点

1))) 肝外胆管の評価
- デブリは，肝外胆管の閉塞による胆汁うっ滞を反映する間接所見である．
- 胆管内デブリは，胆嚢のデブリに比較して稀であり，乳頭部癌や胆管癌といった腫瘍性病変による閉塞起点を認めることが多い．
- デブリと胆管癌はいずれも低エコーを呈し，エコー像のみでの鑑別が困難なことがあるため，胆管径の変化や胆管軸の偏移に着目する（図2）．

2))) 可動性の評価
- 胆管癌もデブリ様のエコー像を呈することがあるため，必ず体位変換による可動性を確認する（図3）．

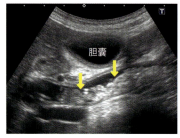
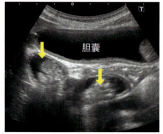

図1 乳頭部癌による閉塞性胆管炎に伴う胆管拡張とデブリ
胆嚢および胆管壁はびまん性に肥厚し，胆管内腔に高エコーのデブリ（矢印）を認める．カテゴリー3．

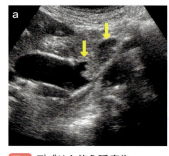
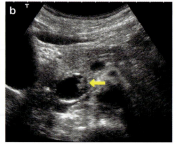

図2 デブリを伴う腫瘤像
胆管癌．カテゴリー4．一見デブリのようだが，短軸像（b）では壁に付着しており，腫瘍と断定できる．

3))) 血流シグナルの有無

- 胆管癌は血流シグナルの描出が困難であり，血流シグナルが認められない場合でも胆管癌を否定する根拠とはならない．

C 考慮すべき主な疾患

- 胆管癌（4.3.3参照）
- 胆管結石（4.3.1参照）
- 胆管炎（4.3.2参照）

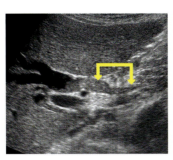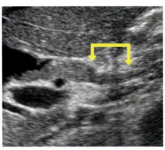

図3 デブリに類似した腫瘤像

胆管癌．カテゴリー4．胆管径の変化と内部エコーをみると，デブリと胆管癌（矢印）から成ることがわかる．

3.4 膵臓の超音波画像所見

3.4.1 充実性病変

A 超音波画像所見の解説

1) エコー輝度

- 背景膵と比較して均一な高エコーとそれ以外(等エコー・低エコーあるいは不均一な混在)に分類する(図1).
- 均一な高エコー腫瘤像はカテゴリー2, 経過観察とする.
- 等エコー, 低エコーあるいは不均一な混在エコーの腫瘤像はカテゴリー4, 要精査とする.

2) 主膵管・肝外胆管・膵周囲血管の途絶

- 主膵管の途絶を伴っていればカテゴリー5とする.
- 膵管狭窄により分枝膵管や尾側主膵管の拡張を伴っていればカテゴリー5とする.

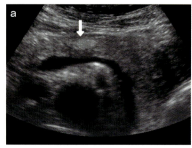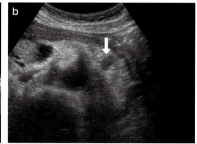

図1 腫瘤のエコー輝度
高エコー腫瘤像(a)はカテゴリー2, 等エコー・低エコー(b)あるいは不均一な混在する病変はカテゴリー4とする.

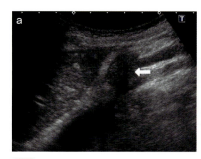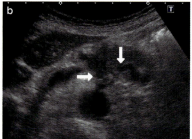

図2 膵周囲脈管の途絶を伴う低エコー腫瘤像
膵管癌. 上腸間膜動脈(a), 腹腔動脈本幹および脾動脈の途絶を認める低エコー腫瘤像(いずれもカテゴリー5).

- 肝外（膵内）胆管の狭窄を伴っていれば，カテゴリー5とする．
- 膵周囲血管の狭窄・途絶を伴っていれば，カテゴリー5とする（図2）．

3)) 輪郭

- 膵臓癌や偽腫瘍では不整な輪郭を呈することが多い（図3）．
- 膵臓癌では，輪郭の一部に棘状突起様構造（図3a）を認めることが特徴的との報告もある．
- 神経内分泌腫瘍，膵内副脾，solid pseudopapillary neoplasm（SPN）では輪郭が整であることが多い．

4)) 血流シグナル

- 膵臓癌やSPNは乏血性の病変が多い．
- 神経内分泌腫瘍や膵内副脾では血流の豊富な病変が多い（図4）．
- 炎症性の偽腫瘍の血流シグナルは，検査時期により変化するが，周囲膵実質と同程度の血流を呈することが多い．

B 超音波画像所見の根拠と注意点

1)) エコー輝度

- 2cmまでの比較的小さな膵癌は，一般に低エコー腫瘤像を呈する．
- 高エコーを呈する腫瘤には，脂肪腫や膵炎に伴う線維化などがある．
- 漿液性嚢胞腺腫やSPNなども高エコーを呈することがあるため，初回指摘時には短期間での経過観察を行う．

2)) 主膵管・肝外胆管・膵周囲血管の途絶

- 膵臓癌は膵管上皮由来の悪性腫瘍なので，早期に主膵管や分枝膵管の狭窄途絶をきたすことがある．
- 自己免疫性膵炎などの炎症性疾患でも，肝外胆管を閉塞して黄疸をきたすことがある．

3)) 輪郭

- 膵臓癌は浸潤性の発育をするため，輪郭が不整となる．
- 神経内分泌腫瘍やSPNでは，膨脹性発育をするため，

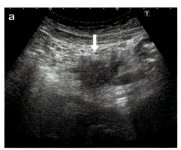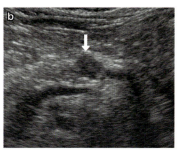

図3 腫瘤像の輪郭
膵癌の輪郭は不整なことが多い．

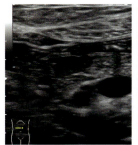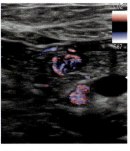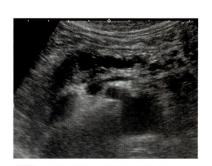

図4 豊富な血流シグナルを伴う低エコー充実性病変
膵頭部の低エコー充実性腫瘤像の内部に豊富な血流シグナルを認める．神経内分泌腫瘍．カテゴリー4．

図5 尾側主膵管の拡張を伴う低エコー充実性病変
膵管癌．カテゴリー4．

輪郭が整となる．
- 自己免疫性膵炎でも，境界不明瞭で輪郭不整な低エコー腫瘤像を呈することがある．

4))) 血流シグナル
- 膵臓癌であっても，腺扁平上皮癌などでは比較的血流が豊富である．
- 膵臓癌であっても，腫瘍内に残存した既存の血流シグナルを認めることがある．

C 考慮すべき主な疾患

- 膵臓癌（4.4.4参照）
- 神経内分泌腫瘍（4.4.5参照）
- 自己免疫性膵炎（4.4.3参照）
- 充実性偽乳頭状腫瘍（SPN）（4.4.6参照）
- 副脾（4.6.3参照）

● 文献
1) 田中幸子：超音波による膵臓のスクリーニング：腹部超音波検診判定マニュアルに基づいて．超音波医学 43：563-569, 2016
2) 岡庭信司：膵管癌のスクリーニングと鑑別診断．超音波医学 41：544-551, 2014

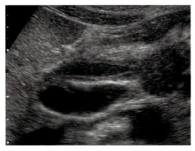

図6 肝外胆管の狭窄を伴う低エコー充実性病変
膵頭部の腫瘤像により肝外胆管が閉塞している．自己免疫性膵炎．カテゴリー5．

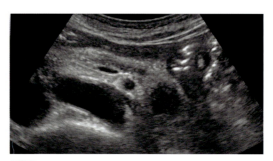

図7 不整な輪郭を呈する低エコー充実性病変
自己免疫性膵炎．カテゴリー4．

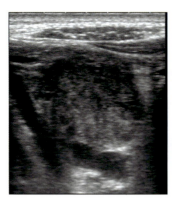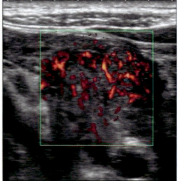

図8 豊富な血流シグナルを伴う低エコー充実性病変
膵管癌．カテゴリー4．

3.4.2 嚢胞性病変

A 超音波画像所見の解説

1) 大きさ

- 肝臓や腎臓などといった臓器と異なり，膵臓の嚢胞は大きさがカテゴリー判定のポイントとなる．
- 大きさ5mm未満はカテゴリー2，5mm以上をカテゴリー3とする．

2) 充実部分の有無

- 充実部分には，嚢胞内結節，壁肥厚，隔壁肥厚などが含まれる．
- 充実部分を伴う嚢胞性病変はカテゴリー4，伴わない病変は大きさによってカテゴリー2あるいは3とする．
- 嚢胞内結節は，内腔に突出するポリープ状の病変である（図1）．
- 嚢胞内結節は，ドプラで血流シグナルの有無を確認する．
- 壁肥厚は，壁の一部あるいは全体に肥厚を認める病変である（図2）．
- 隔壁肥厚は，隔壁の一部あるいは全体に肥厚を認める病変である（図3）．
- 壁肥厚と隔壁肥厚には，具体的な厚さの指標はなく，周囲の壁あるいは隔壁に比較して肥厚している状態をいう．
- 壁肥厚や隔壁肥厚を認める嚢胞性病変と嚢胞変性を伴う充実性病変の鑑別診断は困難なことがある（図4）．
- 両者はいずれもカテゴリー4であるが，判断に悩む病変は嚢胞変性を伴う充実性病変とする．

3) 内部エコー

- 炎症性や腫瘍性嚢胞性病変では嚢胞内部にデブリ様の内部エコーを伴うことがある（図5）．

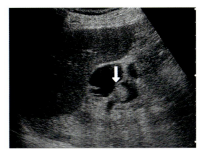

図1 嚢胞内結節（矢印）を伴う多房性嚢胞性病変
IPMN．カテゴリー4．

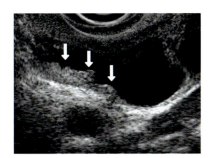

図2 壁肥厚（矢印）を伴う嚢胞性病変
IPMN．カテゴリー4．

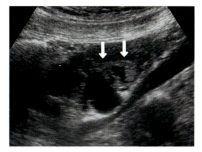

図3 隔壁肥厚（矢印）を伴う嚢胞性病変
IPMN．カテゴリー4．

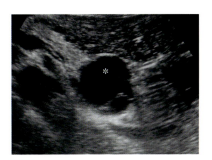

図4 嚢胞変性を伴う低エコー充実性病変（＊）
神経内分泌腫瘍．カテゴリー4．

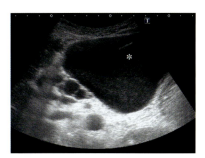

図5 デブリを伴う嚢胞性病変（＊）
MCN．カテゴリー3．

- 内部に囊胞内結節を伴うことがあるため，体位変換を行い，ドプラで血流シグナルの有無を評価する．

B 超音波画像所見の根拠と注意点

1 大きさ
- 5mm以上の囊胞を認める例は，正常者の約6倍膵臓癌を発症しやすいとされている（高危険群）．
- 5mm以上の囊胞を認めた場合には，膵臓癌の併存を除外したうえで経過観察を行う必要がある．

2 充実部分の有無
- 粘液性囊胞腫瘍 mucinous cystic neoplasm（MCN）や膵管内乳頭粘液性腫瘍 intraductal papillary mucinous neoplasm（IPMN）といった囊胞性腫瘍の悪性例では囊胞内結節を認めることが多い．
- IPMN国際診療ガイドライン2017では，悪性を強く示唆する画像所見として造影効果のある充実部分の存在を，悪性を疑い精査が必要な画像所見として造影効果のある壁肥厚や造影効果のない壁在結節といった充実部分の存在を挙げている．
- 神経内分泌腫瘍 solid pseudopapillary neoplasm（SPN），腺房細胞癌といった充実性腫瘍は，囊胞変性をきたしやすく，壁肥厚や隔壁肥厚を伴う囊胞性病変に類似した超音波像を呈することがある．
- 充実性腫瘍の囊胞変性では，比較的厚い囊胞壁（被膜）を有し，内腔面が不整であることが多い（図6）．
- 腫瘍性病変に伴う貯留囊胞では，充実成分と囊胞成分が混在した超音波像を呈することがある（図7）．

3 内部エコー
- MCNやIPMNといった粘液産生腫瘍は，粘調な内溶液を反映したデブリ様の内部エコーを認めることがある．
- MCNでは隔壁で仕切られたそれぞれの囊胞腔に交通を有さないため，おのおのの囊胞腔のエコーレベルに差が認められる（independent cyst）ことがある．
- 仮性囊胞は，壊死物質や血液などの存在を反映した内部エコーが観察されることが多く，経過中に内部エコーが変化する．

C 考慮すべき主な疾患

- 貯留囊胞
- 仮性囊胞（4.4.7参照）
- 漿液性腫瘍（SN）（4.4.10参照）
- 粘液性囊胞腫瘍（MCN）（4.4.9参照）
- 膵管内乳頭粘液性腫瘍（IPMN）（4.4.8参照）
- 囊胞変性を伴う充実性腫瘍

● 文献
1) 田中幸子：超音波による膵臓のスクリーニング：腹部超音波検診判定マニュアルに基づいて．超音波医学 43：563-569, 2016
2) 岡庭信司：膵囊胞性病変の肉眼像と超音波診断．超音波医学 44：235-244, 2017
3) 国際膵臓学会ワーキンググループ：IPMN/MCN国際診療ガイドライン，2017年版，医学書院，東京，p5-6, 2017

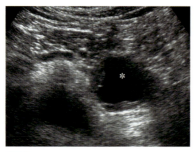

図6 囊胞変性を伴う低エコー充実性病変（*）
神経内分泌腫瘍．カテゴリー4．

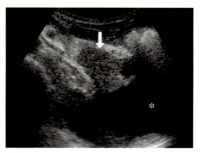

図7 尾側に囊胞性病変を伴う低エコー充実性病変（*）
膵臓癌（矢印）．カテゴリー4．

3.4.3 主膵管拡張

A 超音波画像所見の解説

1) 主膵管拡張とは
- 通常，主膵管径は1〜2mm程度である．
- 膵体部の主膵管をできるだけ長く描出し，画像を十分に拡大して，膵管壁の前壁の立ち上がりから後壁の立ち上がりまでを計測する．
- 小数点以下を四捨五入し，3mm以上を拡張有とし，カテゴリー3とする（図1）．

2) 主膵管内結節
- 拡張した主膵管内に結節性病変を認める例はカテゴリー4とする（図2）．

3) 下流（乳頭）側の狭窄
- 下流側の主膵管に狭窄を認める例は，カテゴリー4とする．

B 超音波画像所見の根拠と注意点

1) 主膵管拡張
- 乳頭側に腫瘍性病変が存在することにより，尾側主膵管が拡張することが知られている（間接所見）．
- 3mm以上の主膵管拡張を認める例は，正常者の約6倍膵臓癌を発症しやすいとされている（高危険群）．
- 初回指摘例は，経過観察例に比べ癌の併存率が高い．
- 膵管拡張例は，可能な限り膵全体を描出するよう心がけ，高危険群として精検を勧める．
- 精検時に異常を認めなくても，膵臓癌の高危険群として引き続き経過観察を勧める．
- 主膵管径が，検査中に3mm以上と未満に変化する例ではカテゴリー1と判定し，間歇的な膵管拡張ありと記載する．

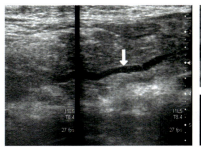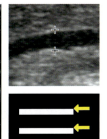

図1 主膵管径の測定法
体部で拡大観察し，3mm≦（カテゴリー3）．

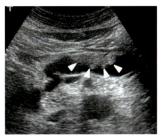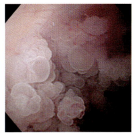

図2 乳頭状結節を伴う主膵管拡張
主膵管内に高エコーの乳頭状腫瘤（矢頭）を認める．IPMN．カテゴリー4．

2))) 主膵管内結節

- 膵管内腫瘍では拡張した主膵管内に乳頭状の腫瘍像（結節）を認めることがある（図2）．

3))) 下流側の狭窄

- 膵臓癌は膵実質に浸潤する際に膵管の狭窄をきたしやすいため，拡張膵管の下流（乳頭）側の評価を行う．
- 下流側に充実性腫瘍像を認める例は，カテゴリー5とする（図3）．

C 考慮すべき主な疾患

- 慢性膵炎（4.4.2参照）
- 膵臓癌（4.4.4参照）
- 膵管内乳頭粘液性腫瘍（IPMN）（4.4.8参照）

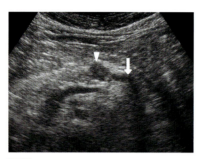 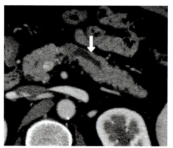

図3 下流側に低エコー充実性病変による閉塞を伴う主膵管拡張
拡張した主膵管（矢印）の下流側を描出し，評価する．膵管癌（矢印）．カテゴリー5．

3.4.4 形態異常

A 超音波画像所見の解説

1))) 膵腫大とは

- びまん性に膵臓が腫れ，厚くなっている状態である．
- 膵臓の厚みには個人差があるが，一般的には20mm程度である．
- 超音波検診判定マニュアルでは，膵臓の短軸径を測定し，30mm以上あるものを膵腫大とする．
- 急性膵炎や腫瘍性病変などが原因となる（図1）．
- 膵腫大はカテゴリー2と判定し，原因検索のため要精査とする．

2))) 膵萎縮とは

- びまん性に厚みが薄くなっている状態である．
- 加齢とともに膵実質は萎縮傾向を示すようになるが，最大短軸径10mm以下を萎縮とする．
- 慢性膵炎などが原因となる（図2）．
- 膵萎縮はカテゴリー2と判定し，原因検索のため要精査とする．

3))) 主膵管の評価

- 主膵管の拡張や不明瞭化を評価する．

4))) 膵実質の評価

- 点状高エコーや斑状高エコーなどの慢性膵炎を示唆する所見の有無も評価する．

B 超音波画像所見の根拠と注意点

1))) 主膵管の評価

- 膵臓癌では，乳頭側の主膵管が不明瞭化し尾側膵管が拡張することが多い（図3）が，自己免疫性膵炎では膵管は狭細化するため不明瞭化することが多い（図1）．

C 考慮すべき主な疾患

- 急性膵炎（4.4.1「急性膵炎」参照）
- 慢性膵炎（4.4.2参照）
- 膵臓癌（4.4.4参照）
- 自己免疫性膵炎（4.4.3参照）

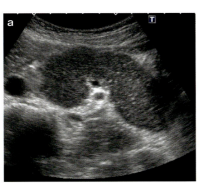 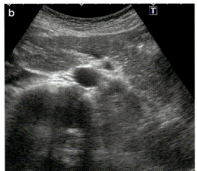

図1　びまん性の膵腫大

a：ステロイド治療前．b：ステロイド治療後．ステロイド投与により膵腫大は消退している．自己免疫性膵炎．カテゴリー2．

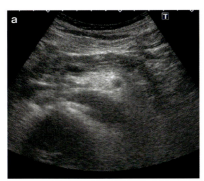 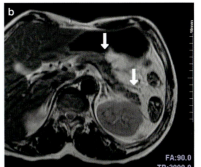

図2　びまん性の膵萎縮

a：超音波．b：MRI．膵臓はびまん性に萎縮している．慢性膵炎．カテゴリー2．

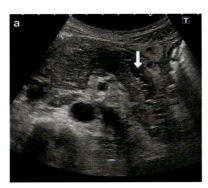 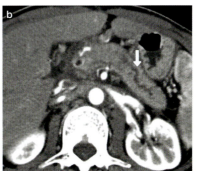

図3　下流側に閉塞起点のある膵管拡張を伴うびまん性膵腫大

膵臓はびまん性に腫大し，尾部に主膵管拡張を認める．膵管癌．カテゴリー4．

3.4.5 限局腫大

A 超音波画像所見の解説

1) 限局腫大とは
- 膵臓の形は個人差が大きく，ダンベル型や頭部あるいは尾部が大きいなど，さまざまである．
- 膵の輪郭が平滑で厚みが限局的に増加している場合に用い，腫大部の内部エコーパターンに異常がなければカテゴリー2と判定する．
- 膵臓の局所的な形態異常（変形），炎症性変化や腫瘍性病変などが含まれる．

2) 内部構造の不明瞭化
- 腫大部分のエコーレベルが周囲膵実質に比較して低下しているものは，カテゴリー4とする（図1）．
- 腫大部分のエコーパターンが不整化しているものは，カテゴリー4とする．
- 腫大部分の主膵管などの内部構造が不明瞭化しているときは，カテゴリー4とする（図2）．

3) 血流シグナルの有無
- ドプラで腫大部分と周囲膵実質の血流シグナルを比較評価する．

B 超音波画像所見の根拠と注意点

1) 内部構造の不明瞭化
- 自己免疫性膵炎では，腫大した内部に拡張した主膵管内が貫通する像（penetrating duct sign）を認めることがある（図3）．
- 内部エコーが不整で，主膵管などの内部構造が不明瞭化している例では，膵臓癌などの腫瘍性病変を考える（図2）．

2) 血流シグナルの有無
- 急性期の自己免疫性膵炎では，豊富な血流シグナルを認めることが多く，膵管癌との鑑別に有用である．

C 考慮すべき主な疾患
- 自己免疫性膵炎（4.4.3参照）
- 膵臓癌（4.4.4参照）

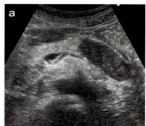 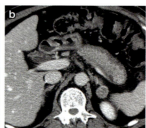

図1 エコーレベルの低下した限局腫大
エコーレベルの低下を認める膵体部の限局腫大．自己免疫性膵炎．カテゴリー4．

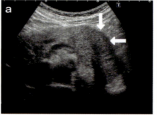 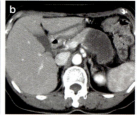

図2 内部エコーが不整な限局腫大
内部のエコーパターンが不整な限局腫大．腫大部のエコーパターンが不整化し，主膵管も不明瞭な限局腫大．膵管癌．カテゴリー4．

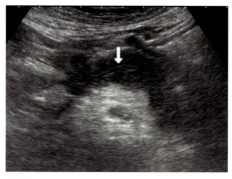

図3 penetrating duct sign
エコーレベルの低下した腫大部内に拡張した主膵管を認める．自己免疫性膵炎．カテゴリー4．

3.4.6 石灰化像

A 超音波画像所見の解説

1) 石灰化像とは
- 表面にストロングエコーを認める(結石エコー).
- 超音波を強く反射するために,結石の後方に無エコー帯を生じる(音響陰影).
- 膵石のように膵管内に存在するものと,慢性膵炎などのように膵実質に存在するものに分類される.
- 石灰化像そのものは悪性病変ではないため,カテゴリー2と判定し,要経過観察とする(図1).

2) 主膵管拡張の有無
- 尾側主膵管の拡張を伴うものは,主膵管拡張の判定基準に則りカテゴリー3,要精査とする(図2).

3) 可動性の有無
- 膵管内結石のように体位変換により移動するものと,膵実質の石灰化のように移動しないものがある.

4) 周囲の膵実質の性状
- 尾側膵管の拡張や囊胞性病変の有無に加え,石灰化周囲の膵実質のエコー輝度の変化などにも注意する.

B 超音波画像所見の根拠と注意点

1) 主膵管拡張の有無
- 慢性膵炎は膵臓癌の高危険群であり,大きさが5mm以上の大結石型に癌の合併が多い.
- 主膵管の拡張を伴う例では,膵臓癌の合併や膵石などによる閉塞起点を考慮して,下流側(乳頭側)の評価を行う.

2) 周囲膵実質の性状
- 慢性膵炎に伴う石灰化では,ストロングエコー以外に膵実質内の点状・索状・斑状高エコーや分葉状エコー,膵管拡張・膵管辺縁高エコーといった随伴所見を認めることが多い.
- 充実性偽乳頭状腫瘍solid-pseudopapillary neoplasm (SPN)や神経内分泌腫瘍などのように腫瘍内に石灰化を伴うものがあるため,石灰化像の周囲の膵実質に注意する(図3).

C 考慮すべき主な疾患

- 膵石
- 慢性膵炎(4.4.2参照)
- 充実性偽乳頭状腫瘍(SPN)(4.4.6参照)
- 神経内分泌腫瘍(4.4.5参照)

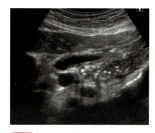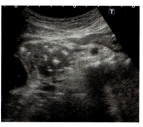

図1 石灰化像
膵頭部に複数の石灰化像を認める(慢性膵炎).慢性膵炎.カテゴリー2.

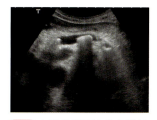

図2 主膵管拡張を伴う膵管内石灰化像
拡張した主膵管内に石灰化像を認める.膵石.カテゴリー3.

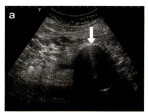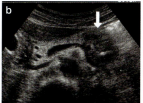

図3 石灰化像を伴う低エコー充実性病変
a:SPN. b:神経内分泌腫瘍.カテゴリー4.

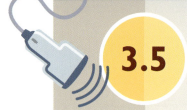

3.5 腎臓の超音波画像所見

3.5.1 充実性病変

A 超音波画像所見の解説

- 腎実質から外方に向かうハンプを形成していれば容易に検出される（図1）．腎実質内にとどまっている小さい充実性腫瘤は，腎内の正常構造（皮質，髄質）の偏位や不明瞭化で認識される．
- 腎洞内腫瘤では腎中心部エコー像の解離がみられる（4.5.5 図1，4.5.5 図2）．腎洞の上部か下部に限局した上下非対称病変では発見が比較的容易であり，腎洞内の広範囲に及んだ病変では腎盂や腎杯の拡張や断裂で発見される．
- 腫瘍周囲の腎動脈枝は圧排されて腫瘍を避けるように偏位する（4.5.4 図4b）．カラードプラで葉間動脈や小葉間動脈の偏位を描出することが，腫瘍の存在確認に繋がる．

B 超音波画像所見の根拠と注意点

- 腎実質内に限局している腫瘤は，腎の内部構造が明瞭でなければ検出困難である．皮質と髄質を区分できる画質が常に得られるよう努力が求められる．
- 腎外にハンプ形成する腫瘤の検出には，腎の外縁部を連続して追跡する．腎の外縁部がすべて明瞭に描出されるように，体位や呼吸を工夫する．

C 考慮すべき主な疾患

1) 腎細胞癌

- 淡明細胞癌：腎の代表的な悪性腫瘍であり，腎細胞癌の70〜80％を占める．高頻度に偽被膜（腫瘍境界部の低エコー帯）を伴う．カラードプラでは病変の辺縁部が富血性で，病変を取り巻く周囲との血流方向に明瞭な差異がみられる．腫瘍中心部に小さい液状変性（小嚢胞構造）を伴うことが多い（図1a）．
- 乳頭状腎細胞癌および嫌色素性腎細胞癌は乏血性であることが多く，内部エコーレベルはさまざまだが比較的均一で液状変性は少ない（4.5.4 図1，4.5.4 図2）．超音波検査のみでは膨大細胞腫や脂肪成分の少ない血管筋脂肪腫などの良性結節との鑑別が困難であるが，経時的に増大傾向があれば悪性を疑う．

2) 腎血管筋脂肪腫

- 最も高頻度の良性腎腫瘍である．
- ほとんどの腎血管筋脂肪腫は豊富な脂肪組織内に血管や筋細胞を含み，複雑な内部構造を反映して内部は明瞭な高エコーを呈する（4.5.3 図1a）．
- 血管成分が多ければカラードプラで腫瘍内部の血流信号が目立ち，偶発的な腫瘍内出血のリスクがある．
- 脂肪の少ないタイプでは高エコーを示さず，腎細胞癌との鑑別がしばしば困難である（4.5.3 図2）．
- 腎の外縁にハンプを形成する例では，腎内部分の腫瘍径より腎外発育部の腫瘍径が大きくなってマッ

シュルーム状の形状を示すことが多い（4.5.3 図1b, 4.5.3 図2）．

3))) 膨大細胞腫（オンコサイトーマ）

- 稀な良性腫瘍であり，中心部に液状変性や壊死を伴いやすく，腎細胞癌との術前鑑別診断は困難である（図2）．

4))) 転移性腫瘍

- スクリーニングで発見されることは稀で，胃癌や肺癌からの転移が多い．

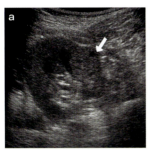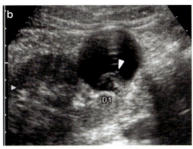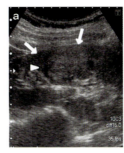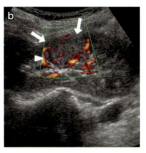

図1 腎細胞癌（淡明細胞癌）の2例
内部が不均一で小囊胞構造（a，矢印）を含み，境界部に偽被膜を伴うことが多い．多くは富血性である．bは囊胞内に生じた淡明細胞癌（矢頭）で，多房囊胞性腎細胞癌とは形状も悪性度も異なる．a：カテゴリー4，腎腫瘍．b：カテゴリー4，腎囊胞性腫瘍．

図2 膨大細胞腫（オンコサイトーマ）
低エコーの偽被膜（矢頭）を有する富血性腫瘤（矢印）がみつかり腎細胞癌が疑われたが，腎部分摘出術の結果は膨大細胞腫であった．画像での鑑別は困難だが，腫瘤内部は比較的均一で小囊胞構造は認めない．カテゴリー4，腎腫瘍．

3.5.2 囊胞性病変

A 超音波画像所見の解説

- 腎に限局した無エコー腫瘤で，皮質に生じた囊胞は円形または分葉形，腎洞内に生じた囊胞は分葉形となることが多い（図1）．

B 超音波画像所見の根拠と注意点

- 囊胞の壁の肥厚や不整，壁在結節がないか注意し，隔壁を有する多房性の囊胞では隔壁の肥厚や血流信号がないか確認する．

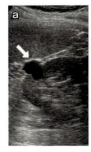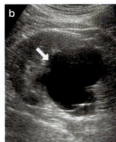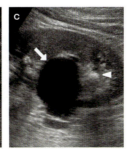

図1 腎皮質囊胞
腎周囲腔へハンプを形成した皮質囊胞（a，矢印）と腎洞内へハンプ形成した皮質囊胞（b：横走査，c：縦走査）．腎洞内へ向かう発育では尿路への圧迫のために腎杯結石（矢頭）を生じることがある（c）．カテゴリー2，腎囊胞．

- 嚢胞壁の不整や部分的な充実性隆起は，嚢胞由来腎細胞癌や多房嚢胞性腎細胞癌の可能性を考える．

C 考慮すべき主な疾患

1 皮質嚢胞

- 皮質嚢胞（単純嚢胞）は加齢とともに増加する疾患であり，腎機能の低下をきたすことは稀である．
- 円形（類球形）の無エコー病変として描出され，腎外へハンプを形成して発育することが多く（図1a），一部の例では腎洞内に向かって発育する（図1b, c）．
- 誘因なく嚢胞内に出血をきたすことがあり，嚢胞内出血後の超音波検査では嚢胞内の浮遊する細かいエコーやデブリ像を呈する（図2）．

2 多房嚢胞性腎細胞癌

- 隔壁を有する多房性嚢胞では，多房嚢胞性腎細胞癌 multilocular clear cell renal cell carcinoma（MCRCC）の可能性を考える．
- 多房嚢胞性腫瘤の良悪性の鑑別には，Bosniak 分類（4.5.6 表1）を参考にする．
- 多房嚢胞性腎細胞癌は相接する多数の嚢胞構造が全体として類球形を示す腫瘤であり，嚢胞壁に富血性の肥厚や壁在結節を認める．嚢胞壁の石灰化や嚢胞腔内のデブリも高頻度にみられる．臨床的には良性の経過を示し，原則的に遠隔転移は生じないとされる[1]（図3）．

3 傍腎盂嚢胞

- 高齢者に多く認められる腎洞内の嚢胞性病変である．
- 腎盂腎杯の周囲の隙間を満たすように発育し，腎杯や尿管との交通がみられないことで腎盂の拡張と鑑別する（図4）．
- 腎の短軸断面で観察すると傍腎盂嚢胞は腎洞内の前後いずれかに偏位しやすい（図4b）．

4 腎杯憩室

- 腎実質内に進展延長した腎杯と連なる分葉形の嚢胞状構造である．
- 腎実質内に限局していることがほとんどで，腎被膜

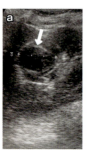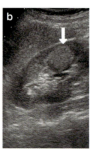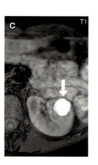

図2 腎皮質嚢胞内への出血

1年前には単純性嚢胞であったが（a），内部が高エコーの充実性腫瘤のように変化した（b）．MRIのT1強調像で内部高信号であり（c），亜急性期の嚢胞内出血である．カテゴリー3．腎腫瘤．

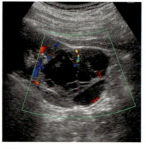

図3 多房嚢胞性腎細胞癌の2例

多房性で嚢胞成分を主とする腫瘤であり，隔壁の肥厚や明瞭な壁在結節の存在が良性の複雑性嚢胞との鑑別点である．左右いずれもカテゴリー4．腎嚢胞性腫瘍．

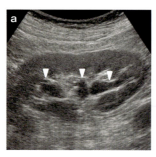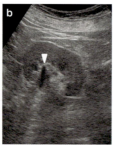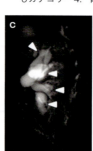

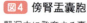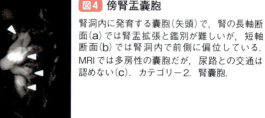

図4 傍腎盂嚢胞

腎洞内に発育する嚢胞（矢頭）で，腎の長軸断面（a）では腎盂拡張と鑑別が難しいが，短軸断面（b）では腎洞内で前側に偏位している．MRIでは多房性の嚢胞だが，尿路との交通は認めない（c）．カテゴリー2．腎嚢胞．

3.5 腎臓の超音波画像所見

下にハンプ形成することは少ない．
- 内腔は尿路に連なっているため，しばしば結石を生じて嚢胞性構造の内部に高エコーを伴い，腎杯憩室と気づくことが多い（図5，6）．

5 》 血管性病変
- 腎洞内または腎門部の血管性病変には動脈瘤と動静脈瘻があり，腎洞内の病変はBモードでは嚢胞性腫瘤と誤認しやすい．
- 動脈瘤は円形または紡錘形で，腎動脈との交通がみられる（図7）．
- 動静脈瘻には円形の動脈瘤型と分葉形の蔓状型がある．病変内部に拍動性の血流シグナルが描出されれば超音波検査のみで血管性病変であると確定できる（図8）．

● 文献
1) 日本泌尿器科学会ほか編：腎癌取扱い規約，第4版，組織学的分類 p63-70，金原出版，東京，2011

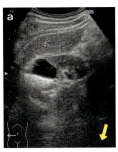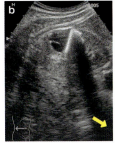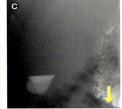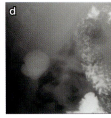

図5 超音波検査と上部消化管撮影における腎杯憩室内石灰乳

憩室内部に液面形成を認め，体位変換で液面が移動する（a：仰臥位，b：左側臥位，c：X線撮影立位，d：X線撮影仰臥位）．黄矢印で重力の方向を示す．カテゴリー2．腎石灰化．

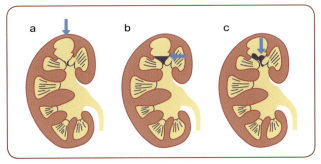

図6 腎杯憩室の模式図

腎杯憩室（a，矢印）．腎杯憩室内のデブリ（b，矢印）．腎杯憩室内結石（c，矢印）．

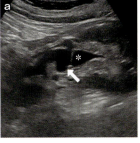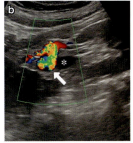

図7 腎動脈瘤（腎門部）

腎門部に生じた腎動脈瘤（矢印）．腎盂（＊）や尿管に接することが多く（a），積極的なカラードプラ併用（b）で診断に至る．

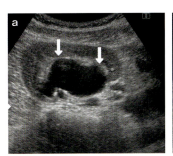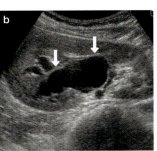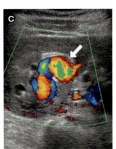

図8 腎動静脈瘻（動脈瘤型）

右腎洞内に広がり，一部実質内に延びる嚢胞性腫瘤．カラードプラでは内部は乱流で満たされており，動静脈瘻と診断された．

3.5.3 腎盂拡張

A 超音波画像所見の解説

- 一側あるいは両側腎盂の持続的な拡張がみられる．超音波検査では拡張した尿路を膀胱に向かって追跡し，閉塞あるいは狭窄部位を探す．
- 腎盂のみでなく腎杯漏斗部にも拡張がみられる例では，尿路通過障害が継続している可能性が高い．
- 体位によって腎盂拡張の程度が明瞭に変化する例は，過去の一時的な通過障害が原因のこともある（図1）．

B 超音波画像所見の根拠と注意点

- 尿管が完全に閉塞すると短期日のうちに非可逆的な腎機能低下をきたす．尿管通過障害が疑われるとき，完全閉塞かどうかの見極めが，精査を急ぐ必要があるか否かの判断に大切である．
- 飲水後に膀胱内をカラードプラで追加観察し，同側の尿管口ジェットを確認できれば，同側尿管に完全閉塞はないと判断できる（図2）．

C 考慮すべき主な疾患

- 尿路結石，尿路上皮癌，骨盤部リンパ節腫脹やリンパ節郭清手術歴．
- 先天例（腎の位置異常，尿管走行の異常，尿管瘤ほか）では，成年発見時には腎盂拡張に加えて腎萎縮を伴っていることが多い．

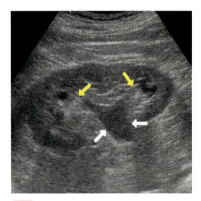

図1 腎盂拡張
左尿管結石の前病歴があり，現在は左腎盂の拡張を認めるが（白矢印），腎杯漏斗部（黄矢印）には拡張は認めない．カテゴリー2．軽度腎盂拡張．

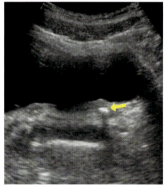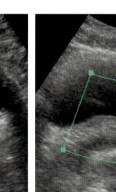

図2 尿管結石における尿管口ジェット確認
左尿管口近傍に音響陰影を伴う結石（矢印）を認めるが，カラードプラでの左尿管口ジェットの確認で尿管の完全閉塞は否定できる．

3.5.4 形態異常

A 超音波画像所見の解説

- 腎の大きさの異常，びまん性あるいは部分的な実質菲薄化，腎表面の凹凸，腎洞の拡大，上下に分割された腎洞などがある．

B 超音波画像所見の根拠と注意点

- 両腎の縮小は進行した慢性腎臓病でみられ，両腎の腫大は，巨人症や末端肥大症でみられる．多数の囊胞で構成される両腎腫大は常染色体優性多発性囊胞腎 autosomal dominant polycystic kidney disease（ADPKD）でみられる．
- 一側の腎が小さい原因には，先天性の低形成，腎動脈狭窄（腎血管性高血圧の原因），過去の腎盂腎炎（部分的な変形を伴うことが多い）や水腎症（腎盂の拡張が残る），多囊胞性異形成腎（周産期までの原因による片腎萎縮で，複数の囊胞で構成される）などがある．
- 一側の腎がみつからない原因には，一側無形成，低形成があるが，位置異常の可能性も考慮して骨盤部や大動脈の腹側を探す．
- 一方の腎がなく，もう一方の腎が大きくなることを代償性肥大と呼び，成長ホルモンの分泌の多い小児期までに対側の腎機能が失われたことを示唆する．

C 考慮すべき主な疾患

1》 馬蹄腎

- 両腎の下極が下腸間膜動脈分岐部の下方で互いに融合し，腎の長軸（腎軸と呼ぶ）が通常と異なり，逆ハの字を呈する．両腎の融合は線維性被膜のみの例と腎実質も融合する例がある（図1）．

2》 骨盤腎

- 発生時に一側腎が上腹部まで上昇せず，骨盤部に留まった状態を指す（図2）．交叉腎では左右いずれか一側に両腎が存在する．

3》 重複腎盂尿管

- 一側の尿管が上下2本あり，膀胱までの途中で1本に融合する不完全重複腎盂尿管と，膀胱または尿道に別々に開口する完全重複腎盂尿管とがある．

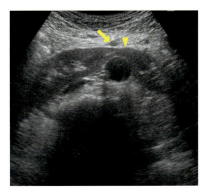

図1 馬蹄腎
腹部大動脈から分岐した下腸間膜動脈（矢印）の直下に腎実質癒合（矢頭）がみられる．カテゴリー2．形態異常．

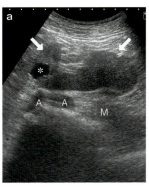
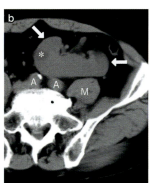

図2 骨盤腎（単腎）
通常の部位には左右とも腎がみつからず，骨盤腔に単一の腎が描出され，腎門部は腹側を向いている．a：腸骨動脈分岐部での横走査，b：単純CT，矢印：左右方向が長軸の骨盤腎，＊：皮質囊胞，A：左右の総腸骨動脈，M：左大腰筋．カテゴリー2．形態異常．

- 完全重複腎盂尿管では上半腎の尿管に尿管瘤や異所性開口が多く，上半腎水腎症の原因となる（図3）．

4))) 胎児性分葉

- 腎の外形が胎児の腎のような分葉形を示す．腎表の凹部が腎柱の位置に一致する（図4）．

5))) 限局性萎縮

- 過去の梗塞や腎杯結石が原因のことが多い（図5）．

6))) 腎洞脂肪腫症（腎洞脂肪置換）

- 腎実質の萎縮に伴い腎洞内の脂肪が増生した状態である．高齢者に多い．
- 傍腎盂嚢胞と同様に腎洞内圧低下が原因であることが多い（4.5.5 図3，4a）．

7))) 腎動脈狭窄

- 線維筋性異形成 fibromuscular dysplasia (FMD) ま

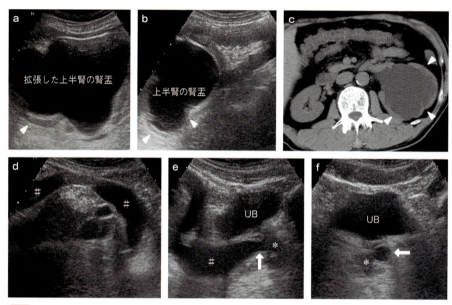

図3 完全重複腎盂尿管における上半腎水腎（水尿管）症
上半腎の水腎症がみられる（矢頭：萎縮した実質，＃：拡張した上尿管，＊：尿道．拡張した上尿管は膀胱（UB）にではなく尿道（＊）に異所開口している（矢印）．a：左腎上部横走査．b：縦走査．c：単純CT．d：左尿管上部縦走査．e：左下部尿管縦走査．f：膀胱と尿道の横走査．カテゴリー3．水腎症．

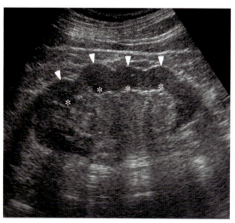

図4 胎児性分葉
胎児性分葉は腎の発生過程が生後遺残したもので，病的ではない．髄質（＊）に対応した部位の腎表が凸の形状を示す（矢頭）．本例の腎洞内には加齢に伴う脂肪の増加（腎洞脂肪腫症）も認める．カテゴリー2．腎の変形．

たは動脈硬化が主な原因である．
- 動脈血流の減少により萎縮が始まった患側腎からのレニン分泌増加で腎血管性高血圧をきたし，放置すると対側腎に高血圧による腎硬化をきたしやすい．

8)) 慢性腎盂腎炎
- 下部尿路からの逆行性感染による発症が多い．腎実質の厚み不同や限局性萎縮の原因となる．
- 尿管口からの尿ジェットが膀胱底部と為す角度が大きいことは膀胱尿管逆流現象の誘因となる[1]．

9)) 急性巣状細菌性腎炎，腎梗塞，腎杯結石
- いずれも腎の部分的な萎縮の原因となる．

●文献
1) Asanuma, H et al: Color Doppler Ultrasound Evaluation of Ureteral Jet Angle to Detect Vesicoureteral Reflux in Children. J Urol 195: 1877-1882, 2016

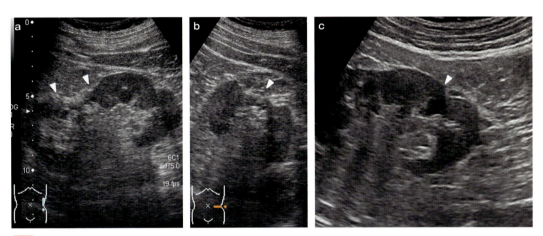

図5 限局性萎縮
限局性萎縮（矢頭）は陳旧期の腎梗塞（a，b：腎区域に一致した萎縮）や，腎杯結石排石後（c：髄質に接した皮質の萎縮）にみられる．カテゴリー2．腎の変形．

3.5.5 石灰化像

A 超音波画像所見の解説

- 腎結石の多くを占めるシュウ酸結石は石灰化しやすく，音響陰影やカラーコメットサインを示すことが多い．

B 超音波画像所見の根拠と注意点

- 音響陰影を伴う高エコーは石灰化の可能性をまず考える．ただし腎中心部エコー像renal central echo complex (CEC) もやや高エコーであるため，音響陰影が不明瞭なCEC内の小さい結石を描出するには，方向性カラードプラにおけるカラーコメットサインを積極的に利用して腎杯結石を検出する(図1)．

C 考慮すべき主な疾患

- 腎における石灰化像には，腎結石（腎杯結石，鋳型結石）の他に髄質石灰沈着(図2〜4)，腎杯憩室内の石灰乳，陳旧性肉芽腫，動脈壁の石灰化プラーク(図5)がある．

1 髄質石灰沈着

- 糸球体で分泌されたカルシウムが尿細管で濃縮され，腎髄質内に蓄積したもの．髄質の中心部から腎乳頭内に局在する(図2)．
- 髄質海綿腎や尿細管性アシドーシスでは複数の髄質に石灰化像を認める(図3，4)．

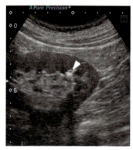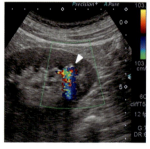

図1 カラーコメットサインに適したドプラ設定
搬送周波数が低めのプローブを用い，カラードプラのパルス繰り返し周波数(PRF)を低く，すなわち血流表示範囲を広く(±80cm/sec程度)設定することで血流表示を抑制する．さらにカラー感度を高くすると，結石(矢頭)のカラーコメットサインは描出しやすくなる．

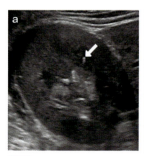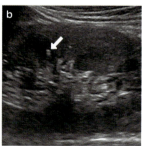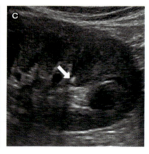

図2 髄質石灰沈着
髄質のほぼ中心部(a：横走査，b：縦走査)および腎乳頭部(c：縦走査)の髄質石灰沈着を示す(矢印)．
カテゴリー2．

2))) 腎杯結石

- 髄質内の石灰沈着が腎乳頭から排出されて腎杯内に留まっている状態を指す.
- 結石を有する腎杯が拡張しているとは限らず, 腎乳頭に接するCEC辺縁部に石灰化像が局在していれば腎杯結石と判断する(図1).

3))) 鋳型結石(旧名:珊瑚状結石)

- 腎杯内に生じた結石が腎盂内まで連続して成長したものを指す.
- 腎盂から上行性に多くの腎杯に及ぶこともある.
- アンモニア塩を含む感染結石であることが多く, カルシウムの含有量が少ないため, 超音波検査では細い腎杯漏斗部で繋がっていることがわかりにくい(4.5.1 図2). 単純X線CTで正しく診断できる.

4))) 陳旧性肉芽腫

- 長期化した炎症では病巣内に石灰化を生じやすい.
- 腎皮質や腎被膜に一致した石灰化像をきたす.

5))) 動脈硬化

- 腎動脈分枝のうち弓状動脈は超音波ビームと直交するため, 動脈硬化例では明瞭な高エコーを示すことがある. 皮質と髄質の境界部に局在する(図5).

6))) 動脈瘤

- 腎門部近傍や腎洞内に好発し, 腎動脈枝と連なる嚢胞状構造であり, 瘤状の血管壁がしばしば石灰化する.
- 腎洞外に生じた病変では壁の石灰化が高度になると病変内部の血流信号の同定が困難となり, 病変の位置(大血管と腎門部の間), 個数(ほとんど単発性), 形状(石灰化の形状が球形または涙滴形)によってリンパ節に生じた石灰化肉芽腫と鑑別する.
- 単純X線撮影やCTでは一端が閉じていない円弧状の石灰化が特徴的である(図6).

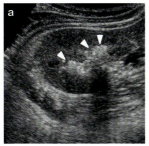
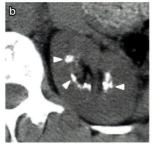

図3 広範な髄質石灰沈着
髄質に一致した高エコー(石灰沈着)がみられる(a:Bモード, b:単純CT). 海綿腎と尿細管性アシドーシスの鑑別には尿のpHを参考にする. カテゴリー2.

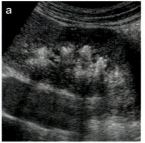
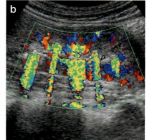

図4 髄質海綿腎
髄質内の先天的な海綿状嚢胞腔内に生じた石灰沈着のため, 腎髄質に一致した高エコー(a), カラーコメットサイン(b)を認める. カテゴリー2.

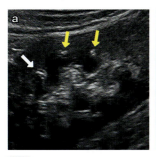
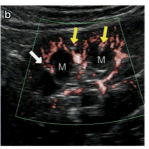

図5 腎動脈分岐のプラーク
a:Bモード. b:CFM(SMI). 腎動脈分枝に生じた石灰化を示す. 白矢印:音響陰影を伴う小葉間動脈の石灰化プラーク, 黄矢印:弓状動脈の高エコープラーク, M:髄質. カテゴリー2.

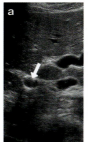
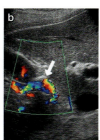
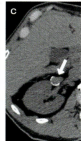

図6 円弧状石灰化像を示す腎動脈瘤
右腎門部に生じた石灰化した腎動脈瘤(a). 環状の石灰化内部に血流信号がみられる(b). CTでは一端が閉じていない円弧状石灰化を呈する(c). カテゴリー2.

3.6 脾臓の超音波画像所見

3.6.1 充実性病変

A 超音波画像所見の解説

- 脾の充実性腫瘤：内部エコーが移動性を示さない限局性病変を指す．
- 内部エコーを有していても体位変換時に内部エコーが移動するものは嚢胞性腫瘤（複雑性嚢胞）である．

B 超音波画像所見の根拠と注意点

- 脾の充実性腫瘤の画像診断はしばしば困難であり，造影CTやMRIを用いても鑑別困難なことが多く，経時的な増大の有無で治療方針が決まることが多い（4.6.2図3）．

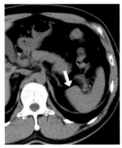
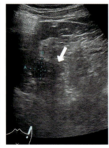

図1 脾内側部の偽所見
脾の内側縁近傍（矢印）は左肋間走査で脾門部より深部に位置するため，超音波検査では充実性腫瘤のようにみえることがある．

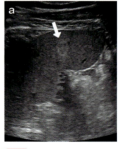
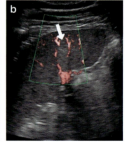

図2 脾血管腫
脾の淡い高エコー腫瘤であり，辺縁部のエコーレベルが中心部より高い（矢印）．腫瘤内部には血流信号は少ない（b）．カテゴリー3．高エコー腫瘤像．

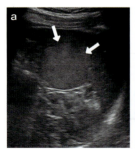
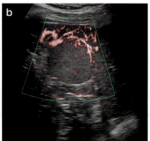
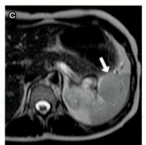

図3 脾過誤腫
脾内臓面にハンプを形成する淡い高エコーの充実性腫瘤（a）．SMI（b）では部位占拠性病変であることが明らかであるが，MRI（c）では背景脾と等信号を示す．カテゴリー3．高エコー腫瘤像．

- 左肋間走査において脾内側は脾門部の後方に位置するため，内部エコーレベルが脾外側より低くみえることがあり，脾腫瘤あるいは左副腎腫瘤と誤認しやすい（偽所見，図1）．

C 考慮すべき主な疾患

〈良性腫瘍および境界病変〉
- 血管腫（図2）
- 過誤腫（図3）
- 血腫（4.6.2図1）
- 陳旧性石灰化肉芽腫（図4）
- Gamna-Gandy 結節（4.6.2図2)[1]
- 奇形腫，炎症性偽腫瘍（4.6.2図3）
- サルコイドーシス
- デスモイド腫瘍

〈悪性腫瘍〉
- 悪性リンパ腫（4.6.2図4）
- 転移性腫瘍

●文献
1) 直島武夫ほか：Gandy-Gamnaの結節の再検討．日本網内系学会会誌32：137-146，1992

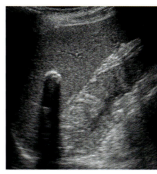
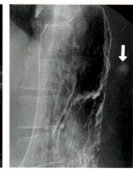

図4 脾陳旧性石灰化肉芽腫
脾実質内に音響陰影を伴う高エコーを認め，消化管X線撮影では中心部が高密度を示す石灰化病変である．結核菌や寄生虫などによる肉芽腫と考えられる．カテゴリー2．石灰化像．

3.6.2 囊胞性病変

A 超音波画像所見の解説

- 単純性囊胞は少なく，複雑性囊胞（多房性，石灰化像，デブリなど）が多い．

B 超音波画像所見の根拠と注意点

- 脾では加齢に伴う単純性囊胞は稀であり，形成異常（リンパ管腫），外傷性（石灰化囊胞，4.6.2図1）や炎症性（膵炎の波及）など，成因は多様である．

C 考慮すべき主な疾患

- 単胞性の脾囊胞性病変では外傷性囊胞（血腫）が最も多い．
- 多房性囊胞（病変全体は類円形で，内部は隔壁で区分された複数の囊胞構造の集合）ではリンパ管腫（図1）が多い．

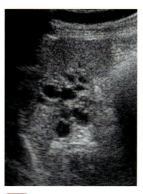
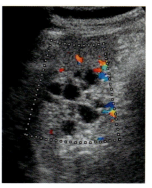

図1 脾リンパ管腫
脾の多房性囊胞性病変であり，囊胞間の充実性にみえる部分は背景実質よりわずかに高エコーを呈し，小囊胞構造の集簇と考えられる．病変内部に血流信号は少ない．カテゴリー4．脾囊胞性腫瘍．

3.6.3 腫大

A 超音波画像所見の根拠と注意点

- 門脈圧亢進症や溶血における脾腫では，脾の長径が150 mmを越えることは稀であり，長径が150 mmを越える脾腫では白血病や悪性リンパ腫における腫瘍細胞のびまん性浸潤を考慮する．

B 考慮すべき主な疾患

- 腫瘤を伴わない脾腫は，門脈圧亢進や溶血性黄疸，骨髄増殖性疾患[1]などの血液疾患でよくみられる．
- 超音波画像のみで脾腫の鑑別診断は困難であり，診断には病歴，血液検査や肝機能検査結果を参照する．

●文献
1) 国立がん研究センター がん情報サービス：慢性骨髄性白血病．
https://ganjoho.jp/public/cancer/CML/index.html（2019年2月閲覧）

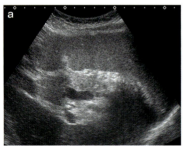 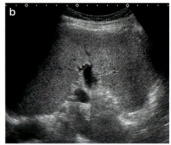

図1 著明な脾腫大
長径は166 mmである．悪性リンパ腫であった．a：左肋弓下走査，b：左肋間走査．
カテゴリー3．脾腫．

3.6.4 脾門部異常血管

A 超音波画像所見の解説

- 脾門部近傍には多くの血管があり，動脈瘤（図1）や門脈体循環側副血行路（図2）の好発部位である．

B 超音波画像所見の根拠と主な疾患

- 拍動性の限局性血管拡大では動脈瘤をまず考える．
- 超音波検査で発見される腹部の動脈瘤では脾の動脈瘤が最も多い．
- 拍動性に乏しい血管性病変では門脈から静脈系への側副血行路が多い．血流波形を記録し，左腎や食道など，血流の向かう方向を確認する．

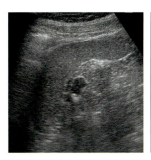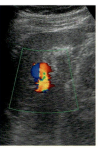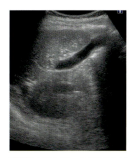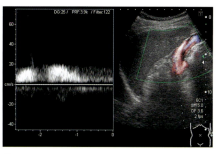

図1 脾門部の脾動脈瘤
脾門部と膵尾部上縁とに接する囊胞性病変内に血流信号を認める．脾動脈瘤は，超音波検査では腹部内臓動脈瘤の中で最も高頻度にみつかり，脾動脈の走行に沿って膵近傍や脾門部に描出される．カテゴリー2．脾門部異常血管．

図2 脾静脈-左腎静脈短絡
門脈圧亢進症患者の脾門部から複雑な経路で後腹膜に至る脾静脈-左腎静脈短絡がみられる．カテゴリー2．脾門部異常血管．

3.6.5 脾門部充実性病変

A 超音波画像所見の注意点

- 病変の由来臓器の決定が診断に役立つ．形状や内部の性状から由来臓器を推定する．

B 考慮すべき主な疾患

- 副脾：正常者にも高頻度にみつかる．類球形であることが多く，内部エコーは脾と同等であり，大きい副脾では内部に拍動血流の出現率が高い．
- 膵尾部腫瘤：膵外へハンプ形成した充実性腫瘤には，神経内分泌腫瘍が多い．血流豊富な膵内副脾との鑑別は困難で，MRI，造影CT，生検などを必要とすることが多い．副脾が膵内に埋没することも多く，膵腫瘤との鑑別を要する（図1）．
- 膵仮性囊胞の波及：急性膵炎が原因であり，膵周囲に生じた仮性囊胞が脾門部に波及したものである．スクリーニングでの発見時には器質化した慢性期が多く，高率に石灰化像を伴う．

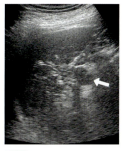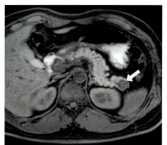

図1 膵尾部に嵌入した副脾
副脾は脾門部に脾と等エコーの類円形構造として描出されることが多い．本例では膵尾部に嵌入しており，膵腫瘤との鑑別のためMRIを追加した．膵低エコー腫瘤像．カテゴリー4．膵腫瘍．

3.7 腹部大動脈の超音波画像所見

3.7.1 大動脈の限局拡張

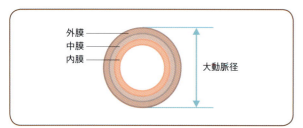

図1 動脈壁の構造

A 超音波画像所見の解説

1) 動脈壁の構造
- 動脈壁は，内膜(単層扁平上皮)，中膜(輪走する平滑筋と弾性線維)，外膜(結合組織)の3層から構成される(図1)．
- 大動脈径の計測は外膜間で行う(図1⇔)．

2) 大動脈瘤の定義
- 腹部大動脈の直径が3.0cm以上であれば，腹部大動脈瘤と定義される．

3) 瘤の形態，形状
- 瘤の形態は，真性，解離性，仮性の3つに分類される．
- 真性は，大動脈瘤の壁が内膜・中膜・外膜の三層構造を保つもの．
- 解離性は，中膜のレベルで2層に剥離し，新たな腔(偽腔)を形成し，拡張するもの(4.7.2「大動脈解離」参照)．
- 仮性は大動脈壁外に新たな腔を形成し，動脈内腔と交通を有するもの．

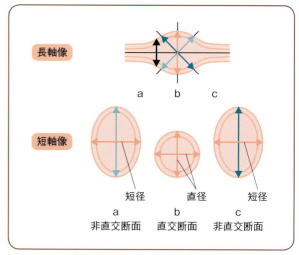

図2 紡錘状瘤径の計測
赤矢印が瘤径(瘤の最大部)．長軸像では直交最大径を，短軸像(推奨)では直交断面の直径あるいは短径を計測する．

4) 瘤の形状と大動脈径の測定法
- 形状は紡錘状と囊状の2つに分類される．
- 拡張部の大動脈径計測は，外膜間で行う．
- 長軸像では，瘤径が最大と推測される断面の長軸直交最大径を計測する(図2, 3)．
- 短軸像(推奨)では瘤径が最大と推測される部位において，紡錘状拡張の場合は長軸直交断面の直径(円形)あるいは短径(楕円形)を計測(図2)，囊状拡張の場合は長径を計測する(図3)．

5) 最大径
- 最大径3cm以上の拡張はカテゴリー2である．

- 最大径3cm以上，5cm未満の拡張の判定区分はC（要経過観察，要再検査，生活指導）とする（図4）．
- 最大径5cm以上の拡張は破裂の危険性があり，判定区分はD（要医療）のD2（要精検）とする．

6) 内部エコー
- 拡張部の壁在血栓の有無やその性状，大動脈解離の有無などを確認する（図5）．

B 超音波画像所見の根拠と注意点

1) 瘤径
- 5.0cm以上あれば年3%超の破裂のリスクがあり，手術が薦められる．
- 瘤に一致して圧痛を認める場合は，破裂の前兆の可能性がある．

2) 大動脈瘤の壁在血栓と解離腔の有無
- 大動脈瘤の壁在血栓の液状化により偽腔様にみられるACサイン（anechoic crescent sign，図6）．ACサインには血流はみられない．
- 大動脈解離ではフラップ（flap：内膜と中膜の一部から成る隔壁構造）がみられる．偽腔内に血流がみられる（図7）．

C 考慮すべき主な疾患
- 大動脈瘤（4.7.1参照）
- 大動脈解離（4.7.2参照）

● 文献
1) 日本超音波医学会用語・診断基準委員会：超音波による大動脈・末梢動脈病変の標準的評価法．超音波医学 41：405-414, 2014
2) 上田剛士：ジェネラリストのための内科診断リファレンス．医学書院，東京，2014

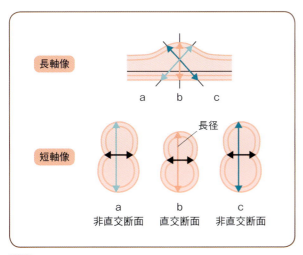

図3 囊状瘤径の計測
赤矢印が瘤径（瘤の最大部）．長軸像では直交最大径を，短軸像（推奨）では直交断面の長径を計測する．

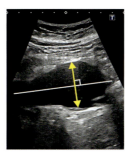

図4 大動脈瘤（紡錘状拡張）
最大径4cm．カテゴリー2．

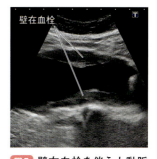

図5 壁在血栓を伴う大動脈瘤
長軸像．カテゴリー2．

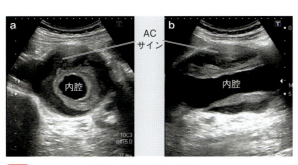

図6 ACサインを伴う真性腹部大動脈瘤
a：短軸像．b：長軸像．壁在血栓の液状化により偽腔様にみられるACサイン．ACサインには血流はみられない．カテゴリー2．

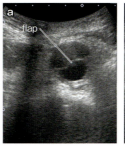
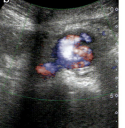

図7 大動脈解離
腹部大動脈にフラップを認めるが，径は3cm未満と拡大はない．解離性大動脈瘤ではなく，大動脈解離と診断される．

3.8 リンパ節の超音波画像所見

A 超音波画像所見の解説

1) 大きさおよび形状

- 短径7mm以上のリンパ節はカテゴリー3とする．
- 短径10mm以上または短径長径比0.5以上のリンパ節はカテゴリー4とする．

2) チェックしておきたいリンパ節

- 総肝動脈周囲リンパ節，肝十二指腸間膜内リンパ節などの肝門部リンパ節と腹部大動脈周囲リンパ節．

B 超音波画像所見の根拠と注意点

1) 大きさ

- リンパ節が腫脹する原因には，反応性や感染・炎症，腫瘍などが挙げられる．
- 一般に短径1cm未満の扁平なリンパ節腫大は反応性や感染性，炎症性であることが多い（図1）．
- 1cm以上で，形状が円形・楕円形を呈する場合（短径長径比0.5以上）は，腫瘍性（転移性）の可能性が考慮される（図2）．

2) 形状，内部エコー

- 正常のリンパ節は楕円形で扁平な低エコー結節として認められる．
- 正常のリンパ節はリンパ門の脂肪を反映して，中心部～内部に高エコー領域を認めることがある．
- 反応性，感染性，炎症性によるリンパ節腫大の超音波所見に特異性はなく，みな同様の所見を呈する．
- 感染や炎症などに伴う反応性リンパ節腫大は，正常リンパ節が相対的に腫大した形態をとることが多く，楕円形で低エコーを呈する．

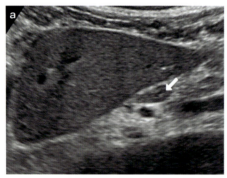
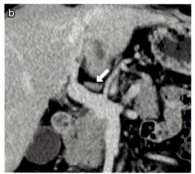

図1 反応性リンパ節腫大
肝門部に14×6mmの扁平な結節影をみる（矢印）．カテゴリー2．慢性肝炎．
a：超音波画像（坐位右季肋下斜走査）．b：造影CT冠状断像．

- 転移性リンパ節はいびつな形状を呈することが多く，転移巣がリンパ節の大半を占拠すると球形に近くなる（図3）．
- 悪性リンパ腫では，ほぼ均一な非常に低いエコーレベルを呈し，後方エコーの増強を伴う円形や楕円形に腫大したリンパ節を多数，集簇して認めることが多い（図4）．
- 悪性リンパ腫では，腫大したリンパ節による隣接臓器や隣接血管の圧排所見や浸潤所見に乏しいことが多い．
- 悪性リンパ腫では，リンパ節以外の臓器（肝臓や脾臓など）に腫瘤を形成することがある．

●文献
1) 日本消化器がん検診学会　超音波検診委員会ガイドライン作成ワーキンググループ，他．腹部超音波検診判定マニュアル．日消がん検診誌 52：471-493，2014

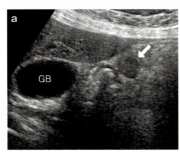
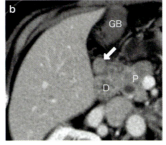
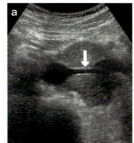

図2　幽門下リンパ節腫脹

a：超音波像（右肋骨弓下縦走査）．肝下面に11×10mmのほぼ均一な低エコー結節影をみる（矢印）．カテゴリー4．胃癌リンパ節転移．b：造影CT水平断像．幽門下リンパ節腫張（矢印）．GB：胆嚢．D：十二指腸．P：膵臓．

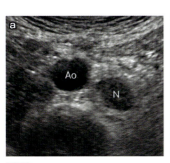
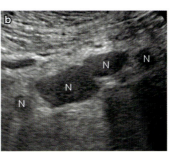
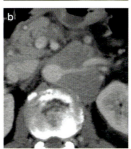

図3　腹部大動脈周囲リンパ節腫脹

a：腹部正中水平断．b：傍大動脈左側の矢状断．腹部大動脈周囲に上下方向に連なるように腫大したいびつなリンパ節が多数認められる．カテゴリー4．胃癌リンパ節転移．Ao：下動脈．N：リンパ節．

図4　悪性リンパ腫

a：超音波像．大動脈左側に均一な低エコーを呈する腫瘤影がみられ，その中央を左腎動脈（矢印）が変形することなく走行．腫瘤の後方エコーは増強している．腹部正中水平断像．カテゴリー4．b：造影CT像．超音波像とほぼ同一の水平断像．

IV

代表的な疾患の超音波画像所見を学ぼう

鑑別診断編

4.1 肝臓

4.1.1 急性肝炎

A 疾患概念

1) 原因
- 主として肝炎ウイルスの感染により生じる肝のびまん性急性炎症性疾患である．
- EBウイルス，サイトメガロウイルスなどの非肝炎ウイルスなども原因となる．
- 本邦では，年間30万人程度が罹患する．

2) 経過
- 一般に自然治癒する．
- ごく一部の症例で重症化し，予後不良の急性肝不全への移行がみられる．

3) 症状
- 発熱，全身倦怠などの感冒様症状が先行する．
- 黄疸，食思不振，嘔気などの症状が出現する．
- 肝腫大に伴う，軽度～中等度の圧痛，叩打痛などの症状が出現することがある．

4) 血液検査
- 肝細胞障害を反映して，急激な血中AST，ALTの上昇，ビリルビン値上昇を示す．
- 肝炎の原因を同定するために各ウイルスマーカー（IgM-HA抗体，HBs抗原，HCV抗体など）を検索する．
- 確定診断には，肝生検による肝組織の確認が必要である．

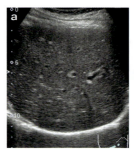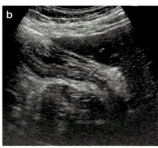

図1 急性肝炎
a：肝実質のエコーレベルの低下，肝内門脈末梢枝の壁エコーの増強がみられる．b：胆嚢の浮腫性壁肥厚と内腔の虚脱がみられる．カテゴリー3．

5) 治療
- 一般に保存的治療（安静と栄養療法）が中心で，多くは2～3ヵ月で治癒する．

B 超音波画像所見のポイント（図1）

- 急性肝炎の超音波所見は病期や炎症の程度によりさまざまである．
- 急性肝炎では，肝細胞の浮腫により一般に肝臓は腫大し，肝実質のエコーレベルは低下する．
- 超音波の透過性は亢進し，脈管壁の反射が強くなるため，肝内門脈末梢枝の壁エコーの増強がみられる．
- 胆嚢の浮腫性壁肥厚と内腔の狭小化・虚脱，脾腫，腹腔内リンパ節腫大などがみられる．

C 症例提示

- 症例：50代男性
- 症状：感冒様症状
- 現病歴：1週間前より感冒様症状あり．倦怠感の増強，食欲低下がみられ，近医受診．肝酵素上昇を指摘され，当院紹介となる．
- 検査成績：肝酵素の著明な上昇，ビリルビン値およびCRPの上昇を認める（表1）．

表1 検査成績

TP	7.4 g/dL	Crea	0.91 mg/dL
Alb	3.5 g/dL	CRP	3.29 mg/dL
T-bil	5.4 mg/dL	GLU	113 mg/dL
AST	2,412 IU/L	WBC	8,300/μL
ALT	3,290 IU/L	RBC	522×10^4/μL
LD	2,040 IU/L	plt	19.0×10^4/μL

- US：肝右葉の腫大，肝実質エコーレベルの低下（図2aはゲイン88，bはゲイン81で撮影）と肝内門脈末梢枝の壁エコーの増強がみられる．胆囊壁はびまん性に肥厚し，層構造を認め，内腔は狭小化している（図2b）．肝門部リンパ節腫脹もみられる（図2c）．⇒急性肝炎

- CT：比較的太い肝内門脈周囲を取り囲む低吸収域（periportal collar）をみる（図2d）．また，胆囊壁の浮腫性肥厚がみられる（図2e）．
  ⇒急性肝炎

●文献

1) 八橋　弘：急性肝炎．消化器病診療．第2版，日本消化器病学会監，医学書院，東京，p141-144，2014
2) 竹原靖明監修：USスクリーニング，医学書院，東京，p90-92，2008

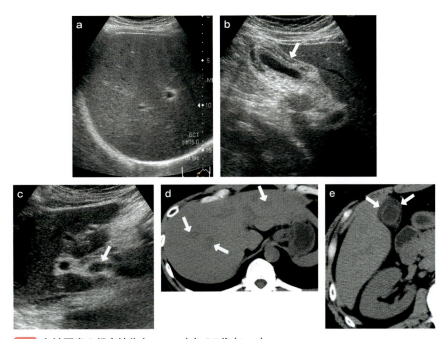

図2 急性肝炎の超音波像（a，b，c）とCT像（d，e）

a：肝実質のエコーレベルの低下，肝内門脈末梢枝の壁エコーの増強がみられる（ゲイン88で撮影）．b：胆囊の浮腫性壁肥厚と内腔の虚脱がみられる（ゲイン81で撮影，矢印），カテゴリー3．c：肝門部のリンパ節（肝十二指腸間膜内リンパ節）腫張（矢印），短径は7mm以上10mm未満．カテゴリー3．d：門脈周囲低吸収域（periportal collar）をみる．e：胆囊周囲の低吸収域（浮腫性壁肥厚，矢印）．

4.1.2 慢性肝炎

A 疾患概念

- 肝炎ウイルスによる肝の持続性炎症が6ヵ月以上続く病態である．
- 潜在性に発症し慢性肝炎となって初めて診断されるものと，急性肝炎からの移行例がある．
- 本邦の慢性肝炎のうち，70％強はC型肝炎ウイルス hepatitis C virus（HCV），約20％はB型肝炎ウイルス hepatitis B virus（HBV）が原因である．
- B型では家族歴，C型では輸血歴や手術歴を有する例が多い．

1） 原因
- ウイルス感染

2） 危険因子
- A型とE型は経口感染であり，生水や生ものの摂取に十分注意する．
- B型とC型は血液や体液を介しての感染であり，覚醒剤などの薬物乱用（経静脈的），刺青，ピアス，性的交渉に十分注意する．

3） 症状
- 自他覚症状を欠くことが多く，診断の手がかりになることは少ない．

4） 血液検査
- 肝酵素（AST，ALT）の上昇，ガンマグロブリンと膠質反応（TTT，ZTT）の上昇がみられる．肝臓の線維化が進むと血小板の低下がみられる．

5） 治療
- 治療の根本眼目は，肝不全の進展抑制および肝発癌リスクの抑制である．
- B型慢性肝炎の治療，C型慢性肝炎の治療．

B 超音波画像所見のポイント

- 病変の進行程度により，無所見から肝硬変類似所見までさまざまである．
- 一般に，肝腫大，肝縁の鈍化，肝表面の軽度不整，肝実質のエコーレベルの軽度上昇，肝実質エコーの不均一化，軽度の脾腫，腹腔内リンパ節腫大などがみられる（図1）．

●文献
1) 日本肝臓学会編：慢性肝炎・肝硬変の治療ガイド2016，文光堂，東京，2016

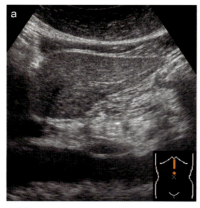
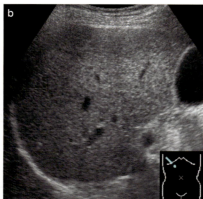
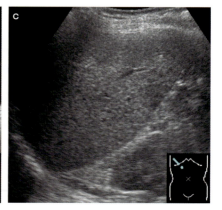

図1 B型慢性肝炎
肝縁はわずかに鈍化し，肝表面の軽度不整，肝実質のエコーレベルの軽度上昇，肝実質エコーの不均一化などがみられる．カテゴリー3．

4.1.3 肝硬変

A 疾患概念

- あらゆる慢性進行性肝疾患の終末像であり，肝臓全体にわたり再生結節（偽小葉）がびまん性に形成された不可逆的な状態である．
- 肝硬変とは機能上の定義ではなく，形態上の定義である．
- 患者は全国に，40万人前後と推計される．男女比約5：3である．

1))) 原因

- 肝炎ウイルス性（C型肝炎ウイルス由来が約60〜65％，B型肝炎ウイルス由来が約15％），アルコール性（約14％），非アルコール性脂肪肝炎nonalcoholic steatohepatitis（NASH）（約4％），胆汁うっ滞性（約2％，原発性胆汁性肝硬変primary biliary cirrhosis：PBC，胆石など）．

2))) 危険因子

- 3大病態は，①肝機能低下，②肝血流変化，③網内系機能の低下である．

3))) 症状

- 初発症状は，倦怠感，食欲低下，腹部膨満などがみられる．
- ある程度以上の進行例では，肝機能低下と門脈圧亢

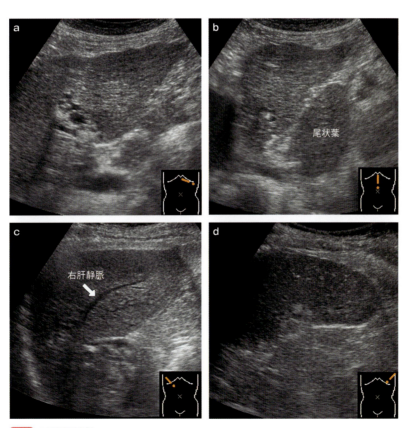

図1 C型肝硬変
a：肝表面の凹凸不整がみられる．b：尾状葉の腫大．c：右肝静脈の狭小化，不明瞭化をみる．
d：脾腫，脾臓には多発する点状の高輝度エコー（Gamna-Gandy結節）をみる．カテゴリー3．

進に基づく症状がみられる．低アルブミン血症（浮腫，腹水），貧血，コレステロールの低下，黄疸（皮膚そう痒感），クモ状血管腫，手掌紅斑，女性化乳房，アンモニア上昇（精神症状，肝性昏睡），胃・食道静脈瘤，腹壁静脈怒張，脾腫，腹水等．

4 血液検査

- 肝酵素（AST・ALT）の上昇，アルブミン・ChE・Cho・血清補体価の低下，PT延長，NH3上昇，汎血球減少など．
- 経過中，腫瘍マーカー（AFP，PIVKA-Ⅱ，AFP-L3）や胆道系酵素（ALPなど）の上昇がみられたら，肝癌合併の可能性を考慮する．

表1 肝硬変の超音波所見

肝に生じる変化	肝外に生じる変化
1. 肝表面の凹凸不整	6. 門脈・脾静脈の拡張
2. 肝下縁・辺縁の鈍化	7. 側副血行路の発達
3. 肝実質エコーの粗雑化	8. 脾腫
4. 肝右葉の萎縮，肝左葉・尾状葉の腫大	9. 腹水貯留
	10. 胆嚢壁の肥厚
5. 肝内脈管（とくに肝静脈）の狭小化・径不同・不鮮明化	11. 腹腔内リンパ節腫大

5 治療

- 進行の抑制，発癌の予防，合併症の予防・治療を行う．
- 肝硬変の病態は不可逆的で，根治治療は肝移植のみである．

B 超音波画像所見のポイント（図1，2）

- 肝そのものに生じる変化と肝の線維化に伴い，肝外に生じる変化とがある（表1）．
- 肝表面の凹凸不整，肝下縁・辺縁の鈍化，肝実質エコーの粗雑化がみられる．
- 肝右葉の萎縮，肝左葉の腫大，尾状葉の腫大が特徴的である．
- 脾腫や静脈瘤などの側副血行路の発達をみる（図2）．
- 超音波エラストグラフィにより，肝の線維化の程度を推定できる（図3）．

●文献
1) 日本消化器病学会編：肝硬変診療ガイドライン2015, 改訂第2版, 南江堂, 東京, 2015

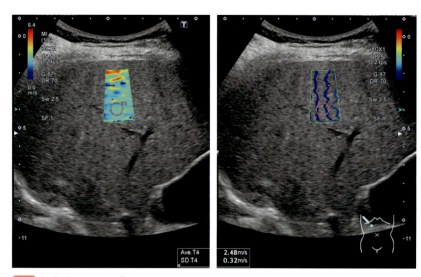

図3 超音波エラストグラフィ
剪断波による超音波エラストグラフィ（SWE；shear wave elastography）．肝縁の鈍化，表面凹凸不整，粗雑な実質エコーを認める．カテゴリー3．a：剪断速度表示-剪断速度に応じてカラー表示される．平均剪断速度は2.48m/secで，F4相当の線維化と想定される．b：到達時間等高線表示-関心領域内を剪断波がきちんと伝播しているか確認でき，得られたデータの信頼性を担保できる．

① 左胃静脈瘤

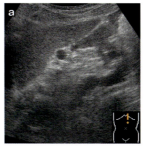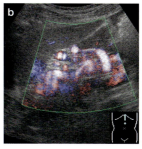

a：Bモード画像．b：ドプラ画像．肝左葉外側区域下面，胃小弯側に，門脈より腹部食道に向かう数珠状に拡張した管腔構造（左胃静脈）がみられる．ドプラを用いると脈管とその血流方向が明瞭に描出される．非B非Cアルコール性肝硬変症．

② 傍臍静脈，腹壁静脈の拡張

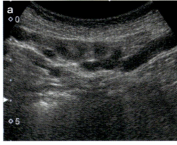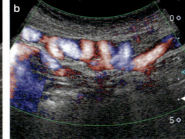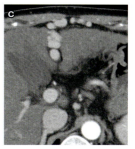

a：Bモード画像心窩部縦走査．b：ドプラ画像．c：造影CT画像．門脈圧亢進に伴い，遠肝性ルートとしての門脈左枝臍部から肝鎌状靱帯内を走行する傍臍静脈が数珠状に拡張．門脈血流は門脈臍部から傍臍静脈を通って，腹壁静脈を介し臍部に至る．

③ 脾静脈左腎静脈短絡（脾腎短絡）

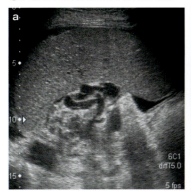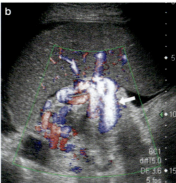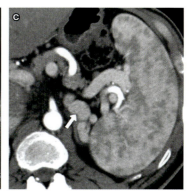

a：Bモード画像．b：ドプラ画像．c：造影CT画像．脾腫を認め，脾門部には数珠状に拡張した脾静脈をみる．脾静脈から左腎静脈に向かう血流を認める（矢印）．脾周囲にみられる無エコー域は腹水．

図2 門脈圧亢進に伴う側副血行路

4.1.4 脂肪肝

A 疾患概念

- 通常，肝小葉の1/3以上の肝細胞に脂肪滴の貯留した状態をいう．
- 過栄養，肥満などのため，成人男性の30%，成人女性の10%強に認められる．

1) 原因
- アルコール，肥満，糖尿病が3大原因である．
- 脂肪肝はアルコール多飲の有無により，アルコール性脂肪肝と非アルコール性脂肪性肝疾患nonalcoholic fatty liver disease（NAFLD）に大別される．

2) 危険因子
- アルコール（大酒家の80%以上に脂肪肝が認められる），栄養障害（肥満等），代謝異常（糖尿病等），薬剤（副腎皮質ステロイド等），内分泌疾患（甲状腺機能亢進症，妊娠等）など．

3) 症状
- 多くは無症状．時に自覚症状として右季肋部の重苦しさ，鈍痛．他覚症状として肝腫大．

4) 血液検査
- 肝酵素（AST，ALT）は正常～軽度上昇，血清TGは正常～軽度上昇，ChEの上昇をみる．

5) 治療
- 病因の除去．
- 肥満に対する治療（カロリー制限など）．

B 超音波画像所見のポイント（図1～3）

- 脂肪肝の程度が進行するに従って，肝実質エコーの上昇，肝腎コントラストの増大，深部エコーの減衰，肝内脈管の不明瞭化などの所見が認められる（図1）．
- 肝臓には門脈本幹を経ずに肝臓に直接流入する静脈血流（third inflow）がある．そのような部位では，限局性の低脂肪域がみられる（図3，3.1.4「びまん性病変脂肪肝」参照）．

● 文献
1) 日本消化器病学会編：NAFLD/NASH診療ガイドライン2014，追補版，南江堂，東京，2017

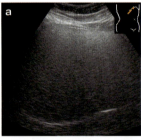
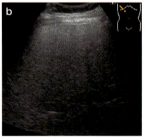
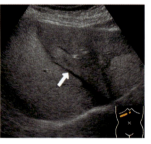
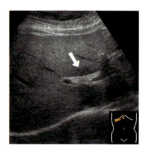
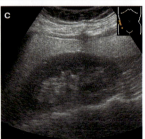

図1 脂肪肝
肝実質エコーの上昇，肝腎コントラストの増大，深部エコーの減衰，横隔膜の不明瞭化，肝内脈管の不明瞭化などの所見が認められ，高度脂肪肝と診断される．カテゴリー2．

図2 まだら脂肪肝
中肝静脈（矢印）を境に，左葉と右葉のエコーレベルが異なっている．区域性に脂肪化の程度が異なることはしばしば認められる．

図3 限局性低脂肪域
肝臓に直接流入する静脈血流（third inflow）-右胃静脈による限局性低脂肪域．

4.1.5 閉塞性黄疸

A 疾患概念

- 胆管の閉塞・狭窄により十二指腸へ胆汁が流出しないために生じる黄疸である．

1》原因
- 肝内から十二指腸乳頭部までの胆道系の結石，腫瘍，炎症，狭窄などによる肝外胆汁うっ滞である（図1）．胆嚢の腫大を伴っている場合は，遠位胆管レベルの閉塞を考慮する．

2》危険因子
- 閉塞性黄疸を引き起こす原因すべて．

3》症状
- 黄疸，灰白色便，脂肪便など．

4》血液検査
- 直接ビリルビン優位の上昇，ALP・血清コレステロール・銅の上昇，PT延長など．
- 尿ウロビリノゲン（－），尿ビリルビン（＋）であれば，まず閉塞性黄疸を考える．

5》治療
- 感染徴候のある場合はドレナージにより早急に減黄を図る．

B 超音波画像所見のポイント（典型例）

- 胆管拡張所見から閉塞・狭窄部位を同定し，詳細な観察を行う（図1～4）．
- 肝門部領域胆管癌（図2）や肝門部の肝内胆管癌では左右の肝内胆管が肝門部で閉塞し，泣き別れの所見を呈する．肝門部領域胆管癌は，閉塞部の腫瘤ははっきりとしないことが多く，肝門部領域の肝外胆管の同定が重要である（図2）．

C 鑑別が必要な疾患

- 胆管および胆嚢拡張所見より閉塞部位を同定することが大切である（図1）．

肝内胆管の部分拡張 肝外胆管拡張なし	肝内胆管の拡張 肝外胆管拡張なし	肝内胆管の拡張 肝外胆管の拡張 胆嚢腫大の有無
肝内胆管癌 肝門部領域胆管癌 腫瘍による肝内胆管閉塞 肝内胆管結石 原発性硬化性胆管炎 術後の癒着　など		遠位胆管癌 胆嚢管癌 膵頭部癌 乳頭部癌 膵炎 原発性硬化性 　胆管炎 総胆管結石 　　　　　など

図1 胆管拡張所見から閉塞部位を同定する

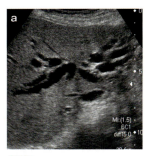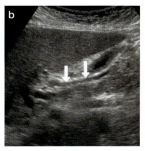

図2 肝門部領域胆管癌
a：左右肝内胆管の泣き別れ．カテゴリー5．b：肝門部領域胆管の壁不整（矢印）．カテゴリー4．

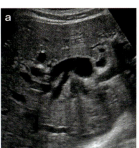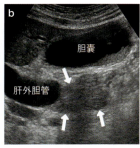

図3 膵頭部癌
a：肝内胆管の拡張．カテゴリー3．b：胆管拡張は肝外胆管へと連続．胆嚢の腫大，内腔にはデブリの貯留がみられる．膵頭部に境界不整な腫瘤を認め，肝外胆管は途絶．カテゴリー5．膵頭部癌と診断される．

D 症例提示（図4）

- 症例：60代女性
- 主訴：皮膚黄染
- 現病歴：近医でC型肝炎の治療中に皮膚黄染が出現．肝機能障害も認められたため，紹介受診となる．
- 検査成績：直接型優位のビリルビン上昇，肝胆道系酵素の上昇，炎症反応の上昇，CA19-9の上昇をみる（表1）．
- US：肝門部に境界のはっきりとしない3.6×3cm大の低エコー腫瘤がみられ，左右の肝内胆管は拡張し，泣き別れの状態（図4a）．門脈水平部は狭窄がみられ，浸潤が示唆される（図4b）．⇒肝門部領域胆管癌
- CT・MRCP：造影CTでは，肝門部に淡いリング状濃染を示す不整形低吸収域がみられ，左右の肝内胆管は泣き別れの状態（図4c）．MRCPでは，左右の肝内胆管の拡張および肝門部での胆管の途絶がみられる（図4d）．⇒肝門部領域胆管癌

表1 検査成績

TP	8.2 g/dL	血糖	116 mg/dL
T-bil	5.93 mg/dL	WBC	7,980/μL
D-bil	3.89 mg/dL	RBC	374×10⁴/μL
ALT	174 IU/L	plt	12.2×10⁴/μL
AST	177 IU/L	CEA	3.3 ng/mL
ALP	630 IU/L	CA19-9	281.2 U/mL
LD	199 IU/L	HBs抗原	(−)
ChE	191 IU/L	HCV抗体	(+)
CRP	4.36 mg/dL		

●文献

1) 日本肝癌研究会編：原発性肝癌取扱い規約，第6版，金原出版，東京，2015
2) 日本超音波医学会用語・診断基準委員会：肝腫瘤の超音波診断基準．超音波医学 39：317-326, 2012

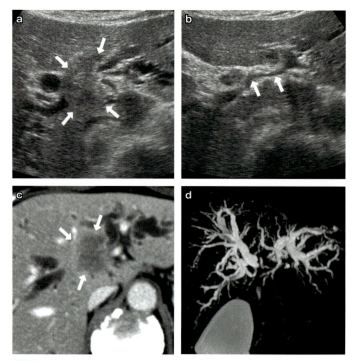

図4 肝門部領域胆管癌
a：境界不明瞭な低エコー腫瘤（矢印）．左右の肝内胆管は途絶．カテゴリー5．b：門脈水平部は狭窄，壁不整がみられ，浸潤が示唆される（矢印）．カテゴリー5．c：造影CT画像．低エコー域にほぼ一致して，肝S4を中心に淡いリング状濃染を示す不整形低吸収域をみる．左右の肝内胆管は腫瘤により途絶している．d：MRCP画像．左右の肝内胆管は肝門部で途絶し，著明に拡張している．

4.1.6 肝膿瘍

A 疾患概念

- 肝内に膿瘍が形成されたもの.
- 病原体により, 細菌性(約95%)とアメーバ性とに大別される.

1 原因
- 細菌性肝膿瘍：大腸菌によるものが最多. 多発性が多い. 膿瘍は黄色を呈する.
- アメーバ性肝膿瘍：赤痢アメーバによるものが多い. 膿瘍の内容はチョコレート状.

2 危険因子(細菌の肝への侵入経路)
- 胆石や胆道感染(経胆道性, 全体の40〜60%と最多), 消化管の炎症(経門脈性), 敗血症(経動脈性), 外傷, ラジオ波焼灼療法radiofrequency ablation (RFA)や肝動脈塞栓療法transcatheter arterial embolization (TAE)などのIVR治療(医原性), など.

3 症状
- 早期から出現する主要症状は, 悪寒, 戦慄, 弛張熱などの炎症症状.
- 弛張熱, 右季肋部痛(叩打痛), 肝腫大が三徴.

4 血液検査
- 炎症所見(CRP, WBC, ESR上昇)

5 治療
- 経皮的膿瘍ドレナージ, 抗菌薬の全身投与：細菌性−セフェム系, ペニシリン系, アメーバ性−メトロニダゾール.

B 超音波画像所見のポイント(図1)

- 経過により形態や内部エコーが変化するため, 典型像はとくにない.
- 多くは形状不整な無〜低エコーの膿瘍腔を有する腫瘤として認められ, 後方エコーの増強を伴うことが多いとされる.

C 鑑別が必要な疾患

- 囊胞内出血, 粘液囊胞性腫瘍, 壊死を伴う転移性肝腫瘍(神経内分泌腫瘍や消化管間質腫瘍など)との鑑別が問題となる場合もあるが, 炎症を示す臨床所見と特徴的画像所見とを総合して判断することが大切である.

● 文献
1) 金森修三ほか：Streptococcus milleri groupによる肝膿瘍12症例の臨床的・細菌学的特徴. 感染症誌 75：464-468, 2001
2) 谷 一朗ほか：細菌性肝膿瘍の画像診断とIVRによる治療. 消化器画像 7：173-185, 2005

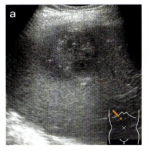 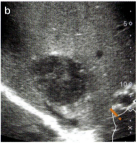

図1 肝膿瘍
後方エコーの増強を伴う境界やや不明瞭な低エコー腫瘤. 内部エコーは不均一で, 点状の高エコースポットが散見される. カテゴリー4.

4.1.7 血管異常 – 肝内門脈肝静脈短絡

A 疾患概念

1) 疫学
- 先天性と門脈圧亢進による後天性とがある．

2) 症状
- 通常は無症状．

3) 血液検査
- 病態による．先天性の場合，異常はみられない．

4) 治療
- とくに必要のないことが多い．

B 超音波所見のポイント（図1）

- 短絡部血管の囊胞状拡張（門脈瘤）（図1a）．
- 肝内門脈末梢枝の拡張．
- 肝内門脈枝と肝静脈枝との連続性．
- ドプラにて囊胞状拡張血管を介して肝内門脈から肝静脈に連続する定常血流シグナルをみる（図1b～d）．

C 鑑別が必要な疾患

- 肝囊胞．囊胞様構造と肝内門脈や肝静脈との連続性の有無を確認する．

●文献
1) 清水一路ほか：肝内血管短絡（Rendu-Osler-Weber病を含めて）．消化器画像 4：659-669, 2002

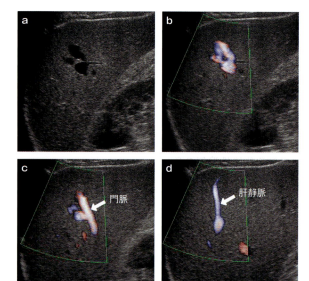

図1 肝内門脈肝静脈短絡
a：Bモード画像．短絡部血管の囊胞状拡張．単に囊胞と判断しないことが大切．カテゴリー2．b～d：ドプラ画像．ドプラモードでは囊胞状拡張血管を介して肝内門脈から肝静脈に連続する定常血流シグナルを確認できる．囊胞にしてはおかしいと感じたときはドプラを利用して血管との連続性の有無を確認する．

4.1.8 肝囊胞

A 疾患概念

- 漿液性内容液を有する囊状病変である．
- 先天性のものが多く，健常者の腹部超音波検査では10％以上で観察される．

1) 原因
- 先天性．
- 常染色体優性遺伝の多発性囊胞腎では50％以上で多発性肝囊胞を併発する．

2) 危険因子
- とくになし．

3) 症状
- 通常は無症状．
- 囊胞が大きくなると，圧迫症状をきたす場合がある．
- 巨大例では感染，出血，ごく稀に破裂．

4) 血液検査
- 異常はあまりみられない．

5) 治療
- 無症状であれば治療は行わない．
- 腹痛などの症状を生じる場合は，穿刺排液，エタノール注入などを施行する．

B 超音波画像所見のポイント（典型例）

- 類円形の境界明瞭平滑な，後方エコーの増強を伴う内部無エコー腫瘤として認められる（図1）．壁は薄く，通常は描出されない．隔壁構造が観察されることがある．

C 鑑別が必要な疾患

- 門脈肝静脈短絡（図2）：無〜低エコー腫瘤（短絡部の囊胞状拡張），肝内門脈末梢枝と肝静脈との連続性が認められ，両者をつなぐドプラシグナルがみられる．
- 粘液囊胞腺腫（図3）：良性の多房性囊胞性腫瘍で女性に多い．結節形成はみられない．

● 文献
1) 江原正明：肝良性腫瘍．新臨床内科学，第9版，高久史麿ほか監修，医学書院，東京，p613-615, 2009
2) 竹原靖明監修：USスクリーニング，医学書院，東京，p100-107, 2008

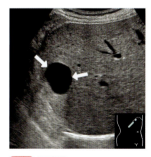

図1 肝囊胞
後方エコーの増強を伴う類円形の無エコー腫瘤（矢印）．カテゴリー2．

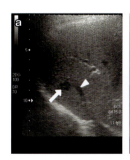

図2 肝内門脈肝静脈短絡
a：Bモード画像．短絡部の囊胞状拡張（矢印）．図右側にこれと連続する管腔様構造をみる（矢頭）．b：パワードプラ画像．管腔構造と囊胞状拡張とが連続する血流シグナルをみる．カテゴリー2．

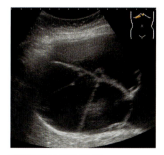

図3 粘液囊胞腺腫
やや厚い隔壁構造をみる．結節成分はみられない．カテゴリー4．

4.1.9 肝血管腫

A 疾患概念

- 最も頻度の高い肝臓の良性腫瘍で，血管で構成される．
- 肝良性腫瘍の約80％を占め，10％に多発する．
- 海綿状血管腫と血管内皮腫に大別されるが，大部分は海綿状血管腫である（ここでは海綿状血管腫について記載する）．

1))) **原因**
- 不明．

2))) **危険因子**
- 中年女性．
- 妊娠や女性ホルモン投与．

3))) **症状**
- 通常，無症状である．
- 大きくなると軽度の腹痛や不快感，腹部腫瘤を認めることがあるが，稀である．
- 巨大なものでは血管内凝固異常をきたし，出血傾向を示すことがある（Kasabach-Merritt 症候群）．

4))) **血液検査**
- 特徴的な所見はない．

5))) **治療**
- 経過観察のみでよいことが多い．
- 圧迫症状や出血傾向をきたした場合は，外科的切除や肝動脈塞栓療法 transcatheter arterial embolization (TAE)，放射線治療を行う．

B 超音波画像所見のポイント

- 後方エコーの増強を伴う境界明瞭な3～4cm以下の高エコー腫瘤として描出されることが多い（図1）．
- 特異的所見として，腫瘤の辺縁高エコー帯 marginal strong echo（図2）や内部エコーの経時的変化（ワックスアンドウェインサインやカメレオンサイン）がある．
- サイズが3cmを超えると，混合エコーを呈するものが増える（図3）．

C 鑑別が必要な疾患（参照：充実性病変）

- 高エコーを呈する肝腫瘤には肝血管腫の他に，良性腫瘍の肝血管筋脂肪腫や高分化型肝細胞癌，大腸癌の肝転移などがある．
- 慢性肝疾患患者や担癌患者に肝血管腫を疑う腫瘤を認めた場合やサイズが大きく，混合エコーを呈する腫瘤を認めた場合は，確定診断のためのCTやMRIを含めた造影検査が必要である．

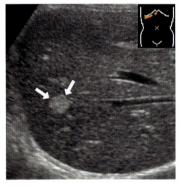

図1 境界明瞭な高エコー腫瘤
最大径は10mm．カテゴリー3．

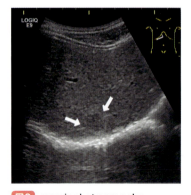

図2 marginal strong echo
矢印：marginal strong echo（腫瘤辺縁の高エコー帯）．カテゴリー2．

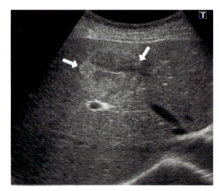

図3 混合エコーを呈する血管腫
最大径は40mm．カテゴリー4．

D 症例提示

- 症例：20代女性
- 主訴：右側腹部痛
- 現病歴：卵巣腫瘍の術前検索にて肝腫瘍を指摘．経過観察にて腫瘍の増大，右側腹痛の出現を認めた．
- 検査成績：異常なし．
- US：肝S6に7×4cm大の境界明瞭な不均一高エコー腫瘤を認める（図4a）．造影にて周囲より造影効果がみられ，3分後にはほぼ全体が造影される（図4b, c）．
  ⇒肝血管腫．
- 造影CT：腫瘤辺縁に結節状染影が認められ（図5b），徐々に染影域が腫瘤内部に拡がる（図5c）．
  ⇒肝血管腫．

● 文献

1) 日本超音波医学会用語・診断基準委員会：肝腫瘤の超音波診断基準．超音波医学 39：317-326, 2012
2) 江原正明：肝良性腫瘍．新臨床内科学，第9版，高久史麿ほか監修，医学書院，東京，p613-615, 2009
3) 辻本文雄ほか：血管腫の超音波断層像における経時的変化．日医放会誌 49：574-582, 1989

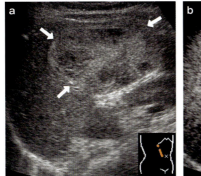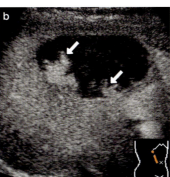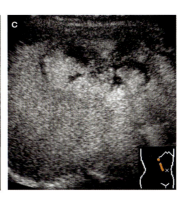

図4 造影超音波像
a：Bモード画像．混合エコーを呈する大きな腫瘤（矢印）．カテゴリー4．b：造影開始25秒後．腫瘤辺縁に結節状濃染を認める（矢印）．c：造影開始80秒後．染影域の腫瘤内部への拡がりをみる．

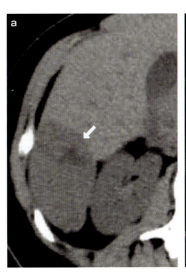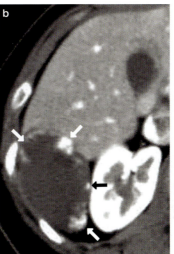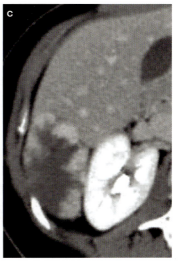

図5 造影CT画像
単純では，ほぼ均一な低吸収域として認められる（矢印）．造影早期相（造影剤注入開始後40秒）では，腫瘤辺縁に結節状の染影がみられる（矢印）．時間の経過した造影平衡相（造影剤注入開始後180秒）では，染影域の腫瘤内部への拡がりを認める．

4.1.10 肝細胞癌

A 疾患概念

- 原発性肝癌のうち，肝細胞に由来するものをいう．原発性肝癌の95％を占める．
- 約75％に慢性肝炎，約60％に肝硬変の既往がある．
- C型肝炎ウイルスhepatitis C virus（HCV）やB型肝炎ウイルスhepatitis B virus（HBV）由来など，原因が明らかなものが多い．

1) 原因

- HCV（＋）は約60％，HBV（＋）は約15％．
- 他にアルコール性や非アルコール性脂肪肝炎non-alcoholic steatohepatitis（NASH）など．
- 原因不明例や，非B型・非C型肝炎によるものが相対的に増加している．

2) 危険因子

- 高危険群：B型慢性肝炎，C型慢性肝炎，肝硬変．
- 超高危険群：B型肝硬変，C型肝硬変．
- その他，男性，高齢，アルコール摂取，喫煙，肥満，糖尿病など．
- 高危険群のサーベイランスは，3～6ヵ月間隔での腹部超音波検査と腫瘍マーカー測定によるスクリーニングを主軸とする．

3) 症状

- 自覚症状に乏しく，癌が進行して初めて腹水・黄疸が出現することが多い．
- 全身倦怠感，右季肋部痛，黄疸，腹水，腹部膨満，発熱，腹痛など．
- 肝細胞癌破裂をきたすと激痛を伴い，ショックに至ることがある．
- 腫瘍随伴症候群（低血糖，高コレステロール血症，高カルシウム血症，赤血球増多症，血小板上昇など）をきたすことがある．

4) 血液検査

- 肝胆道系酵素（AST，ALT，ALP，LAP，γ-GT）および腫瘍マーカーの上昇（AFP，PIVKA-Ⅱ，AFP－L3分画）の上昇．

5) 治療

- 肝障害度，腫瘍数，腫瘍径に基づき治療法を決定する．
- 外科的切除，穿刺局所焼灼（アブレーション）療法（ラジオ波焼灼療法radiofrequency ablation：RFA，経皮的マイクロ波凝固療法percutaneous microwave

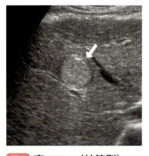

図1 高エコー（結節型）
ハローを伴う25mmの高エコー腫瘤（矢印）．わずかに後方エコーの増強をみる．カテゴリー4．

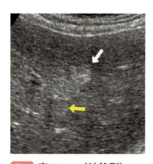

図2 高エコー（結節型）
12mmの高エコー腫瘤（矢印：高分化型肝細胞癌）と10mmの淡い高エコー腫瘤（黄矢印：中分化型肝細胞癌）．いずれも腫瘤のカテゴリーは3．背景肝は粗造な実質エコーパターンを呈しているので，カテゴリー4と判断される．

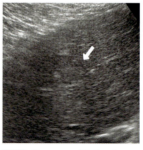

図3 等エコー（結節型）
境界のはっきりとしない20mmの等エコー腫瘤．わずかに後方エコーの増強をみる．カテゴリー4．背景肝は粗造な実質エコーパターンを呈し，表面凹凸不整を認める．

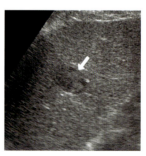

図4 低エコー（結節型）
25mmの内部不均一な低エコー腫瘤．カテゴリー4．

coagulation therapy：PMCTなど），経カテーテル肝動脈化学塞栓療法 transcatheter arterial chemoembolization（TACE），肝移植，化学療法，放射線療法．

B 超音波画像所見のポイント（図1〜7）

- 結節型は円形・類円形で，輪郭は整．エコーレベルは高エコー，等エコー，低エコーとさまざまである．
- 2cmを超えると後方エコーは増強することが多い．
- 2cm以下の腫瘤は境界がやや不明瞭なことが多い．
- bright loop：脂肪化を伴った高分化型肝細胞癌の内部に脂肪化を伴わない，より分化度の低い肝癌が発生するために出現する．
- 2cmを超えると薄い辺縁低エコー帯（ハロー），外側陰影，モザイクパターン，結節内結節（nodule in nodule）などがみられる．
- 塊状型の形状は不整で，境界は不明瞭である．

C 鑑別が必要な疾患

- 肝血管腫（4.1.9参照）：2cm以下の高分化型肝細胞癌は高エコーを呈し，血管腫に類似する．肝炎ウイルス感染の有無や背景肝の状態を参考にする．
- 限局性結節性過形成：肝細胞の再生性過形成病変．腫瘤の中心部から放射状に拡がる車輻（軸）状血管が特徴的．（3.1.1「充実性病変」図9参照）

- 肝内胆管癌（4.1.11参照）
- 転移性肝癌（4.1.12参照）：癌の既往の有無を確認

D 症例提示

- 症例：80代男性
- 主訴：腫瘍マーカーの上昇．
- 現病歴：高血圧，耐糖能異常にて近医通院中，血液検査にてPIVKA-Ⅱ上昇を認めた．3ヵ月後にはAFPの上昇もみられ，精査のため当院紹介となる．
- 検査成績：HCV抗体陽性，腫瘍マーカー（AFP，PIVKA-Ⅱ，）の上昇，肝胆道系酵素の上昇を認める（表1）．
- US（図8）：肝S7に42×28mm大のモザイクパターンを呈する境界明瞭な被膜（ハロー）を有する高エコー腫瘤を認める．パワードプラにて周辺から中心

表1 検査成績

TP	7.5g/dL	WBC	3,630/μL
T-bil	0.45mg/dL	RBC	514×10⁴/μL
ALT	61IU/L	plt	11.8×10⁴/μL
AST	53IU/L	AFP	48.4ng/mL
ALP	378IU/L	PIVKA-Ⅱ	463mAU/mL
LD	180IU/L	CEA	1.8ng/mL
ChE	286U/L	CA19-9	3.88U/mL
CRP	0.06mg/dL	HBs抗原	（−）
血糖	102mg/dL	HCV抗体	（＋）

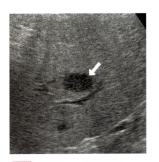

図5 低エコー（結節型）
かなり低い内部エコーの腫瘤．後方エコーの増強をみる．20mm．カテゴリー4．

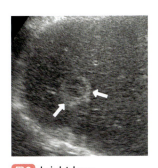

図6 bright loop
高エコーを呈する脂肪化を伴った高分化型肝細胞癌の内部に脂肪化を伴わない，より分化度の低い肝癌（低エコーを呈する）をみる．20mm．カテゴリー4．

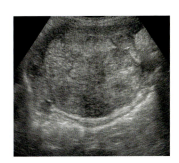

図7 大きなHCC（結節型）
内部はモザイクパターンを呈し，薄い辺縁低エコー帯（ハロー），外側陰影，後方エコーの増強を認める．カテゴリー5．

に向かうバスケットパターンの拍動性血管を認める．
⇒肝細胞癌

- dynamic CT（図9）：肝右葉S7, 6に4×2.5cm大の腫瘍を認める．動脈相で高吸収域として描出され（早期濃染），門脈・平衡相で周囲肝実質よりも相対的に低吸収域として描出される（washout）．肝細胞癌の典型的所見である．
⇒肝細胞癌

●文献
1) 日本肝癌研究会編：原発性肝癌取扱い規約，第6版，金原出版，東京，2015
2) 日本肝臓学会編：肝癌診療ガイドライン，2017年版，第4版 https://www.jsh.or.jp/medical/guidelines/jsh_guidlines/examination_jp_2017（2019年2月閲覧）
3) 日本超音波医学会用語・診断基準委員会：肝腫瘍の超音波診断基準．超音波医学 39：317-326，2012

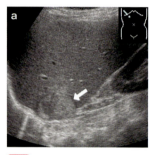
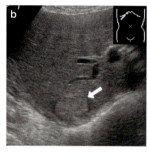
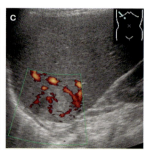

図8 超音波像
a：右肋間走査．b：右肋骨弓下横走査．c：パワードプラ像．

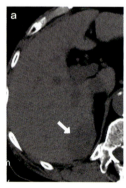
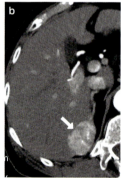
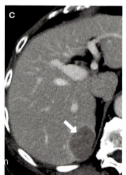
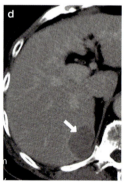

図9 dynamic CT像
a：単純．b：動脈相．c：門脈相．d：平衡相．腫瘍(矢印)．

4.1.11 肝内胆管癌（胆管細胞癌）

A 疾患概念

- 肝内に発生した胆管上皮に由来する細胞から発生する癌である．
- 原発性肝癌の3.6％を占め，肝細胞癌に次いで2番目に多い．
- 肉眼分類は腫瘤形成型，胆管浸潤型，肝内胆管発育型の3型に分類される．
- 発生部位により，肝門部型と末梢型に分類される．
- 病変の主座が明らかに肝内にあるもの．肝外胆管（分岐部を含む中枢胆管）発生である胆管癌とは区別される．

1) 原因
- 過去に使用された血管造影剤であるトロトラストの沈着や肝吸虫，肝内結石症，Caroli病などとの関連が指摘されている．

2) 危険因子
- とくになし．

3) 症状
- 肝門部型では閉塞性黄疸をきたすことがあるが，末梢型では高度に進行するまで無症状のことが多い．
- 肝細胞癌とは異なり，肝硬変の合併は少ない．

4) 血液検査
- ALP，γ-GT 腫瘍マーカー（CEA，CA19-9）の上昇．

5) 治療
- 外科的切除が基本である．
- 閉塞性黄疸をきたした症例では，ドレナージなどで減黄を図る．

B 超音波画像所見のポイント（典型例）

- 腫瘤形成型が約80％と多く，しばしば末梢胆管拡張を伴う（図1）．
- 厚い辺縁低エコー帯（細胞成分）を伴う高エコー（壊死・線維化）腫瘤として認められることが多い（図2）．
- 腫瘍内を貫く血管像がしばしば認められる（図2, 3）．
- 組織学的には腺癌であり，大腸癌，胃癌，膵癌などの肝転移に類似する（図2, 3）．

C 鑑別が必要な疾患

- 転移性肝腫瘍：他臓器の癌の存在を除外することが重要．

D 症例提示

- 症例：70代男性

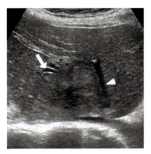

図1 末梢の胆管拡張を伴う肝内胆管癌

右肋骨弓下横走査．中肝静脈（矢頭）に接し，末梢胆管の拡張をみる（矢印）．カテゴリー4．

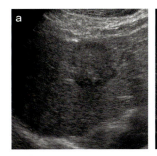 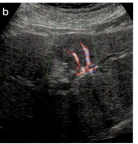

図2 腫瘍内を既存血管が走行する肝内胆管癌

a：Bモード画像．b：ドプラ画像．心窩部正中横走査．肝S3に4×3cmの辺縁低エコー帯を伴う分葉状腫瘤をみる．内部に既存血管と思われる肝動脈の走行をみる．カテゴリー4．

- 主訴:とくになし
- 現病歴:検診にて胸部異常影指摘.精査のため当院紹介となる.
- 検査成績:異常所見はみられない.肝胆道系酵素の異常なし.HBs抗原,HCV抗体はともに陰性.CEAおよびCA19-9は正常範囲.
- US:肝S2に60×35×37mmの境界比較的明瞭な不整形低エコー腫瘤をみる(図4).近傍に8×5×8mmの低エコー域がみられ,転移巣が疑われる.内部を既存血管が走行し,左肝静脈はわずかに圧排される.肝内胆管の拡張はみられない.造影にて辺縁に強い不均一な早期濃染を認め,比較的早期にwashoutがみられ,腺癌の所見として矛盾しない(図5).

  ⇒肝内胆管癌,または腺癌の肝転移.

- CT:肝S2に約6cm大の分葉状腫瘤が認められる(図6).辺縁部が強く染まり,内部は不均一に造影される.肝内胆管の拡張はみられない.

  ⇒転移性肝癌,または肝内胆管癌.

- CTにて縦隔リンパ節腫張がみられ,生検にてサルコイドーシスと診断された.

●文献
1) 日本肝癌研究会編:原発性肝癌取扱い規約,第6版,金原出版,東京,2015
2) 日本超音波医学会用語・診断基準委員会:肝腫瘤の超音波診断基準.超音波医学 39:317-326, 2012

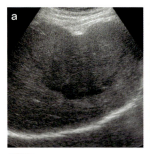
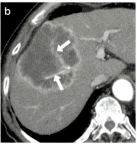

図3 大きな肝内胆管癌
a:Bモード画像.b:造影CT早期相.右肋骨弓下横走査.肝S5を中心にS4,S8にまたがる108×87mmの分葉状等エコー腫瘤.辺縁低エコー帯,既存血管の腫瘍内走行をみる(矢印).末梢胆管の拡張はみられない.カテゴリー4.

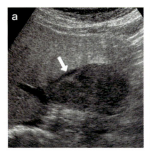
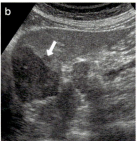
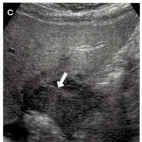

図4 肝内胆管癌
a:心窩部横走査.左肝静脈(矢印).b:心窩部縦走査.転移疑い(矢印).c:心窩部横走査.既存血管(矢印).カテゴリー4.

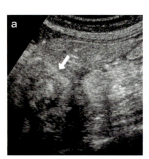
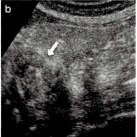

図5 造影超音波像(腹部正中矢状断像)
腫瘍(矢印)は早期に濃染し(a:造影剤投与開始21秒後),比較的早期にwashoutする(b:造影剤投与開始33秒後).

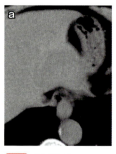
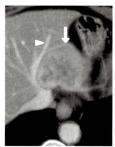

図6 CT所見
a:単純CT.b:造影CT.左肝静脈(矢頭),腫瘍(矢印).

4.1.12 転移性肝癌

A 疾患概念

- 肝以外に発生した癌腫または肉腫が肝臓に転移したものである.

1》原因
- 大腸癌からの転移が多く,次いで膵臓,胆嚢など,門脈を介しての血行性転移が多い.
- 肺癌,乳癌,食道癌などからの転移もしばしばみられる.

2》危険因子
- 悪性腫瘍罹患の既往.

3》症状
- 初期は通常,無症状.

4》血液検査
- ALP,γ-GT,LDH,腫瘍マーカー(CEA や CA19-9)の上昇を示すことがある.

5》治療
- 原発巣に対する治療.
- 病期により,手術療法,全身化学療法など.

B 超音波画像所見のポイント(典型例)

- 原発巣の組織学的性状や進展形式(血行性,リンパ行性,直接浸潤等)により画像所見は異なり,多彩で多発することが多い(図1, 2).
- 厚い辺縁低エコー帯や標的像(腫瘍中心部が変性し,同心円状のエコーパターン,ブルズアイパターンともいう)を呈することがある(図3).
- 大腸癌の肝転移では,石灰化を認めることがある(図4).
- 食道癌や消化管間質腫瘍 gastrointestinal stromal tumor (GIST) 等の転移は,液化壊死を呈することがある.

C 鑑別が必要な疾患

- 胆管細胞癌
- 肝膿瘍
- 肝血管腫

●文献
1) 日本超音波医学会用語・診断基準委員会:肝腫瘤の超音波診断基準.超音波医学 39:317-326, 2012
2) 竹原靖明監修:US スクリーニング,医学書院,東京,p95-98, 2008

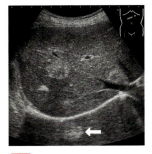

図1 高エコーを呈する大腸癌肝転移
横隔膜を挟んでミラーイメージがみられる(矢印).腫瘤の最大径は15mm以上で多発している.カテゴリー4.

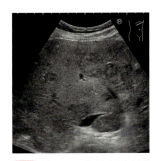

図2 低エコーを示す胃癌肝転移
腫瘤の多発をみる.カテゴリー4.

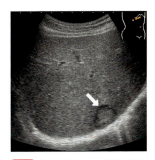

図3 辺縁低エコー帯を伴う胃癌肝転移
腫瘍(矢印).カテゴリー4.

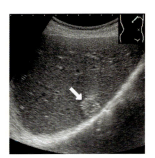

図4 石灰化を伴う大腸癌肝転移
石灰化が点状の高輝度エコーとして認められる.腫瘤の最大径は18mm.カテゴリー4.

4.2 胆囊

4.2.1 胆囊結石

A 疾患概念

1))) 概念
- 胆汁の構成成分により胆道内に形成される．
- コレステロール系結石，色素系結石，稀石に分類される．

2))) 疫学
- 加齢とともに頻度が増え，成人の約10％が胆石を保有している．
- コレステロール結石は増加傾向にあり，ビリルビン結石は減少傾向にある．
- 小児例は遺伝性球状赤血球症に合併する．

3))) 症状
- 半数以上は無症状である．
- 胆囊頸部や胆囊管に嵌頓すると，疝痛発作(右季肋部〜心窩部に生じ，右背部〜右肩に放散痛を伴う)，発熱，黄疸を発症することがある．

4))) 血液検査
- 無症状例では血液生化学検査に異常を認めない．
- 胆汁うっ滞をきたすと，白血球や炎症反応の上昇を認めることが多い．
- 肝胆道系酵素の異常はないか，ごく軽微である．

5))) 治療
- 無症状例や壁肥厚を伴わない結石例は，経過観察でよい．
- 外科治療には腹腔鏡下胆囊摘出術(第一選択)や開腹胆囊摘出術がある．

B 超音波画像所見のポイント（図1〜3）

- 結石の表面にストロングエコー(結石エコー)を認める．
- 結石が超音波を強く反射することにより，結石の後

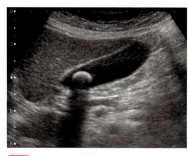

図1 結石像と音響陰影を伴う結石像
胆囊頸部に音響陰影を伴う結石像を認める．カテゴリー2．

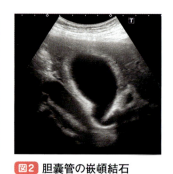

図2 胆囊管の嵌頓結石
胆囊管内に音響陰影を伴う結石像を認め，胆囊は腫大し，壁肥厚を認める．カテゴリー3．

方に無エコー帯を生じる（音響陰影）．
- 体位変換により移動する．
- 胆石の成分や大きさにより超音波像が異なる．
- 炎症や腫瘍性病変により胆嚢壁の肥厚を伴うことがあるため，十分拡大して胆嚢壁を観察する．
- 胆嚢癌は胆嚢結石の合併例が多く，胆嚢結石手術例の約1％に胆嚢癌の併存が認められる．
- ハルトマン嚢〜胆嚢管の結石は描出が困難であり，注意する．

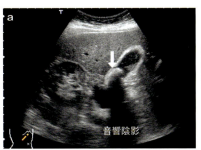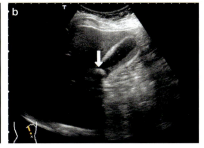

図3 結石像と可動性
胆嚢壁肥厚とデブリを伴う結石像を認め，体位変換で可動性を認める（仰臥位・左側臥位）．カテゴリー3．

4.2.2 胆嚢炎

A 疾患概念

1) 原因
- 胆汁の排泄障害に細菌感染が加わり発症する．
- 胆嚢頸部や胆嚢管への結石嵌頓が主な原因である．
- 90％以上が有石例である．
- 手術後，長期絶食，胆道の悪性腫瘍などによる無石胆嚢炎もある．

2) 危険因子
- 肥満
- 年齢40〜50代

3) 症状
- 右上腹部痛，高熱，黄疸（Charcot 3徴）
- 重症例では，上記3徴候に加え，意識障害やショックを認めることがある（Reynolds 5徴）．
- 胆嚢を触知すると痛みのため吸気が十分行えないMurphy徴候は，特異度が高い．

4) 血液検査
- 白血球や炎症反応の上昇を認めることが多い．
- 胆管結石や腫瘍性病変の合併例以外は，肝胆道系酵素の異常はないか，ごく軽微である．

5) 治療
- 原則として早期胆嚢摘出術を行う．
- 早期手術不能例に対しては，経皮経肝胆嚢ドレナージ percutaneous transhepatic gallbladder drainage（PTGBD）などの胆嚢ドレナージを行う．

B 超音波画像所見のポイント(図1〜4)

- 超音波検査(US)による急性胆嚢炎の診断能は感度88%,特異度80%とされている.
- 短径36mm以上の胆嚢腫大を認めることが多い.
- 体部肝床側で4mm以上の壁肥厚を認め,壁内の低エコー帯や高・低・高の3層構造を認めることが多い.
- 胆嚢内腔,典型例では胆嚢頸部から胆嚢管内に結石像(嵌頓結石)を認める.

表1 超音波による胆嚢炎の重症度判定

- 1度:走査時圧痛・胆嚢腫大・胆嚢壁肥厚
- 2度:1度+低エコー帯・デブリ・肝床または壁内膿瘍
- 3度:2度+腹腔内または肝膿瘍・腹水

上記以外に重症を考慮する所見
- 血流障害:内腔の模様構造・不整な壁肥厚
- 気腫像
- 穿孔:壁の断裂像・高度(平均7mm)の壁肥厚

- 体位変換や経過観察により形態変化や可動性を認めるデブリエコーを認める.
- プローブによる胆嚢圧迫時の疼痛(sonographic murphy's sign)は特異度が高い.
- 超音波による胆嚢炎の重症度判定も可能である(表1).
- 重症例では,胸腹水や膿瘍形成など胆嚢周囲や腹腔内への炎症波及を示唆する所見を認める.

C 症例提示

- 症　例:70代男性
- 主　訴:右季肋部痛
- 現病歴:4日前より右季肋部痛を自覚するようになった.その後も腹痛は持続し,全身倦怠感や嘔気も認めるようになったため救急外来を受診した.
- 臨床所見:37.0°,脈拍90/分,血圧147/89mmHg 腹部膨満,右季肋部に圧痛あり,Murphy徴候陽性.
- 検査成績:WBCとCRPの上昇を認めるが,肝胆道

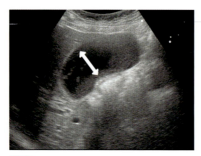

図1 胆嚢腫大
デブリを伴う胆嚢腫大を認める.カテゴリー3.

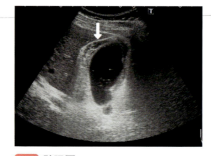

図2 壁肥厚
胆嚢壁はびまん性に肥厚し,一部に低エコー帯を認める.カテゴリー3.

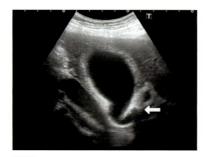

図3 嵌頓結石
胆嚢管内に音響陰影を伴う結石像が嵌頓している.カテゴリー3.

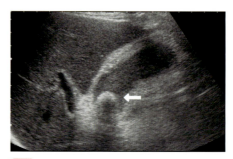

図4 デブリエコー
胆嚢壁はびまん性に肥厚し,結石像(矢印)とデブリエコーを認める.カテゴリー3.

系酵素の異常は認めない(表2).
- US：胆嚢壁は7mmと肥厚し，3層構造を認める．胆嚢短径は39mmと腫大しており，内部に結石像とデブリエコーを認める．胆嚢周囲と肝表面に液体貯留を認める．肝外胆管の描出は不良であるが，肝内胆管の拡張は認めない(図5).

⇒急性胆嚢炎重症度(3度)，腹水貯留あり．

- 造影CT：胆嚢は腫大し，胆嚢内腔は淡い高濃度を呈している(図6)．胆嚢周囲の脂肪織の濃度上昇と少量の腹水を認める．造影CT遅延相で胆嚢壁は強く濃染している．胆石は指摘できない．

⇒急性胆嚢炎

●文献
1) 急性胆道炎の診療ガイドライン作成出版委員会編：急性胆管炎・胆嚢炎の診療ガイドライン2013，東京，医学図書出版，東京，p95-98, 2013
2) 岡庭信司ほか：胆道感染症の超音波診断を極める．超音波医学 42：329-336, 2015

表2 検査成績

WBC	11,900/μL	ALP	134 IU/L
Hb	12.5 g/dL	γ-GT	15 IU/L
plt	20.9×10⁴/μL	UN	23.3 mg/dL
TP	7.3 g/dL	Cr	0.69 mg/dL
Alb	4.1 g/dL	Na	140 mEq/L
TB	0.7 mg/dL	K	3.8 mEq/L
AST	22 IU/L	AMY	65 IU/L
ALT	16 IU/L	FBS	142 mg/dL
LD	233 IU/L	CRP	12.6 mg/dL

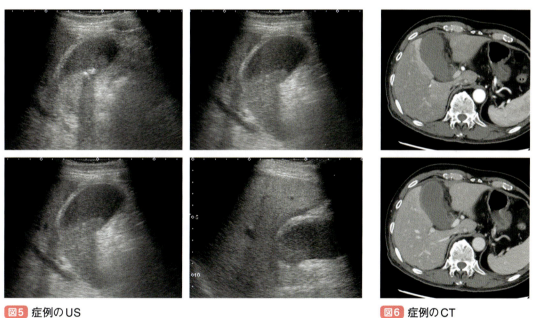

図5 症例のUS

図6 症例のCT

4.2.3 黄色肉芽腫性胆嚢炎

A 疾患概念

1) 概念
- 胆嚢炎の一亜型である．
- 組織学的には多核巨細胞や胆汁を貪食した泡沫細胞が認められる．
- 重症胆嚢炎の既往を認めることが多い．

- Rokitansky-Aschoff洞(RAS)から胆嚢壁内に胆汁が侵入し，慢性炎症により肉芽腫が形成される．
- しばしば胆嚢癌との鑑別が問題となり，時に胆嚢癌の合併もみられる．

2))) 症状（通常の胆嚢炎と同じ）

- 右上腹部痛，高熱，黄疸(Charcot 3徴)．
- 重症例では上記3徴候に加え，意識障害やショックを認めることがある(Reynolds 5徴)．
- 胆嚢を触知すると痛みのため吸気が十分行えないMurphy徴候は，特異度が高い．

3))) 血液検査

- 白血球や炎症反応の上昇を認めることが多い．
- 胆管結石や腫瘍性病変の合併例以外は，肝胆道系酵素の異常はないか，ごく軽微である．
- 時に腫瘍マーカー(CA19-9)の上昇を認める．

4))) 治療

- 原則として胆嚢摘出術を行う．
- 早期手術不能例に対しては，経皮経肝胆嚢ドレナージpercutaneous transcatheter gallbladder drainage (PTGBD)などの胆嚢ドレナージを行う．

B 超音波画像所見のポイント（図1～3）

- 時間経過により超音波像が変化する．
- 肉芽腫が形成される前は，びまん性，時に限局性の低エコーの壁肥厚を認める．
- 肉芽腫が形成されると，肥厚した壁内に均一な高輝度の結節性領域を認める．
- 肥厚した壁内に拡張したRASを反映する小囊胞構造を認める．
- 肥厚した壁内に壁内膿瘍を反映する低エコー領域を認めることがある．
- 基本的には胆嚢炎であり，内腔側（粘膜面）の構造は保たれるため，内腔面の境界は明瞭である．

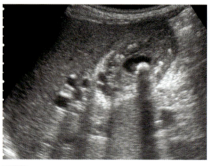
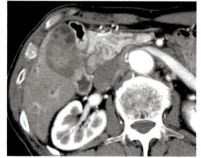

図1 黄色肉芽腫性胆嚢炎（左US，右CT）
胆嚢壁は著明に肥厚し，内部に小囊胞構造を伴う．内腔面は整であり，境界エコーを認める．カテゴリー2．

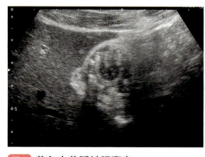

図2 黄色肉芽腫性胆嚢炎
壁は不整に肥厚しており，一部にコメット様エコーを認めるが，底部側では壁の層構造が不整となっている．カテゴリー4．

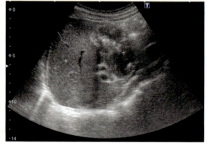

図3 黄色肉芽腫性胆嚢炎
胆嚢壁は不整に肥厚し，内腔の評価は困難である．肥厚した壁内に拡張したRASを認めるが，一部で層構造が不整となっている．カテゴリー4（広基性隆起性病変と考えればカテゴリー5）．

4.2.4 胆嚢腺筋腫症

A 疾患概念

1) 概念
- 胆嚢上皮および筋層の過形成とRokitansky-Aschoff洞(RAS)の増生を伴う過形成性疾患である.
- 全般型(diffuse type), 分節型(segmental type), 限局型(fundal type；localized type)に分類される.

2) 疫学
- 分節型腺筋腫症は膵・胆管合流異常との関連が示唆されている.

3) 症状
- 多くは無症状である.
- 炎症を伴うと胆嚢炎の症状を認めることがある.
- 結石を合併することがある.

4) 血液検査
- 通常は血液検査に異常を認めない.

5) 治療
- 無症状例は経過観察を勧める.
- 有症状例や癌の合併が疑われる場合には,手術治療を行う.

B 超音波画像所見のポイント(図1～4)

- 限局性またはびまん性の壁肥厚を認める.
- 肥厚した壁内にRASを反映する類円形の小囊胞構造や,小さなRASや壁在結石を反映するコメット様エコーを認めることが多い.
- 分節型では分節部から底部側に,底部型(限局型)では腺筋腫症の直上に胆嚢癌の合併が指摘されているため注意する.

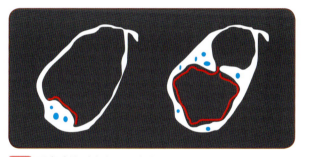

図1 胆嚢腺筋腫症合併胆嚢癌
限局型腺筋腫症では,直上の粘膜面(赤線)をよく観察する.

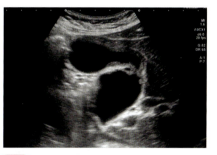

図3 分節型胆嚢腺筋腫症
分節部から底部に内側低エコー層の肥厚を認め,分節部に小囊胞構造を認める.カテゴリー2.経過観察.

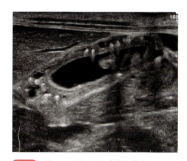

図2 びまん型胆嚢腺筋腫症
小囊胞構造とコメット様エコーをびまん性に認める.カテゴリー2.経過観察.

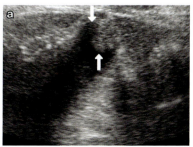

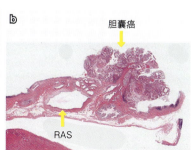

図4 限局型胆嚢腺筋腫症合併胆嚢癌
a:超音波像.b:病理像.底部にRASを反映する小囊胞構造(矢頭)とやや高エコーの乳頭状の広基性腫瘤像(矢印)を認める.カテゴリー4.要精査.

4.2.5 胆囊ポリープ

A 疾患概念

1) 概念
- 胆嚢内腔に病的に突出した隆起性病変の総称である．
- 95%以上がコレステロールポリープである
- 10mm以上では腺腫や腺癌の頻度が増加する．

2) 疫学
- 成人の5〜10%に胆嚢ポリープを認め，増加傾向にある．
- 男女差は認めない．

3) 症状
- ほとんどが無症状である．
- 検診や他疾患の経過観察時に偶然発見されることが多い．

4) 血液検査
- 通常は血液生化学検査に異常を認めない．

5) 治療
- 10mm以下の有茎性病変や，小嚢胞構造を伴う広基性病変は経過観察を勧める．
- 癌が疑われる例には，開腹胆嚢摘出術を選択する．

B 超音波画像所見のポイント

1) 有茎性病変
- 最も頻度の高いコレステロールポリープに加え，癌，腺腫，炎症性ポリープ，固有上皮型の過形成性ポリープなどが含まれる．
- コレステロールポリープは，コレステリンの沈着を反映する高輝度の点状エコーや桑実状の内部エコーを呈する（図1）．
- コレステロールポリープは多発し，壁全体に散在する傾向がある（図2）．

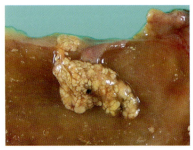
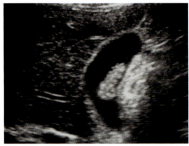

図1 有茎性腫瘤像（US・マクロ像）
大きさ10mm以上の点状高エコーを伴う有茎性病変．コレステロールポリープ．カテゴリー4．

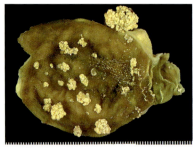
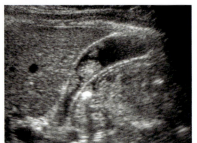

図2 多発する有茎性病変（US・マクロ像）
胆嚢内腔に複数の有茎性隆起を認め，大きさ10mm以上のものも認める．コレステロールポリープ．カテゴリー4．

- 腺腫や癌では，内部に拡張した腫瘍腺管を反映する小囊胞構造を複数認めることがある．
- 大きさが10mm以上になると，癌および腺腫の頻度が増加する．
- コレステロールポリープは茎が細いものが多いため，体位変換による形状変化や下大静脈の拍動などによる揺らぎを認めることが多い．
- コレステロールポリープは，ドプラで線状の血流シグナルあるいは血流シグナルが描出できないことが多い．
- 腺腫や癌は，ドプラで樹枝状の血流シグナルを認めることが多い．

2))) 広基性病変

- 早期胆囊癌や進行胆囊癌に加え，限局型胆囊腺筋腫症やデブリなどが含まれる．
- 胆囊腺筋腫症は，内部にRokitansky-Aschoff洞（RAS）を反映する類円形の小囊胞構造や，コメット様エコーが確認できることが多い（図3）．
- デブリは体位変換や経過観察により形状変化を認めることが多い（3.2.5「デブリ」参照）．
- 病変付着部の外側高エコー層に菲薄化や断裂などの所見があれば，進行胆囊癌と診断可能である．
- 癌では病変の周囲に丈の低い腫瘍の進展を反映した内側低エコーの肥厚を認めることがある．

C 鑑別が必要な疾患

〈有茎性〉
- コレステロールポリープ
- 腺腫
- 過形成性ポリープ

〈広基性〉
- 胆囊腺筋腫症

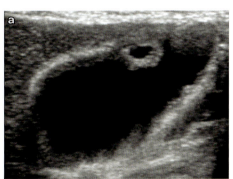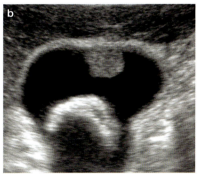

図3 小囊胞構造
小囊胞構造を伴う広基性病変（胆囊腺筋腫症：カテゴリー2）と伴わない広基性病変（胆囊癌：カテゴリー4）．

4.2.6 胆嚢癌

A 疾患概念

1) 概念
- 深達度が粘膜(m)あるいは固有筋層(mp)までに留まるものを早期癌とする.
- 胆嚢は粘膜筋板と粘膜下層を欠くため,浸潤・転移しやすい.

2) 疫学
- 60歳以上の女性に多い.
- 40〜80％に胆嚢結石の合併が認められる.
- 結石手術例の約1％に胆嚢癌の併存が認められる.
- 膵・胆管合流異常(とくに胆管非拡張型)に高率に合併する.

3) 症状
- 初期には無症状であり,検診や他疾患の経過観察などで偶然に発見される.
- 胆石や胆嚢炎を併発すると,腹痛を認める.
- 進行例では,右上腹部痛,黄疸,右季肋部の腫瘤像などを認めることがある.

4) 血液検査
- 早期癌は血液生化学検査に異常を認めない.
- 進行癌は腫瘍マーカーの上昇を認めることがある.

5) 治療
- 早期癌は胆嚢摘出術を行う.
- 進行癌は拡大胆嚢摘出術などを検討する.
- 手術不能例は化学療法や放射線療法を検討する.

B 超音波画像所見のポイント(図1〜4)

- まず,隆起あるいは腫瘤型と壁肥厚型に分類する.

1) 隆起あるいは腫瘤型
- 有茎性と広基性に分類する.
- 有茎性病変は内部エコーが均一・密であり,点状高エコーや桑実状エコーを伴わないことがコレステロールポリープとの鑑別に有用である.
- ドプラで樹枝状の血流シグナルを認める.

2) 壁肥厚型
- びまん性肥厚と限局性肥厚に分類する.

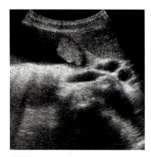 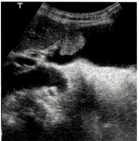 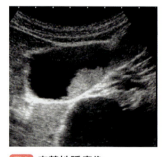

図1 有茎性腫瘤像
胆嚢頸部に大きさは10mm以上で,内部エコーが均一・密の病変を認める.早期胆嚢癌.カテゴリー4.

図2 広基性腫瘤像
体部に高エコーの乳頭状広基性腫瘤像を認め,胆嚢壁の外側高エコー像は保持されている.早期胆嚢癌.カテゴリー4.

- 限局性肥厚では，部分的な内側低エコーの肥厚を認める．
- びまん性肥厚では，不均一な胆嚢壁の肥厚を認める．

C 鑑別が必要な疾患

〈腫瘤像〉
- コレステロールポリープ
- 腺腫
- 過形成性ポリープ
- 胆嚢腺筋腫症

〈壁肥厚〉
- 胆嚢炎
- 胆嚢腺筋腫症

D 症例提示

- 症　例：60代女性
- 主　訴：心窩部痛，右季肋部痛
- 現病歴：数日前より，心窩部痛，右季肋部痛が出現したため近医を受診し，腹部超音波検査で胆嚢のびまん性壁肥厚と胆嚢底部のポリープおよび，肝外胆管の拡張を指摘され，当院に紹介となった．
- 臨床所見：36.5℃，脈拍76／分，血圧147／89mmHg．腹部平坦，明らかな圧痛は認めない．
- 検査成績：血液生化学検査に異常はなく，腫瘍マーカーも正常である（表1）．
- US（図5）：胆嚢底部に大きさ25mm，肝臓よりやや高エコーを呈する亜有茎性の隆起性病変を認めた．高周波プローブにて隆起性病変の内部に複数の不整形の小嚢胞構造を認めた．Superb Micro-vascular Imaging（SMI）で病変の基部から腫瘍内部に樹枝状に広がる複数の血流シグナルを認めた．
⇒胆嚢壁肥厚を伴う有茎性の胆嚢癌疑い．

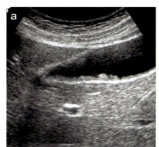 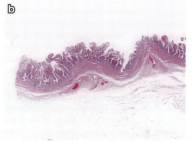

図3 限局性壁肥厚像
体部から底部に乳頭状の小隆起が集簇して限局性壁肥厚を認め，外側高エコー層は保持されている．（a：US，b：ルーペ像）．早期胆嚢癌．カテゴリー4．

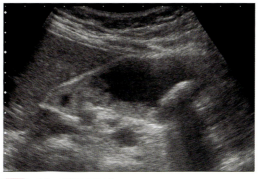

図4 びまん性壁肥厚像
胆嚢壁の内側低エコーが不整に肥厚し，一部で外側高エコー層の不整を認める．結石像（矢印）．カテゴリー4．

- EUS（超音波内視鏡endoscopic ultrasonography）（図6）：底部に結節様の表面構造を呈し，内部に大小不同の不整形の小嚢胞構造を伴う有茎性病変を認めた．胆嚢壁の内側低エコー層はびまん性に肥厚し，肝外胆管の拡張を伴う膵・胆管合流異常を認めた．

  ⇒膵・胆管合流異常に合併した早期胆嚢癌の疑い．

- 造影CT（図7）：病変は単純CTで肝臓よりやや低濃度の分葉状を呈し，造影早期相で不規則に濃染し，造影後期相でも遷延性の濃染を認めた．遠隔臓器やリンパ節転移を認めず，肝外胆管は紡錘状に拡張していた．

  ⇒胆嚢癌．転移なし．

- 臨床経過：深達度mの早期胆嚢癌であり，胆管には腫瘍性病変を認めなかった．

● 文献

1) 岡庭信司ほか：胆嚢病変の超音波診断—カテゴリー分類を活用する—．超音波医学 40：147-156，2013

表1 検査成績

WBC	5,600/μL	γ-GT	16 IU/L
Hb	13.6 g/dL	UN	10.2 mg/dL
plt	19.4×10^4/μL	Cr	0.81 mg/dL
TP	7.3 g/dL	Na	142 mEq/L
Alb	4.8 g/dL	K	4.6 mEq/L
TB	0.6 mg/dL	AMY	109 IU/L
AST	17 IU/L	CRP	0.06 mg/dL
ALT	12 IU/L		
LD	207 IU/L	CA19-9	30 U/mL
ALP	237 IU/L	CEA	3.6 ng/mL

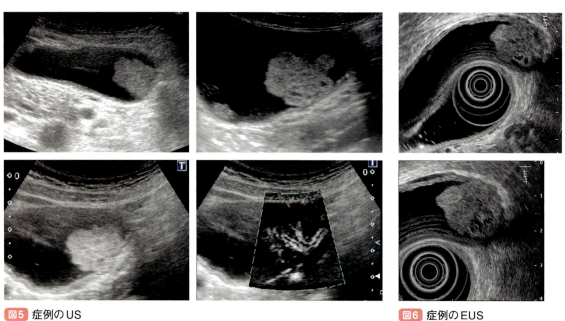

図5 症例のUS

図6 症例のEUS

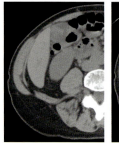

図7 症例のCT

4.3 肝外胆管

4.3.1 胆管結石

A 疾患概念

1) 原因
- 胆汁うっ滞と大腸菌感染が原因とされている．
- 胆嚢結石が落下して発生することもある．

2) 疫学
- 高齢者に多い．
- ビリルビンカルシウム結石が多いが，胆嚢からの落下例はコレステロール結石が多い．

3) 症状
- 右季肋部〜心窩部に圧痛を生じ，右背部〜右肩に放散痛を伴うことがある（胆石疝痛発作）．
- spike fever の形をとる高熱が多い．
- 肝外胆管末端ないし乳頭部に結石が嵌頓することにより，黄疸を発症することがある．

4) 血液検査
- 白血球や炎症反応の上昇を認めることが多い．
- 肝胆道系酵素やアミラーゼの上昇を認める．

5) 治療
- 内視鏡的乳頭切開術や内視鏡的乳頭バルーン拡張術が第一選択である．
- 胆嚢胆管結石例や肝内結石合併例には，手術治療を考慮する．

B 超音波画像所見のポイント（図1〜3）

- 結石表面にストロングエコー（結石エコー）を認めることが多い．
- 結石が超音波を強く反射するために結石の後方に無エコー帯を生じる（音響陰影）．
- 肝外胆管の拡張（胆管径8mm≦）や，肝内胆管の拡

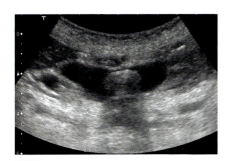

図1 音響陰影を伴う結石像
肝外胆管は拡張し，内部に音響陰影を伴う結石像を認める．カテゴリー3．

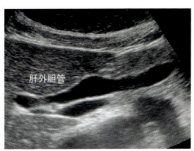

図2 乳頭部近傍の小結石
肝門部領域胆管は拡張しており，乳頭部近傍に音響陰影を伴う小結石を認める．カテゴリー3．

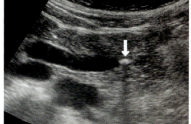

張を伴うことが多い．
- 結石による胆汁うっ滞を反映し，胆嚢の腫大やデブリが貯留することがある．
- 結石嵌頓により肝膿瘍や急性膵炎をきたすこともある．

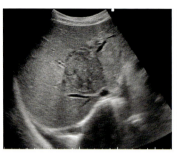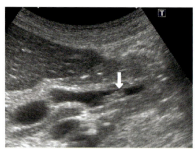

図3 肝膿瘍をきたした胆管結石
肝膿瘍で発症した胆管結石．カテゴリー2．要精査．不明熱で受診し，肝膿瘍と音響陰影を伴わない胆管結石（矢印）を指摘．

4.3.2 胆管炎

A 疾患概念

1》原因
- 胆管の胆汁排泄障害に細菌感染が加わり発症する．
- 胆管結石や悪性腫瘍による胆管閉塞が主な原因である．
- 腸管からの上行感染が最も多い．

2》症状
- 右上腹部痛，高熱，黄疸（Charcot 3徴）．
- 重症例では，上記3徴候に加え，意識障害やショックを認めることがある（Reynolds 5徴）．
- 悪寒戦慄を伴うことが多い．

3》血液検査
- 白血球や炎症反応の上昇を認めることが多い．
- 肝胆道系酵素の上昇や黄疸を認めることが多い．
- 結石嵌頓例では，膵炎を併発しアミラーゼの上昇を伴うことがある．
- 重症例では，腎障害や血小板の低下を伴う．

4》治療
- 原則として内視鏡的胆道ドレナージ（endoscopic biliary drainage：EBDまたはendoscopic nasobiliary drainage：ENBD）を行う．
- 内視鏡治療が困難な例には，経皮経肝胆道ドレナージ（percutaneous transhepatic gallbladder drainage：PTGBD）を行う．
- いずれのドレナージも不能な例に対しては，開腹ドレナージを行う．

B 超音波画像所見のポイント（図1, 2）

- 画像診断では感染胆汁の診断は困難である．
- 胆管拡張や胆嚢腫大といった胆汁うっ滞の所見に加え，胆管結石や腫瘍などの閉塞起点や閉塞部位の同定は可能である．
- 胆管炎に特異的な所見として，胆管壁の肥厚（3mm≦）を認めることがある．
- 肝外胆管の拡張（8mm≦）や胆嚢腫大（36mm≦）といった胆汁うっ滞の間接所見を認める．
- 拡張した胆嚢や肝外胆管内に，壊死物質などの炎症産物を反映するデブリ様エコーを認めることがある．
- 結石径10mm以下と胆管非拡張例における結石の診断はとくに困難である．

C 症例提示

- 症　例：80代女性
- 主　訴：呼吸苦，意識障害
- 既往歴：とくになし
- 現病歴：呼吸苦と意識障害を主訴に救急搬送となり，外来到着時に意識障害と悪寒戦慄を認めた．
- 臨床所見：40.0℃，脈拍120/分，血圧87/50mmHg．意識障害を認め，心窩部に著明な圧痛と筋性防御を認める．
- 検査成績：肝胆道系酵素の異常と膵酵素・炎症反応の上昇を認める（表1）．
- US（図3）：胆嚢壁は著明に腫大し，内部にデブリ様エコーを認める．肝外胆管は拡張し，乳頭近傍に小結石とデブリを認める．
- CT：肝外胆管（矢印）の拡張と胆嚢腫大を認める（図4）．
- 内視鏡像：胆管にカニュレーションすると黄色の膿

表1 検査成績

WBC	6,400/μL	LD	237 IU/L
Hb	11.3 g/dL	ALP	1,146 IU/L
plt	13.2×10⁴/μL	γ-GT	316 IU/L
		UN	32.2 mg/dL
TP	6.8 g/dL	Cr	0.64 mg/dL
Alb	4.1 g/dL	Na	142 mEq/L
TB	3.0 mg/dL	K	3.8 mEq/L
AST	200 IU/L	AMY	1,404 IU/L
ALT	370 IU/L	CRP	2.7 mg/dL

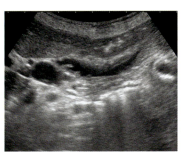
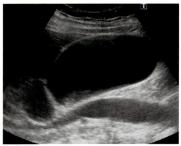
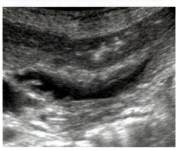
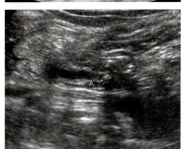

図1 不整な胆管壁肥厚
粘膜面のやや不整な壁肥厚を認める．カテゴリー4．

図2 胆嚢の異常像
胆嚢腫大とデブリを認め，乳頭部近傍に音響陰影を伴う結石像を認める．カテゴリー3．

汁の排出を認めた(図5).

- **臨床経過**：胆道チューブを留置し胆管の減圧を図ったところ，翌日には解熱し，意識も清明となった．全身状態の改善を待ち，胆管結石の治療を行い退院となった．

●文献

1) 急性胆道炎の診療ガイドライン作成出版委員会編：急性胆管炎・胆囊炎の診療ガイドライン2013, 医学図書出版, 東京, p95-98, 2013
2) 岡庭信司ほか：胆道感染症の超音波診断を極める. 超音波医学 42：329-336, 2015

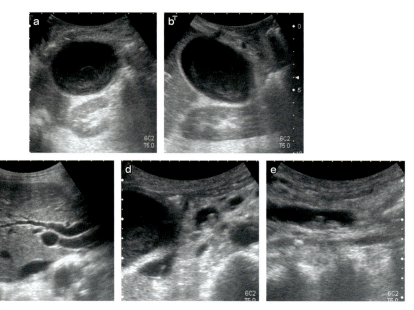

図3 症例のUS
胆囊は著明に腫大し，内腔にデブリ様エコーを認める(a, b). 肝外胆管は拡張している(c). d：短軸像. e：長軸像. 乳頭部近傍の肝外胆管内に小結石とデブリを認める. カテゴリー3.

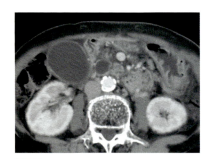

図4 症例の造影CT

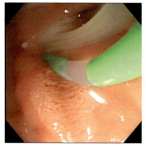

図5 症例の内視鏡像

4.3.3 胆管癌

A 疾患概念

1) 概念
- 胆道癌のうち，肝外胆管(肝門部領域，遠位胆管)に発生したもの．
- 深達度が粘膜(m)あるいは線維筋層(fm)までに留まるものを早期癌とする．
- 乳頭型，結節型，壁肥厚型に分類する(図1)．

2) 疫学
- 60歳以上の男性に多い．
- 膵・胆管合流異常や硬化性胆管炎に合併しやすい．

3) 症状
- 早期には無症状．
- 無痛性の黄疸や褐色尿で発症することが多い．
- 胆汁うっ滞により腫大した胆嚢を無痛性に触知する(Courvoisier徴候)．

4) 血液検査
- 胆道系酵素主体の肝障害(閉塞性黄疸パターン)．
- 腫瘍マーカー(CEA・CA19-9など)の上昇．

5) 治療
- 閉塞性黄疸に対しては，内視鏡的ドレナージ(endoscopic biliary drainage：EBDまたはendoscopic nasobiliary drainage：ENBD)または経皮経肝胆道ドレナージ(percutaneous transhepatic gallbladder drainage：PTGBD)を行う．
- 減黄後に手術可能例には手術を行う．
- 手術不能例に対しては，放射線・化学療法を行う．

B 超音波画像所見のポイント(図2～4)

- 肝側胆管の拡張(3.3.3「胆管拡張」参照)．
- 胆嚢の腫大やデブリの貯留(3.2.3「腫大(胆嚢)」，3.3.5「デブリ」参照)．
- 拡張した胆管の十二指腸側の狭窄像や腫瘤像．
- 乳頭型は高エコー，結節型は高エコーを呈することが多い．
- 限局性の内側低エコーの肥厚を認める(3.3.2「壁肥厚」参照)．

C 鑑別が必要な疾患

- 胆管結石：表面のストロングエコーと可動性の有無を評価する．
- 自己免疫性膵炎：内腔側の境界エコーを伴う均一な高・低・高の3層構造を呈する壁肥厚が特徴的である．
- 原発性硬化性胆管炎：癌の合併例もあり画像診断での鑑別は困難である．

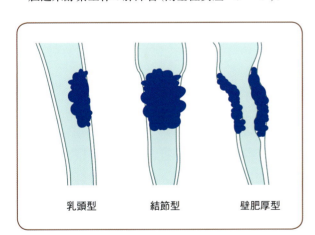

図1 胆管癌の分類
乳頭型　結節型　壁肥厚型

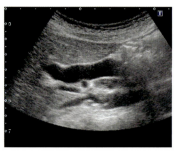
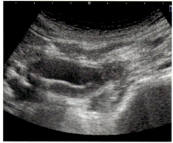
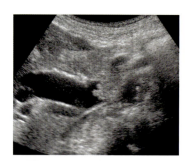

図2 結節型胆管癌
胆管の拡張と胆嚢腫大を認め，胆嚢管合流部近傍に低エコー腫瘤像を認める．病変の付着部の一部で外側高エコー層が途絶している．カテゴリー5．

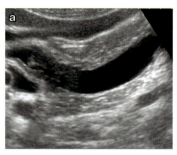
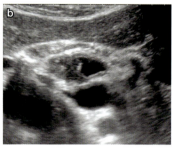

図3 結節型胆管癌（長軸像・短軸像）
肝外胆管はびまん性に拡張しており，外側高エコー層の不整を伴っている．カテゴリー5．

図4 乳頭型胆管癌
肝側胆管の拡張と遠位胆管に高エコーの乳頭状腫瘤像を認める．短軸像で外側高エコー像の不整を認める．カテゴリー5．

4.3.4 乳頭部癌

A 疾患概念

1》》概念
- 胆管・膵管が十二指腸壁に貫入してから十二指腸乳頭の開口部までに発生する癌．
- 胆道癌の約10％を占める．

2》》疫学
- 60歳代の男性に多い．
- 家族性大腸ポリポーシスに合併しやすい．

3》》症状
- 初期には無痛性の黄疸を認めることが多い．
- 消長する黄疸（動揺性黄疸）．
- 上腹部痛や発熱といった胆管炎による症状を認める．
- 胆汁うっ滞により腫大した胆嚢を無痛性に触知する（Courvoisier徴候）．

4》》血液検査
- 胆道系酵素主体の肝障害（閉塞性黄疸パターン）．
- 腫瘍マーカー（CEA・CA19-9など）の上昇．

5》》治療
- 閉塞性黄疸に対しては，内視鏡的ドレナージ（endoscopic biliary drainage：EBDまたはendoscopic nasobiliary drainage：ENBD）または経皮経肝胆道ドレナージ（percutaneous transcatheter gallbladder drainage：PTGBD）を行う．
- 減黄後に手術可能例には手術を行う．

B 超音波画像所見のポイント(図1〜2)

- 肝側胆管の拡張(3.3.3「胆管拡張」参照).
- 胆嚢の腫大やデブリの貯留(3.2.3「腫大(胆嚢)」,3.3.5「デブリ」参照).
- 主膵管の拡張.
- 拡張した胆管の十二指腸側の腫瘤像.

C 鑑別が必要な疾患

- 胆管結石:表面のストロングエコーと可動性の有無を評価する.
- 乳頭炎:経時的変化の有無を評価する.

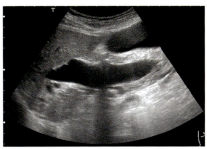
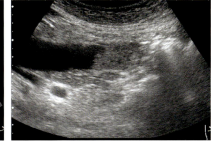
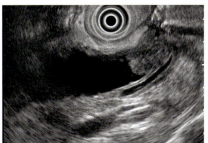

図1 乳頭部癌(上:US,下:EUS)
肝側胆管の拡張を伴う低エコーの腫瘤像を乳頭部に認める.カテゴリー4.

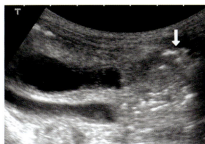
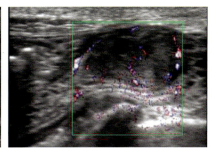
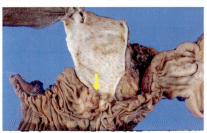

図2 乳頭部癌(上:US,下:切除標本)
低エコーの腫瘤像を十二指腸近傍(矢印:十二指腸ガス像)に認める.高周波プローブでは多血性の低エコー腫瘤像が明瞭に描出できる.切除標本では膵浸潤を伴う乳頭部癌(矢印)を認める.カテゴリー4.

4.4 膵臓

4.4.1 急性膵炎

A 疾患概念

1) 概念
- 膵酵素が活性化され，膵実質を自己消化する病態である．
- 男性ではアルコールによるものが多い．
- 女性では胆管結石によるものが多い．
- 膵上皮内癌の発見契機となることがある．

2) 疫学
- 男性に多い．
- 年齢30〜70代．

3) 症状
- 上腹部痛（胸膝位で軽減することが多い）
- 背部痛
- 悪心，嘔吐
- 重症例では，呼吸不全，循環不全，麻痺性イレウスなどを伴う．

4) 血液検査
- 血清，尿中，腹水中のアミラーゼの上昇．
- リパーゼ，エラスターゼなどの膵酵素の上昇．
- WBCや炎症反応の上昇．
- 重症例では，高血糖，LDH上昇，Ca低下などを伴う．

5) 治療
- 初期治療として，絶飲食と十分な輸液を行う．
- 重症例に対しては，呼吸循環状態の管理を含めた集中治療が必要である．
- 胆管結石による膵炎では，内視鏡的採石治療を検討する．

B 超音波画像所見のポイント（図1〜3）

- 超音波検査は，急性膵炎が疑われるすべての症例に

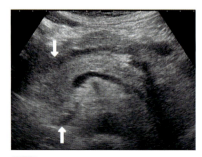

図1 膵腫大と膵周囲の液体貯留
膵頭部は腫大し，エコーレベルが低下している．膵前面から尾部に液体貯留も認める．カテゴリー3.

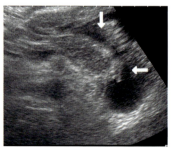

図2 膵周囲の液体貯留と仮性嚢胞
膵体部の膵実質のエコー輝度は低下し，体尾部の周囲に仮性嚢胞の形成を認める．カテゴリー3.

対し最初に行われるべき検査である.

- 膵腫大(頭部30mm≦,体部20mm≦)
- 膵実質のエコーレベルの低下(出血壊死を伴うと高エコーが混在)
- 膵管拡張(急性再燃性膵炎や結石嵌頓例)
- 膵被膜下の液体貯留
- 膵周囲の液体貯留
- 胆管結石性膵炎では,胆嚢腫大や胆管拡張
- 仮性嚢胞(4.4.7参照)

C 症例提示

- 症　例:70代男性.
- 主　訴:心窩部痛.
- 既往歴:アルコール多飲歴あり.
- 現病歴:2日前より心窩部痛を自覚するようになった.食後に悪化し改善しないため,救急外来を受診した.
- 臨床所見:37.0°,脈拍61/分,血圧122/66mmHg,腹部平坦,心窩部に圧痛と反跳痛あり.
- 検査成績:著明なアミラーゼの上昇を認めるが,肝胆道系酵素の異常は認めない(表1).
- US(図4):胆嚢壁は7mmと肥厚し,3層構造を認める.胆嚢短径は39mmと腫大しており,内部に結石像とデブリエコーを認める.胆嚢周囲と肝表面に液体貯留を認める.肝外胆管の描出は不良であるが,肝内胆管の拡張は認めない.

⇒急性膵臓炎,腹水貯留あり.

表1 検査成績

WBC	5,200/μL	ALP	227IU/L
Hb	12.8g/dL	γ-GT	20IU/L
plt	12.0×10⁴/μL	UN	16.4mg/dL
		Cr	0.89mg/dL
TP	6.4g/dL	Na	142mEq/L
Alb	4.1g/dL	K	4.4mEq/L
TB	0.8mg/dL	AMY	1,789IU/L
AST	14IU/L	FBS	152mg/dL
ALT	22IU/L	CRP	0.03mg/dL
LD	233IU/L		

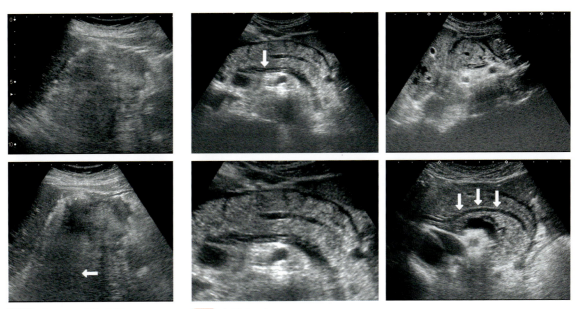

図3 膵周囲の液体貯留
脾門部に不整形の境界を有する高低エコーが混在する液体貯留を認める.カテゴリー4.

図4 症例のUS
膵被膜下および膵周囲に液体貯留を認め,主膵管は軽度拡張している.

- 造影CT（図5）：膵臓はびまん性に腫大し，周囲脂肪織の濃度上昇を認める．膵尾部の主膵管の拡張を認める．
⇒急性膵炎．

●文献
1) 急性膵炎の診療ガイドライン第2版作成出版委員会編：エビデンスに基づいた急性膵炎の診療ガイドライン2007, 金原出版, 東京, p49-72, 2013

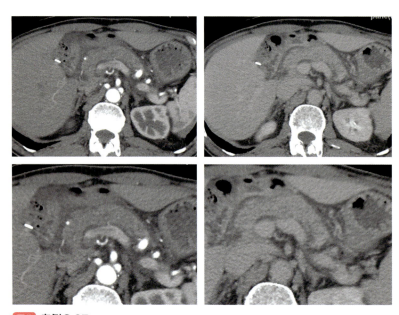

図5 症例のCT
膵臓はびまん性に腫大し，周囲脂肪織濃度の上昇を認める．

4.4.2 慢性膵炎

A 疾患概念

1) 病態
- 長期にわたり炎症をきたし，非可逆的な慢性変化を生じた状態である．
- 膵臓の外・内分泌機能低下を伴う．
- アルコール性と非アルコール性に分類する．

2) 疫学
- 男性に多く，増加傾向にある．
- アルコール性が多い．

3) 症状
- 反復性の上腹部あるいは背部痛を認める．
- 非代償期には下痢，低栄養，二次性糖尿病をきたす．
- 急性増悪時には急性膵炎と同じ症状で発症することが多い（4.4.1「急性膵炎」参照）．

4) 血液検査
- 代償期には，膵酵素の上昇を示す．
- 膵外分泌機能（BT-PABA試験）の低下
- 耐糖能（OGTT，HbA1c）の異常を認める．

5) 治療
- 禁酒や低脂肪食の指導を行う．
- 膵外・内分泌不全に対する補充療法を行う．

B 超音波画像所見のポイント

- びまん性の主膵管拡張（3mm以上）を認める（図1）．
- 膵臓の萎縮（短軸径10mm未満）を認める．
- 膵実質や膵管内にストロングエコーや石灰化像を認める（図2, 3）．
- 実質エコーの不整を認める．
- 随伴所見として，肝外胆管の拡張や仮性嚢胞などを認めることがある．
- 慢性膵炎は，膵管癌の高危険群とされており，膵全体の評価が必要である．

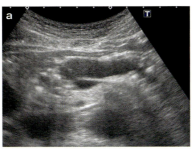 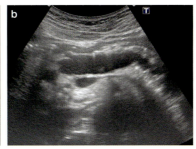

図1 膵管拡張

膵頭部に石灰化像を伴う低エコー腫瘤像を認め，尾側膵管は著明に拡張している．通常周波数・高周波プローブ．カテゴリー5．

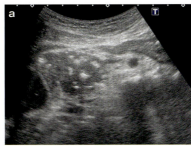 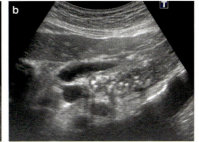

図2 膵実質の石灰化像

a：横走査，b：縦走査．膵頭部に石灰化像を伴う低エコー腫瘤像を認め，肝外胆管（矢印）の壁は軽度肥厚し，拡張している．カテゴリー5．

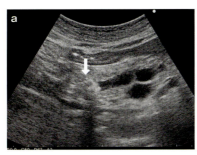 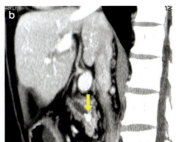

図3 膵管内石灰化像（膵石）

a：超音波．b：CT MPR像．拡張した膵管内に音響陰影を伴う石灰化像（矢印）を認める．

4.4.3 自己免疫性膵炎

A 疾患概念

1) 病態
- 発症に自己免疫機序の関与が疑われる膵炎である．
- IgG4関連疾患の膵病変と考えられている．
- びまん型と限局型に分類される．

2) 疫学
- 中高年男性に好発する．

3) 症状
- 特異的な症状はない．
- 閉塞性黄疸や糖尿病などで発症することが多い．

4) 血液検査
- 高率にIgG4が高値を示す．
- 膵酵素や胆道系酵素の上昇を伴うことが多い．

- IgGや非特異的自己抗体（抗核抗体，リウマトイド因子など）の高値は自己免疫性膵炎を考慮する．

5) 治療
- ステロイド投与が推奨されている．

B 超音波画像所見のポイント

1) びまん性腫大（図1）
- "ソーセージ様"のびまん性腫大を認める．
- 腫大部は，全体に低エコーを呈し，高エコースポットが散在する．
- 腫大した膵実質の周囲に被膜様構造を認める．
- 急性期には比較的豊富な血流シグナルを認めることが多い．

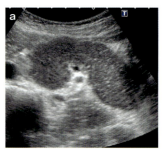
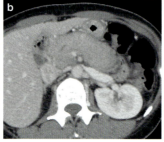
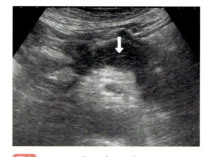

図1 びまん性腫大
a：US．b：CT．膵臓はびまん性に腫大しており，内部に点状高エコースポットを認める．CTでも輪郭整な膵臓のびまん性腫大を認める．カテゴリー2．

図3 penetrating duct sign
膵体尾部が限局性に腫大しており，低エコーレベルとなった膵実質内を主膵管が貫通している．カテゴリー4．

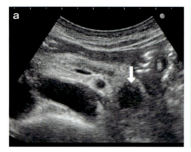
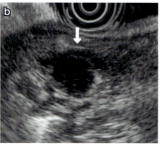
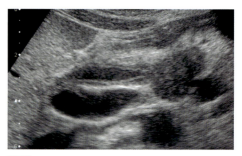

図2 限局性腫大
膵体部に境界明瞭，輪郭整な低エコー充実性腫瘤像を認め，EUS（b矢印）では主膵管の圧排を認める．カテゴリー4．

図4 胆管壁のびまん性肥厚
肝外胆管は高低高の3層構造を呈する壁肥厚を認める（膵頭部に限局性腫大あり）．胆管はカテゴリー3，膵臓はカテゴリー5．

- 主膵管拡張は伴わないことが多い．

2))) 限局性腫大（図2）
- 低エコー腫瘤が同時性あるいは異時性に多発することがある．
- 膵癌との鑑別が困難なことがある．

- 腫瘤内を貫通するやや拡張した主膵管が描出されること（penetrating duct sign）が，膵癌との鑑別診断に有用である（図3）．

3))) 随伴所見
- 胆管壁の比較的均一な肥厚を認めることがある（図4）．

4.4.4　膵臓癌

A　疾患概念

1))) 原因
- 主に膵管上皮から発生する膵原発の悪性腫瘍である．
- 膵頭部癌が約60％，体部癌が約20％を占める．
- 最も予後が悪い癌である．

2))) 危険因子
- 膵癌の家族歴（とくに50歳未満の若年発症者）．
- 糖尿病（とくに新規発症や急激な増悪例）．
- 慢性膵炎．
- 膵管内乳頭粘液性腫瘍（IPMN）（4.4.8参照）．
- 膵嚢胞（2.5.6参照）．
- 主膵管拡張（3.4.3参照）．

3))) 症状
- 特徴的な症状に乏しく，癌が進行するまで無症状なことも多い．
- 腹部違和感．
- 腹痛や腰背部痛．
- 体重減少（糖尿病）．

4))) 血液検査
- 膵酵素（アミラーゼ・エラスターゼ）の上昇．
- 腫瘍マーカー（CA19-9）の上昇．
- 耐糖能異常（高血糖，HbA1c上昇，尿糖）．

5))) 治療
- 切除可能例は外科的切除を行う．
- 切除不能かつ転移を伴わない局所進行癌は，化学療法あるいは化学放射線療法を行う．
- 遠隔転移を伴う例には化学療法を行う．

B　超音波画像所見のポイント（図1〜4）
- 最近の報告[1]では，20 mm以下の病変における腫瘍の描出率は91.3％とされている．
- 典型例では，輪郭不整な低エコー腫瘤像を呈する．
- 尾側主膵管の拡張あるいは分膵管の囊胞状拡張．
- 肝外胆管の途絶・拡張．
- 膵周囲血管の途絶・拡張．
- 膵周囲のリンパ節腫大．
- 主膵管拡張（3 mm≦）と小囊胞（5 mm≦）は，膵管癌の高危険群の指標としても重要である．

C　鑑別が必要な疾患
- 神経内分泌腫瘍：類円形で境界明瞭な充実性腫瘤像であり，豊富な血流シグナルを認めることが多い．
- 充実性偽乳頭状腫瘍（SPN）：比較的若年女性に多く，石灰化や内部壊死に伴う囊胞変性を伴うことが多い．
- 腫瘤形成性膵炎：病変内部に，膵炎を示唆する点状あるいは斑状高エコーを認めることやpenetrating duct signが特徴的である．
- 迷入脾：膵尾部に好発し，類円形で比較的血流豊富である．

D 症例提示

- 症　例：60代男性.
- 主　訴：右季肋部〜背部痛, 体重減少（7kg/3ヵ月）.
- 既往歴：50歳代より2型糖尿病にて治療中.
- 家族歴：母親と姉が糖尿病.
- 現病歴：3ヵ月前より右季肋部から背部にかけての痛みを自覚するようになった. HbA1cは7.8〜9.3%台で推移していたが, 13.3%とさらに上昇していたため精査目的で超音波とCTが施行され, 膵頭部に腫瘤を認めた.
- 臨床所見：36.0°, 脈拍90/分, 血圧147/89mmHg. 腹部は軽度膨満しているが, 圧痛などは認めない.
- 検査成績：高血糖とHbA1cの上昇および, 腫瘍マーカーと膵酵素の上昇を認めた（表1）.
- US：膵頭部に28×32mmの輪郭不整・境界明瞭な低エコー腫瘤像を認める. 腫瘍に主膵管は途絶し, 尾側膵管は4mmと拡張している. 膵周囲の血管に明らかな浸潤は認めないが, 肝左葉に12mmの不整な低エコー腫瘤像を認める（図5）.
  ⇒膵頭部癌. 肝転移有（Stage Ⅳ）.
- 造影CT：膵頭部に32×34mmの充実性腫瘤像を認める. 造影CTでは早期濃染は認めず, 遅延相で腫瘍の辺縁が淡く造影される. 腫瘍内部には壊死を疑う水濃度域を認める. 主膵管は腫瘍に巻き込まれ, 体尾部で6mmに拡張している. 肝左葉に8mmの低濃度腫瘤を認め, 遅延相で辺縁部が淡く造影される.

表1 検査成績

WBC	6,500/μL	UN	9.9mg/dL
Hb	13.5g/dL	Cr	0.73mg/dL
plt	26.6×10⁴/μL	Na	137mEq/L
		K	4.7mEq/L
TP	6.7g/dL	AMY	135IU/L
Alb	4.3g/dL	FBS	239mg/dL
TB	0.5mg/dL	HbA1c	13.3%
AST	17IU/L		
ALT	10IU/L	CA19-9	194.3U/mL
LD	127IU/L	Elastase	762ng/mL
ALP	239IU/L	Lipase	472IU/L
γ-GT	20IU/L		

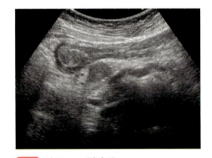

図1 低エコー腫瘤像
頭体移行部に輪郭不整の低エコー腫瘤像を認める. カテゴリー4.

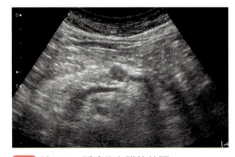

図2 低エコー腫瘤像と膵管拡張
膵体部に輪郭不整な低エコー腫瘤像を認め, 尾側主膵管は拡張している. カテゴリー5.

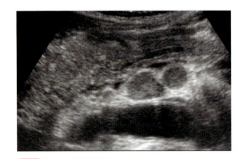

図3 リンパ節腫大
頭部で主膵管は狭小化しており, 膵背側にリンパ節腫大を認める. カテゴリー5.

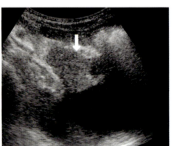 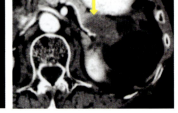

図4 貯留嚢胞を伴う低エコー腫瘤像
膵尾部に低エコー腫瘤像を認め, その尾側に貯留嚢胞を認める. カテゴリー4.

リンパ節腫大や腹水などは認めない（図6）.
⇒肝転移を伴う膵頭部癌.

- EUS：膵頭部に30×28mmの不整な輪郭を有する低エコー充実性腫瘤像を認め，周囲にリンパ節腫大を認める．腫瘍は十二指腸に浸潤しており，主膵管は腫瘍に巻き込まれ，尾側が拡張している（図7）.
EUS-FNAにて低分化型腺癌と診断した．

● 文献

1) 小林幸子：20mm以下の浸潤性膵管癌46切除例の超音波像．超音波医学 45：301-309, 2018

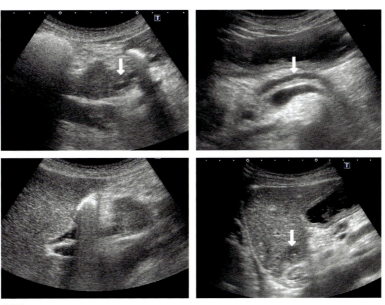

図5 症例のUS

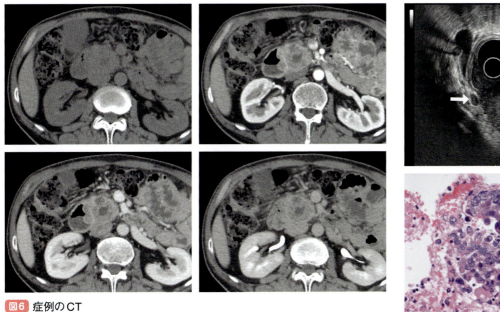

図6 症例のCT

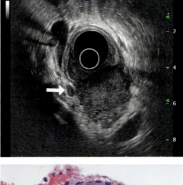

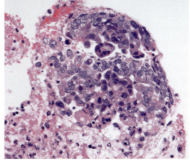

図7 症例のEUSと組織像

4.4.5 神経内分泌腫瘍

A 疾患概念

1 》 概念
- 内分泌細胞や神経細胞から発生する腫瘍である．
- 膵腫瘍の約1～2％を占める．
- ホルモン産生能を有する機能性腫瘍と，有さない非機能性腫瘍がある．
- 機能性腫瘍は，インスリノーマ，ガストリノーマ，グルカゴノーマが多い．
- 非機能性腫瘍は，内分泌腫瘍の15～40％を占め，50～90％が悪性腫瘍である．

2 》 症状
- 機能性腫瘍では，分泌するペプチドにより引き起こされる内分泌症状が異なる．
- インスリノーマ：低血糖や意識障害．
- ガストリノーマ：治療抵抗性の消化性潰瘍．
- VIPoma：激しい下痢．
- 非機能性腫瘍には特異的な症状はない．

3 》 血液検査
- インスリノーマでは低血糖を認めることが多い．
- 機能性腫瘍では，インスリン，空腹時ガストリン，グルカゴン，ソマトスタチン，VIPなどの血中ホルモン値が高値となることがある．
- 非機能性腫瘍では，特異的な異常を認めない．

4 》 治療
- 治療の原則は外科切除である．
- 遠隔転移を伴う切除不能例に対しては，ソマトスタチンアナログ，細胞障害性抗癌剤，分子標的治療薬の投与を行う．

B 超音波画像所見のポイント

- 膨張性発育を呈するため，境界明瞭で輪郭整な充実性腫瘤像を呈することが多い（図1）．
- 比較的均一な内部低エコーを呈する．
- 時に，硝子様変性を反映した点状高エコーや腫瘍壊死による囊胞変性を伴うことがある（図2）．
- ドプラで腫瘍内部に豊富な血流シグナルを認めることが多い（図3）．

C 鑑別が必要な疾患

- 膵臓癌
- 充実性偽乳頭状腫瘍（SPN）
- 迷入脾

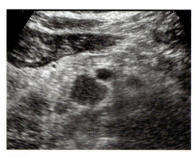

図1 低エコー腫瘤像
膵頭部に境界明瞭，輪郭整な充実性腫瘤像を認める．カテゴリー4．

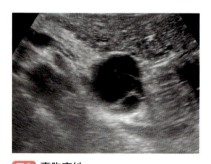

図2 囊胞変性
膵尾部に囊胞変性により，隔壁の肥厚した囊胞性病変に類似した充実性病変を認める．カテゴリー4．

4.4 膵臓

D 症例提示

- 症　例：70代男性.
- 主　訴：胃検診異常精査.
- 現病歴：症例は76歳，男性．胃検診で胃体上部後壁の隆起性病変を指摘され，精査を目的に当院を受診した．
- 臨床所見：36.7℃，脈拍90/分，血圧147/89mmHg．胸・腹部に明らかな異常を認めなかった．
- 検査成績：血液生化学データに異常を認めない(表1).
- EGD：胃体上部後壁に比較的明瞭な立ち上がりを有する粘膜下腫瘍様の隆起性病変を認めた．

- US：膵体部に大きさ32×31mmの，輪郭が比較的整で，壁が不整で厚い囊胞性腫瘤像を認めた．囊胞壁の石灰化や内腔のデブリ様エコーは認めず，パワードプラにて壁内に豊富な血流シグナルを認めた(図4).
  ⇒カテゴリー4．充実部分を伴う囊胞性病変あるいは，充実性病変の囊胞変性を疑う．
- 造影CT：膵体部に膵外に突出する31×30mmの類円形の囊胞性病変を認めた．囊胞壁は不整であり，造影早期相，遅延相ともに周囲の膵実質と同程度の造影効果を認めた．肝転移やリンパ節腫大などの異常を認めなかった(図5).
  ⇒囊胞変性を伴う神経内分泌腫瘍．

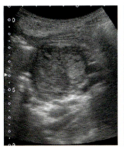
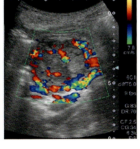

図3 血流シグナル
膵頭部に豊富な血流シグナルを有する充実性病変を認める．カテゴリー4．

表1 検査成績

WBC	6,100/μL	BUN	20.7mg/dL
Hb	14.1g/dL	Cr	0.90mg/dL
Plt	21.2×10⁴/μL	Na	143mEq/L
		K	4.6mEq/L
TP	6.7g/dL	AMY	138IU/L
Alb	4.1g/dL	FBS	113mg/dL
TB	0.4mg/dL		
AST	22IU/L	Elastase-I	258ng/dL
ALT	13IU/L	CA19-9	33.9U/mL
LD	200IU/L	CEA	4.9ng/mL
ALP	200IU/L	Insulin	2.0μU/mL
γ-GT	38IU/L	Glucagon	108Pg/mL

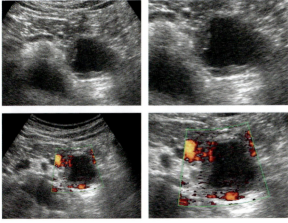

図4 症例のUS

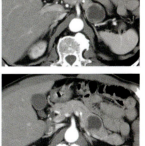

図5 症例のCT

- 病理組織所見：腫瘍は40×35×30mmの境界明瞭な充実性腫瘍であり，内部の大半は囊胞変性を呈しており，USやCTで認めた不整な壁肥厚像に一致した（図6）．

● 文献

1) 急性胆道炎の診療ガイドライン作成出版委員会編：急性胆管炎・胆嚢炎の診療ガイドライン2013，医学図書出版，東京，p95-98，2013
2) 岡庭信司ほか：胆道感染症の超音波診断を極める．超音波医学 42：329-336, 2015

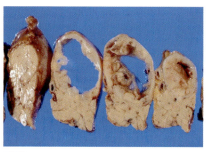

図6 症例の病理像

4.4.6 充実性偽乳頭状腫瘍（SPN）

A 疾患概念

1) 病態

- solid-pseudopapillary neoplasm（SPN）は分化方向の不明な上皮性腫瘍であり，膵腫瘍の0.17～2.7%を占める稀な腫瘍である．
- 厚い線維性被膜に覆われる球形腫瘤であり，充実部分と出血壊死性の囊胞部分が共存する（図1）．
- 多くは良性であるが，時に肝転移や局所再発する低悪性度の腫瘍である．

2) 疫学

- 若年女性に多い．

3) 症状

- 無症状であることが多い．

4) 血液検査

- 血液生化学データには異常を認めない．

5) 治療

- 外科手術が第1選択である．

B 超音波画像所見のポイント（図2～4）

- 厚い被膜を有する，境界明瞭，輪郭整の類球形病変である．
- 時間の経過や腫瘍径の増大により出血・壊死をきた

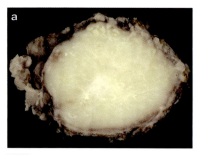
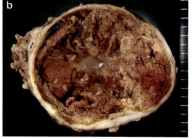

図1 固定標本割面像
充実部分のみからなる腫瘍（a）や腫瘍の出血・壊死により囊胞状（b）を呈するものがある．

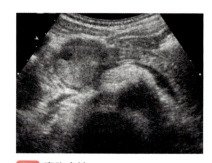

図2 囊胞変性
膵頭部に小囊胞（矢印）を伴う高低エコーの混在した充実性腫瘤像を認める．カテゴリー4．

し，囊胞成分(96%)を伴う．
- 腫瘍壁(卵殻様)や中心部に石灰化(33.8%)を認める．
- 腫瘍のほとんどが出血壊死に陥り，囊胞に類似した像を呈することもある．

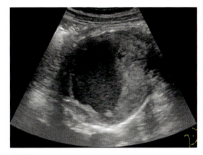

図3 囊胞変性
腫瘍の出血・壊死による囊胞変性を認めた充実性病変．カテゴリー4．

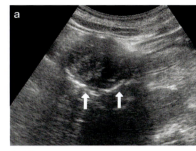 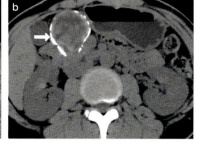

図4 石灰化像(a：US，b：CT)
膵頭部に卵殻様の石灰化像を伴う充実性病変を認める．カテゴリー4．

4.4.7 仮性囊胞

A 疾患概念

1) 概念
- 膵囊胞のうち囊胞壁の内腔面に上皮細胞を認めないものを仮性囊胞と呼ぶ．
- 急性膵炎から4週以上を経過して形成されるものを急性仮性囊胞，慢性膵炎に合併して先行する急性膵炎発作を認めないものは慢性仮性囊胞と分類する．

2) 病態
- 急性膵炎や外傷により膵管が破綻し，膵液や壊死物質が貯留して囊胞が形成される．
- 囊胞壁は周囲組織から成り，上皮を有さない．
- 壁の厚さはさまざまであり，単房または多房性である．

3) 症状
- 腹痛，悪心，嘔吐．
- 腹部腫瘤．
- 囊胞による圧迫症状(閉塞性黄疸，イレウス)．
- 囊胞内の感染や出血に伴う症状．

4) 血液検査
- 血清アミラーゼの上昇および異常値が持続することが多い．
- 膵頭部領域に発症すると，肝胆道系酵素の異常を伴う．

5) 治療
- 自然消退の可能性を考慮し，6週間は経過観察を行う．
- 増大傾向や感染を伴う例に対しては，内視鏡あるいはCTガイド下のドレナージ術を行う．
- ドレナージで改善しない場合には手術治療を行う．

B 超音波画像所見のポイント(図1〜3)

- US所見は成因や発症後からの時間経過により異なる．
- 急性期の仮性囊胞では壊死物質や炎症性沈殿物などにより液面形成を認めることがある．
- さらに，脂肪壊死により産生された脂肪酸とカルシウムの結合による鹸化物質が析出し，内腔に反射の強い結石様のエコーを呈することもある．
- 慢性膵炎急性増悪に続発する仮性囊胞は，隔壁構造を有し，囊胞内部に壊死物質や血液などの存在を反映した内部エコーが観察されることが多い．
- 膵管狭窄や膵石などによる膵液うっ滞による仮性囊

胞の多くは単房であり，感染を伴わない限り内部はほぼ無エコーに観察される．

・嚢胞の乳頭側の膵管内結石や膵腫瘍の有無を確認することが重要である．

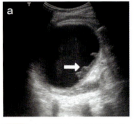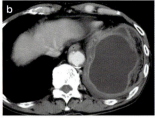

図1 急性期の仮性嚢胞（a：US，b：CT）
膵尾部に被膜の肥厚を認める嚢胞性病変を認める．カテゴリー4．

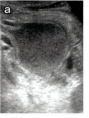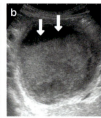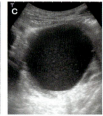

図2 内部エコーの変化
a：超急性期，b：急性期，c：慢性期．検査時期により厚い被膜を有する嚢胞内の内部エコーが変化する．カテゴリー4．

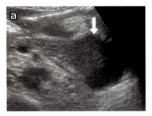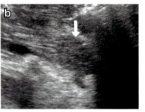

図3 膵管癌が発症契機となった仮性嚢胞
仮性嚢胞の乳頭側に輪郭不整な充実性病変（矢印）があり，膵管が閉塞（矢印）している．カテゴリー4．

4.4.8 膵管内乳頭粘液性腫瘍（IPMN）

A 疾患概念

1) 病態

- intraductal papillary mucinous neoplasm（IPMN）は，膵管内に乳頭状増殖を示す腫瘍である．
- 粘液産生能を有する．
- 病変の首座が主膵管にあるもの（主膵管型）と，分枝にあるもの（分枝型）に分類する．
- 分枝型では分岐が拡張して"cyst by cyst"の構造を呈する（図1）．

2) 疫学

- 膵頭部，とくに鉤状突起部に好発する．
- 高齢男性に多い．

3) 症状

- 一般に無症状であることが多い．

- 急性膵炎を発症することがある．

4) 血液検査

- 血液生化学データには異常を認めない．

5) 治療

- 主膵管型は原則的に手術適応である．
- 壁在結節などを伴う分枝型は手術適応となる．

B 超音波画像所見のポイント（図2〜4）

- 主膵管型では，主膵管の著明な拡張を認める．
- 分枝型では，分枝の拡張により外に凸の分葉状の構造を呈し，"cyst by cyst"あるいは"ブドウの房状"と称される多房性嚢胞を呈する（図2）．
- 分枝型では，嚢胞と主膵管との交通を認める．
- 粘液性の内容液を反映し，内腔にデブリ様エコーを

4.4 膵臓

認めることがある(図3).
- 拡張した主膵管あるいは分枝腔内に，高エコーの乳頭状隆起や壁あるいは隔壁の肥厚様所見を認める例は，腺腫や腺癌を考慮する(図4).
- 乳頭状隆起とデブリの鑑別にはドプラが有用である.

C 鑑別が必要な疾患

- 粘液性囊胞腫瘍(MCN)
- 漿液性腫瘍(SN)
- 貯留囊胞

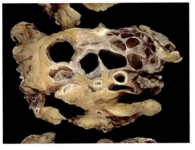

図1 固定標本割面像とシェーマ
囊胞がブドウの房状に存在する"cyst by cyst"構造を認める.

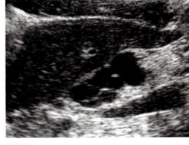

図2 ブドウの房状構造(grape-like structure)
膵管分枝の拡張によりブドウの房状構造を呈する多房性囊胞性病変を認める．カテゴリー3.

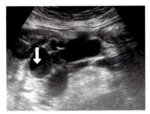 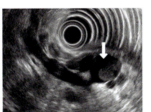

図3 デブリ様エコー
多房性の囊胞性病変(拡張した分枝膵管)内に粘液貯留によるデブリ様エコー(矢印)を認める．カテゴリー3.

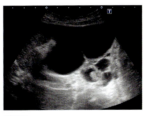 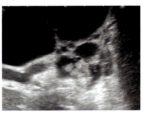

図4 囊胞内結節
多房性の囊胞性病変(拡張した分枝膵管)内に乳頭状の高エコー腫瘤像を認める(右：拡大像)．カテゴリー4.

4.4.9 粘液性囊胞腫瘍(MCN)

A 疾患概念

1) 病態

- mucinous cystic neoplasm (MCN)は，厚い被膜を有する囊胞性腫瘍であり，単房性と多房性がある.
- 粘液産生能を有し，癌化するリスクを有する.
- 組織異型度により粘液性囊胞腺腫と粘液性囊胞腺癌に分類する.
- 囊胞が内腔に向かって凸に存在する"cyst in cyst"構造を呈する(図1).
- 一般的には主膵管との交通はない.

2) 疫学

- 中年女性に好発し，男性例はきわめて稀である.
- 尾部に好発する.

3) 症状

- 一般に無症状であることが多い.
- 腫瘍増大とともに腹部不快感などの症状を認める.

4))) 血液検査

- 血液生化学データには異常を認めない.

5))) 治療

- 4cm未満で壁在結節のない高齢者を除き,外科切除が推奨されている.

B 超音波画像所見のポイント(図2〜4)

- 類円形の輪郭が特徴的である.
- 多房性病変では,大小の囊胞が内腔に向かって凸に存在する構造(cyst in cyst)を認める.
- 粘液性の内容液を反映したデブリ様の内部エコーを認めることがあり,隔壁で仕切られた個々の囊胞の内部エコー輝度に差を認める"independent cyst"はとくに診断に有用である.
- 囊胞内腔の壁在結節や乳頭状増生は,粘液性囊胞腺癌を考慮すべき所見である.
- 通常は膵管と交通を有さないため膵管拡張は伴わず,膵管走行の変位を認めることが多い.

C 鑑別が必要な疾患

- 膵管内乳頭粘液性腫瘍(IPMN)
- 漿液性腫瘍(SN)
- 貯留囊胞

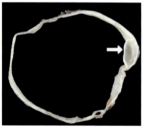

図1 固定標本割面像とシェーマ
囊胞が内腔に向かって凸に存在する"cyst in cyst"構造を認める.

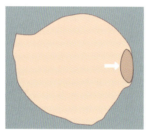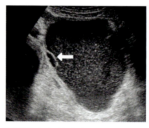

図2 囊胞内囊胞(cyst in cyst)
囊胞が内腔に向かって凸に存在する"cyst in cyst"構造を認める.カテゴリー3.

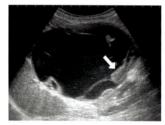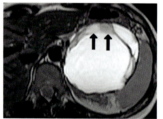

図3 independent cyst
それぞれの内腔に交通がないため,粘液量や出血などにより内腔の性状が異なる.カテゴリー3.

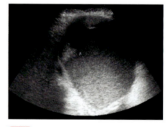

図4 囊胞内結節
囊胞性病変の内腔にデブリの貯留と乳頭状の高エコー腫瘤像(矢印)を認める.カテゴリー4.

4.4.10 漿液性腫瘍(SN)

A 疾患概念

1))) 病態

- serous neoplasm (SN)は,比較的稀な膵外分泌性腫瘍の1〜2%を占める.
- 壁の薄い10mm以下の小囊胞から成る多房性囊胞性腫瘍である(図1).

- 内腔には無色透明な漿液成分が充満している．
- 悪性例は稀である．
- 構成する囊胞の大きさにより，①小囊胞が蜂巣状に集簇する型，②大囊胞と小囊胞の混在する型，③大囊胞型，④肉眼では囊胞が認識できない充実型の4型に分類される．

2) 疫学
- 体尾部に好発する．
- 中年女性に多い．

3) 症状
- 一般に無症状であることが多い．

4) 血液検査
- 血液生化学データには異常を認めない．
- 時に，膵頭部のSCNは大きくなり肝外胆管の閉塞による胆汁うっ滞をきたし，肝障害を認めることがある．

5) 治療
- 原則的に経過観察でよい．
- 大きくなり胆管閉塞などの症状を伴うものは手術を考慮する．

B 超音波画像所見のポイント（図2～4）
- 外に凸の分葉状の輪郭を呈する多房性病変である．
- 内部に高エコーの蜂巣状構造を有することが多い．
- 蜂巣状構造は病変の中心付近に認められることが多く，カラードプラで豊富な血流シグナルを認める．
- 11～40％に腫瘍の中心部に石灰化を認める．
- 大きなSCNでは膵管の変位や圧排狭窄を呈することがあるが，膵管の途絶や拡張をきたす頻度は少ない．
- 腫瘍径の小さな病変や深部に存在する病変では，あたかも低エコーの充実性腫瘤のように描出されることがある．

C 鑑別が必要な疾患
- 膵管内乳頭粘液性腫瘍（IPMN）
- 粘液性囊胞腫瘍（MCN）
- 貯留囊胞

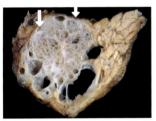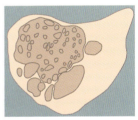

図1 固定標本割面像とシェーマ
内部に小さな囊胞が集簇する蜂巣状構造を伴う．

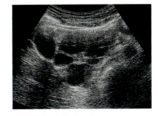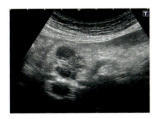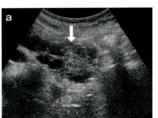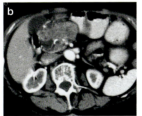

図2 蜂巣状構造（honeycomb structure）
膵頭部に外に凸の輪郭を有する多房性囊胞性病変を認める．中心部に蜂巣状構造あり．カテゴリー4．

図3 蜂巣状構造（honeycomb structure）
膵頭部に蜂巣状構造を伴う多房性囊胞性病変を認める．カテゴリー4．

図4 蜂巣状構造（honeycomb structure）
a：US，b：CT．内部に蜂巣状構造を認め，CTで造影効果を認める．カテゴリー4．

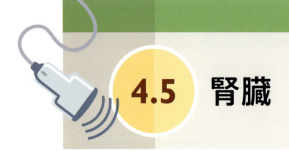

4.5 腎臓

4.5.1 上部尿路結石

A 疾患概念[1,2)]

1) 成分別の原因
- シュウ酸結石：腎髄質でシュウ酸塩が析出し，腎乳頭から腎杯内に排出されたものである．髄質内に留まっているものは石灰沈着と呼ばれる．腎から分泌されるシュウ酸は食事由来の外因性が30％，体内で生じた内因性が70％といわれる．
- 尿酸結石は高尿酸血症に続発し，尿酸結晶が腎で析出して生じる．
- 鋳型結石は腎杯結石が腎盂まで連続性に進展した状態を指す．慢性尿路感染を伴っていることが多い．自然排石は期待できず，積極的な破石術の適応である．

2) 危険因子
- 少ない飲水量，運動不足，中年男性，メタボリックシンドローム．
- 発汗が多く，尿が濃縮しやすい夏季（7月，8月）．

3) 症状
- 腰背部や下腹部の疝痛を伴う血尿．血尿を自覚しない腰背部痛も多い．

4) 診断
- 尿検査で血尿（顕微鏡的あるいは肉眼的）がみられる．
- 初診時にまず行う画像検査は超音波検査であり，診断確定には単純CTを用いる．腎杯漏斗部での結石の連続性（鋳型結石）の確実な診断にも単純CTが優れる．

5) 治療
- 小さい尿管結石（径5mm未満）では飲水，補液で自然排石を待つ．径5mm以上あるいは1ヵ月以上排石しない尿管結石では，体外衝撃波結石破砕術 extracorporeal shock-wave lithotripsy（ESWL）や経尿道的破石術 transurethral ureterolithotripsy（TUL）を考慮する．
- 鋳型結石ではESWL，TULの他に経皮的結石破砕術 percutaneous nephrolithotripsy（PNL），軟式尿管鏡破石術 flexible transurethral lithotripsy（f-TUL）も行われる．

6) 再発予防
- すべての尿路結石：十分な飲水，塩分制限，適切な運動，クエン酸製剤．
- シュウ酸結石：適量のカルシウム摂取（800mg/day前後が最適），脂肪（カルシウムとシュウ酸の結合に競合し，シュウ酸吸収増加）摂取制限，砂糖（尿中へのカルシウム分泌増加）摂取制限，マグネシウム製剤．
- 尿酸結石：プリン体摂取制限，尿酸生成抑制剤．

B 超音波画像所見のポイント

1) 結石像
- 音響陰影またはカラーコメットサインを伴う尿路内の高エコーを呈する．腎杯結石は腎髄質に接する腎洞内局在で診断できる（図1）．鋳型結石は腎杯から

腎盂に連続する結石だが，腎杯漏斗部での結石の連続性は描出困難で，確診にはCTを要する（図2c）．

2 »» 尿管結石の局在診断

- 尿管内で結石が留まりやすい部位は，腎盂尿管移行部，腸骨動脈との交差部，および尿管口の3ヵ所である．
- 超音波検査で尿管の全走行を追求することは困難であるが，少なくとも上記の局在しやすい部位は観察する．

3 »» 尿管ジェットの確認

- 尿管の完全閉塞が2週間続くと，同側腎の非可逆的機能低下をきたす．
- 飲水や補液後に膀胱三角部を観察し，カラードプラで同側尿管口ジェットが確認されれば，尿管の完全閉塞は否定できる（3.5.3 図2）．

● 文献

1) 名古屋市立大学大学院医学研究科腎・泌尿器科学分野：研究紹介 尿路結石研究グループ．
 https://ncu-uro.jp/research/urinary_stone.php（2019年2月閲覧）
2) 公益財団法人 日本医療機能評価機構：尿路結石症診療ガイドライン2013年版．
 https://minds.jcqhc.or.jp/n/med/4/med0022/G0000634/0026（2019年2月閲覧）

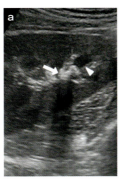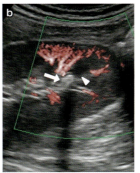

図1 腎杯結石
髄質石灰沈着が腎乳頭から腎杯内に落ちたものが腎杯結石（矢印）である．腎洞内で腎乳頭（矢頭で示す低エコー）に接している局在がわかれば，腎杯結石と診断できる．カテゴリー2．

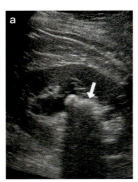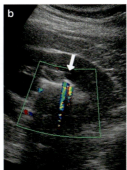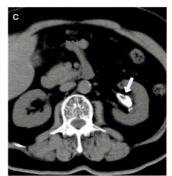

図2 鋳型結石（珊瑚状結石）
腎盂から腎杯漏斗部を越えて少なくとも一つの腎杯内に繋がっている結石（矢印）である．慢性尿路感染が併存しカルシウム含有量が少ないため，X線単純撮影では正しい診断が難しい．単純CT（c）では腎盂から一部の腎杯に至る石灰化結石を認める．カテゴリー2．

4.5.2 水腎症

A 疾患概念

1》 原因
- 先天的尿路形態変異，結石，腫瘍，外部からの尿管圧迫(リンパ節腫脹，後腹膜線維症ほか)，血行障害や神経障害(リンパ節郭清後など，骨盤部や後腹膜の術後に多い)．

2》 危険因子
- 繰り返す尿路感染症，尿路結石症の病歴，後腹膜術後，骨盤部腫瘤．

3》 症状
- 患側腰背部痛や血尿でみつかることもあるが，慢性期には症状に乏しい．

4》 血液・尿検査
- 腎機能(eGFR)の低下，血尿を生じることがある．

5》 治療
- 原因の除去，尿管ステント，尿路変更術．

B 超音波画像所見のポイント

1》 上部尿路の拡張
- 腎盂のみならず腎杯漏斗部も拡張していれば，明らかな水腎症である(図1，2a)．

2》 尿路閉塞所見
- 狭窄/閉塞部より上流の尿路が拡張しているとき，拡張部位により水腎杯症，水腎症，水腎・水尿管症と呼ぶ．
- 腎杯漏斗部や尿管の拡張を伴わない腎盂のみの拡張は，先天性の尿管変異や水腎症既往が原因のことが多い．
- 腎盂の一部の拡大，または腎中心部エコー像の解離は腎盂腫瘍が原因の可能性があり，腎盂内充実性病変の同定に務める(4.5.5 図1a)．

3》 閉塞原因の追究
- 拡張した尿路を下流に向かって追跡して原因を描出

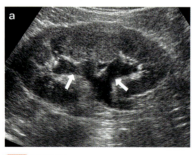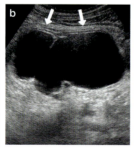

図1 水腎症
尿路内圧の上昇に伴い，腎杯漏斗部の拡張がみられる(a，矢印)．尿路狭窄が長期化するとやがて腎実質が萎縮する(b，矢印)．カテゴリー3．

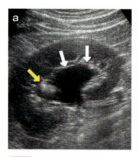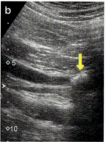

図2 腸骨動脈交差部の尿管結石による水腎症
水腎症を認め(矢印)，腎盂内に結石も認める(a，黄矢印)．水腎症の原因は，腸骨動脈近傍の尿管結石(b，黄矢印)である．カテゴリー2．

する（図2b, 3b）.
- 閉塞原因を特定できなくても，膀胱を観察して患側尿管口からのジェット（間欠的な尿噴出）を確認できれば，上部尿路の完全閉塞は否定できる（3.5.3 図2b）.
- 尿管下部は超音波検査で描出困難なことが多く，狭窄原因が不明のときはMR urography（MRU）や造影CT（図4）を考慮する.

4))) 尿路狭窄による腎萎縮
- 水腎症が長期化すると腎の萎縮をきたす（図1b, 5）.

5))) 先天性の原因による水腎症
- 新生児期や乳児期にみつかることが多い[1].

●文献
1) 坂井清英：超音波検査でわかる先天性腎尿路異常（CAKUT）の診断と治療.
https://www.jstage.jst.go.jp/article/jjpn/advpub/0/advpub_rv.2017.0004/_pdf（2019年2月閲覧）

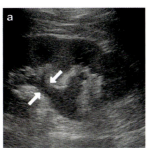
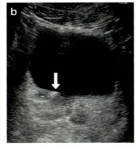
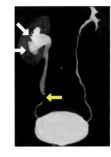

図4 尿管癌による水腎症
造影CTにて右水腎症を認め（矢印），右尿管下部に高度狭窄を認める（黄矢印）．腸骨動脈交差下方で膀胱より上の尿管病変は，超音波検査での描出は困難なことが多い．

図3 尿管口近傍の結石による水腎症
右腎の腎盂腎杯拡張を認め，腎杯漏斗部（a，矢印）も拡張している．水腎症の原因は，右尿管口の嵌頓結石（b，矢印）である．カテゴリー2．

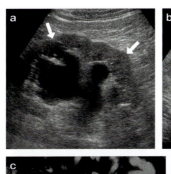
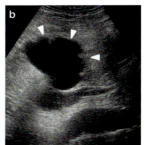
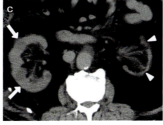
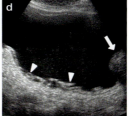

図5 前立腺肥大による水腎症
両側腎に腎盂腎杯拡張を認め，a：右腎では腎実質の厚みは保たれているが（矢印），b：左腎では腎実質は高度に萎縮している（矢頭）．カテゴリー3．c：CTにおいても右腎実質は保たれているが（矢印），左腎では高度に萎縮して菲薄化している（矢頭）．d：膀胱の超音波検査では利尿筋の肉柱形成（矢頭）と前立腺の膀胱内腔への突出（矢印）を認める．

4.5.3 腎血管筋脂肪腫

A 疾患概念

1) 原因
- 結節性硬化症に好発するほか，散発的にも発生する．

2) 症状
- 腫瘍径が40 mmを越えると破裂リスクが大きい．
- 腫瘍破裂時には突然の腰背部痛と出血性ショック．

3) 血液・尿検査
- 異常所見はみられない．

4) 合併症（破裂）のリスク：
- 結節性硬化症合併例では腫瘍の発育が速く，腫瘍の自然破裂率も高い[1]．
- 結節性硬化症を合併しない例でも腫瘍径が40 mmを超えると受傷時破裂や自然破裂のリスクが大きくなる．
- 血管造影や造影CTで腫瘍内部に径6 mmを越える血管を認める例も破裂リスクが大きい．

5) 治療
- 自然破裂リスクの高い病変に対して血管内治療interventional radiology（IVR）が行われる．
- 破裂例では血管内治療または腎摘出術．

B 超音波画像所見のポイント

1) 高エコー腫瘤
- 腎中心部エコー像と同等以上の高エコーを呈することが多い．低エコーの輪郭がないことに着目すれば，腎表へ発育した高エコー例の診断は比較的容易である．

2) マッシュルーム型の腎外発育
- 腎外へのハンプを形成する腫瘍では，腎実質内部分より腎外部分の幅が大きくなることが多い（図1b）．

3) 腫瘍径計測に関する問題点
- 腫瘍の辺縁部に低エコー帯はなく，腎外発育例では腎周囲の脂肪組織との境界が薄い腎線維性被膜のみであるため，画像上は境界不明瞭となって正確な大きさ計測がしばしば困難である．体位変換や走査中の深呼吸によって腫瘍の輪郭の把握に務める．
- 脂肪内の音速は水より小さいため，ビーム軸方向の腫瘤径が過大計測（音速差は最大約7％）となることに留意する．

4) 腫瘍内血管
- 富血性で太い血管が腫瘍内に観察される例では，破

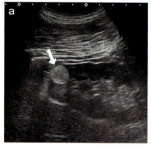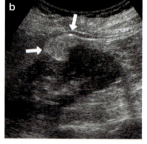

図1 腎血管筋脂肪腫の2例
血管筋脂肪腫の大部分は内部エコーレベルが腎中心部エコー像と同等以上に高く（a, b），腎外に発育すると腎外の径の幅が大きくなってマッシュルーム状の形状を示すことが多い（b）．カテゴリー2．

裂リスク判定のため腫瘍内血管の最大径を計測する．

5))) 類上皮血管筋脂肪腫
- 血管筋脂肪腫の稀な特殊型であり，脂肪組織と異常血管を含まず，類上皮細胞に似た腫瘍細胞から成る．悪性のポテンシャル（遠隔転移が多い）と考えられている[2]（図2）．

C 鑑別が必要な疾患とポイント

1))) 腎細胞癌
- 通常型の腎細胞癌では，境界部に低エコー帯（変性の少ない腫瘍組織または偽被膜）を有し，腫瘍の中心部では壊死や出血による小囊胞構造が高頻度に観察される．
- 変性や壊死の少ない乳頭状腎細胞癌や嫌色素性腎細胞癌では，内部エコーは腎中心部エコーより低いことで鑑別する．

2))) 出血性囊胞
- 囊胞内出血の亜急性期（数日後〜数ヵ月後）には，内部エコーが上昇して血管筋脂肪腫に類似する．過去画像があれば後視的に参照し，初めての超音波検査のときは，数ヵ月後に経過観察を行って内部エコーに変化があることを確認する．
- 囊胞内の血液成分の検出には，単純MRIが役立つ（3.5.2 図2）．

3))) 腎杯憩室
- 憩室内部が結石やデブリで充満すると，憩室全体が高エコーを示す．憩室内の結石やデブリには高頻度にカラーコメットサインがみられ，血管筋細胞腫との鑑別に役立つ（図3）．

● 文献
1) ノバルティスファーマ株式会社：結節性硬化症.jp. http://www.afinitor.jp/tsc/particulars/particulars05.html（2019年2月閲覧）
2) 石川哲夫ほか：類上皮血管筋脂肪腫．泌尿紀要 58:21-24, 2012

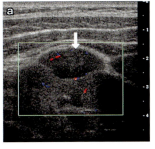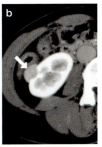

図2 類上皮血管筋脂肪腫
脂肪成分を含まず，内部はほぼ均一な低エコーを示すが，カラードプラで病変内に血流を認める（a）．造影後のCTでは明瞭な増強効果を示す（b）．通常の血管筋脂肪腫と同様にマッシュルーム型の形状を示している．カテゴリー3．

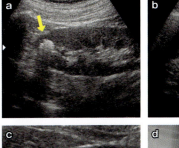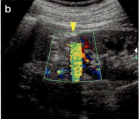
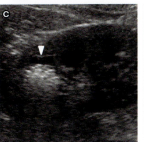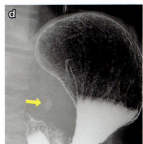

図3 結石で充満した腎杯憩室
a：左腎上部に高エコー腫瘤像を認める．b：方向性カラードプラではカラーコメットサインが明瞭である．c：拡大観察すると高エコーに接する囊胞状部分を認める．d：上部消化管撮影を参照すると石灰化を伴う病変であることがわかる．カテゴリー2．

4.5.4 腎癌（腎細胞癌）

A 疾患概念

1) 疾患概念[1]
- 腹部超音波スクリーニングでは，最も高頻度にみつかる腹部悪性腫瘍であり，30歳代での発見も稀ではない．

2) 危険因子
- 肥満，喫煙，高齢男性，von Hippel-Lindau病，有機溶媒，血液透析．

3) 症状
- 超音波検査が普及する前には，血尿，腰痛，腹部腫瘤触知が三徴であったが，現代では超音波スクリーニングや，他の目的での腹部CTで，偶発的に無症状でみつかることが多い．

4) 血液・尿検査
- 一般的な血液検査，尿検査では異常を認めない．

5) 治療
- 腎摘出術，部分腎摘出術が行われる．
- 開腹手術に置き換わってロボット支援による鏡視下手術が増えている．
- 高齢者や手術のリスクが大きい患者では血管内治療や凍結療法が選択されることもある．

B 超音波画像所見のポイント

1) 腎実質からハンプ状に突出
- 腎の全周をくまなく描出することで見落としを減らせる．

2) 偽被膜
- 腫瘍の発育に伴い圧排された周囲の腎組織が変性して低エコー帯を形成する．

3) 血流
- 腎細胞癌のうち最も多い組織型である淡明細胞癌は富血性である．CFMでは病変を取り巻くように発達した腫瘍血管が描出される．
- 乳頭状腎細胞癌（図1）や嫌色素性腎細胞癌（図2）では腫瘍内の血流信号は少なく，小嚢胞構造の出現頻度も低い．

4) 増大速度が速い：嚢胞壁に生じる腎癌
- 通常の腎癌（充実性の淡明細胞癌や多房嚢胞性腎細胞癌）は，診断された時点で過去の超音波画像を後視的にレビューすると，直径30mm未満の腎細胞癌の発育は遅い．
- 嚢胞壁に生じた腎細胞癌も淡明細胞癌が多いが，通常の腎細胞癌より発育が比較的速い（図3）．

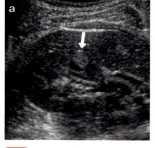 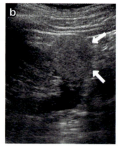

図1 乳頭状細胞癌の2例
aは小さい高エコー腫瘤，bは腎外にハンプ形成した高エコー腫瘤で，いずれも乳頭状細胞癌．内部エコーは均一に高いが，腎中心部エコーよりは低い．カテゴリー4．

C 鑑別が必要な疾患とポイント

1))) 胎児性分葉とdromedary hump

- いずれも腎髄質の外方で皮質が凸となるため，腎皮質と髄質を明瞭に描出することができれば容易に鑑別できる（3.5.4 図4）．

2))) 腎血管筋脂肪腫

- 嫌色素性腎細胞癌や一部の乳頭状腎細胞癌では，壊死や出血が少なく内部が均一に高エコーを示すことがあるが，ほとんどの例で腎中心部エコー像のエコーレベルを超えない（図1，2）．

- 類上皮血管筋脂肪腫は，内部エコーが低く，嫌色素性腎細胞癌や小さい淡明細胞癌との鑑別が困難である．マッシュルーム型の形状がみられれば，鑑別の参考になる（4.5.3 図2）．

3))) 腎嚢胞（複雑性嚢胞）

- 「B．超音波画像所見のポイント　4 増大速度が速い：嚢胞壁に生じる腎癌（図3）」を参照．

● 文献
1) 日本癌治療学会：腎がん診療ガイドライン．http://jsco-cpg.jp/guideline/10.html（2019年2月閲覧）

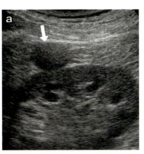
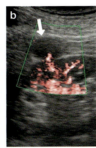
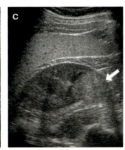

図2　嫌色素性細胞癌の2例
腎外に向かって発育した内部均一な腫瘍で，一見，嚢胞のようにみえるが，腎内から連続する血流を認める（a，b）．cは比較的均一な高エコーを示す別の嫌色素性細胞癌である．いずれもカテゴリー4．

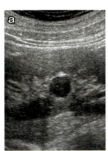
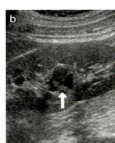
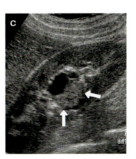

図3　嚢胞壁に生じた腎細胞癌
腎洞内にハンプ形成する嚢胞（a）．2年後に厚みのある隔壁が明らかになり（b，矢印），さらに1年後には充実性腫瘤が明瞭になった（c，矢印）．カテゴリー4．判定区分D2（ただし図Cの状態）．

4.5.5 腎盂癌（尿路上皮癌）

A 疾患概念[1)]

1) 原因と危険因子
- 喫煙，フェナセチンの長期服用（現在は販売停止），過去の尿路上皮癌病歴（尿路内でde novo 再発しやすい）．

2) 症状
- 無症候性血尿（腹痛や腰痛を伴わない肉眼的血尿）．

3) 血液・尿検査ほか
- 無症候性血尿が発見のきっかけとなることが多い．
- 造影CTや膀胱鏡で部位診断が確定される．

4) 治療
- 腎盂癌，尿管癌：片側腎尿管摘出術．
- 膀胱癌：経尿道的腫瘍摘出 transurethral resection of the bladder tumor (TUR-Bt)，膀胱内薬剤注入，膀胱摘出術．

B 超音波画像所見のポイント

1) 腎洞内腫瘤像
- 隆起型の尿路上皮癌は超音波検査でみつけやすい（図1，2）．

2) 腎杯拡張
- 拡張した腎杯を腎盂に向かって追跡すると腎盂癌をみつけやすい．

3) 平坦型の尿路上皮癌
- 腫瘤を形成せず，超音波検査よりも尿細胞診でみつかることが多い．

4) 腎洞脂肪腫症との鑑別
- 腎洞脂肪腫症は高齢者に多い腎洞内脂肪組織の増加である（図3）．
- エコーレベルが低下した腎洞内に無エコーの腎盂腎杯が確認できれば，腎盂癌ではないと診断できる（図4a）．

C 鑑別が必要な疾患

1) 腎盂拡張
- 尿管や膀胱での通過障害の既往があり，腎盂にのみ拡張が残っている状態である．尿路上皮癌では腎盂だけでなく腎杯漏斗部も拡張することが多い．腎盂に拡張があるときは，拡張した尿路を下流に向かって追跡して拡張の原因がないか追求するよう努める．

2) 傍腎盂嚢胞
- 腎洞内圧の低下による腎洞内リンパ管の嚢胞状拡張である．尿路との交通がない点が尿路上皮癌でしばしば認める水腎症とは異なる．

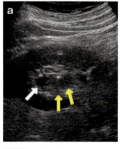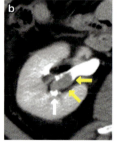

図1 腎盂癌
腎の中心部エコーに解離を認め，腫瘍は充実性に（a，黄矢印）描出される．造影CTでは腎盂内の腫瘍が明瞭となる（b，黄矢印）．拡張した腎杯（矢印）は無エコーである．カテゴリー4．

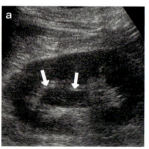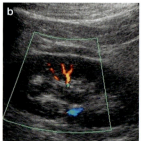

図2 比較的均一な内部エコーを示す腎盂癌
a：左腎洞の上部から中部に中心部エコー像の解離を認める（矢印）．
b：腎洞内に限局した腎盂癌の内部には血流信号はほとんど認めない．カテゴリー4．

3))) 腎洞脂肪腫症

- 腎洞内圧の低下による腎洞内脂肪増生であり，エコーレベルの低下した脂肪組織内に，腎盂腎杯あるいは区域腎動脈が穿通する点が腎盂癌とは異なる．

●文献
1) 日本癌治療学会：腎盂・尿管がん診療ガイドライン．
http://www.jsco-cpg.jp/guideline/27.html (2019年2月閲覧)

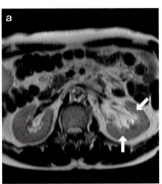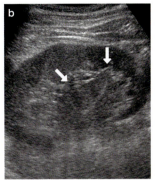

図3 腎洞脂肪腫症
腎洞の脂肪組織の増加(a)により，腎中心部エコーレベルが比較的均一に低下する(b)．

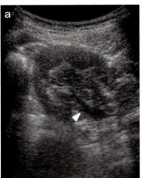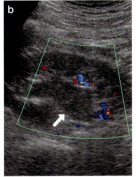

図4 腎洞脂肪腫症と腎盂癌の鑑別
腎洞脂肪腫症では，腎洞の大部分を占める低エコーの脂肪組織内に，腎盂や腎杯が無エコー域(a，矢頭)として観察されるが，腎盂癌では，腫瘍が腎盂腎杯内に広がり(b，矢印)，腎洞内の血管は周囲に圧排される．

4.5.6 腎嚢胞

A 疾患概念

1) 原因
- 皮質嚢胞は加齢により増加増大する．
- 腎杯憩室には先天性と後天性がある．
- 傍腎盂嚢胞は加齢により出現し，腎洞内圧の低下に伴うリンパ液の貯留と考えられている．

2) 症状
- いずれもほぼ無症状であるが，感染嚢胞では発熱をきたすことが多い．
- 腎杯憩室は内腔に結石を生じうるため，稀に血尿をきたす．

B 超音波画像所見のポイント

1) 局在と形状
- 皮質嚢胞は実質内に生じ，円形（類球形）や分葉形の境界明瞭な無エコー腫瘤像を呈し（図1），実質の外方に発育するとビークサインを呈する．
- 腎杯憩室も実質内に局在し，複数の隔壁を伴い，腔内にデブリや結石を伴いやすい（3.5.2 図5）．
- 傍腎盂嚢胞は腎洞内に局在し，短軸断面では腎洞内の前側か後側に偏位していることが多い（3.5.2 図4b）．

2) 複雑性嚢胞
- デブリや隔壁，壁在結節などを伴う実質由来の嚢胞を指す．
- 複雑性嚢胞には，嚢胞内に生じた悪性腫瘍（あるいは嚢胞構造を呈する悪性腫瘍）も含まれており，鑑別にはBosniak分類（表1）[1]が用いられる（図2）．

● 文献
1) 日本泌尿器科学会ほか編：腎癌取扱い規約，第4版，金原出版，東京，2011

表1 複雑性嚢胞のBosniak分類：US

category	画像所見	判定
I	単胞性，薄い壁，内容物が無エコー（単純性嚢胞）	良性
II	2つ以下の薄い隔壁，わずかな石灰化，デブリを含む30mm以下の嚢胞	大部分良性
IIF	3つ以上の薄い隔壁，わずかな血流シグナル，デブリを含む30mm以上の嚢胞	悪性の可能性は低いが経過観察が必要
III	隔壁不正，壁の厚い嚢胞，血流シグナル明瞭，粗大石灰化	悪性の可能性
IV	嚢胞壁や隔壁から隆起／浸潤する壁在結節	大部分悪性

（文献1より引用改変）

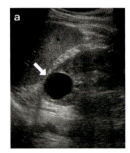
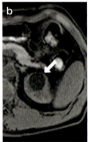
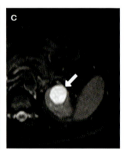

図1 腎皮質嚢胞（単純性嚢胞）
超音波では内部が無エコーの円形（類球形）病変である（a）．MRIのT1強調像（b）では内部が低信号，T2強調像（c）では内部が高信号を示す典型的な単純性嚢胞である．カテゴリー2．

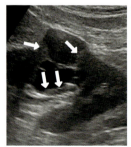

図2 Bosniak category III の複雑性嚢胞
多房性嚢胞の壁の一部に肥厚（矢印）を認める．造影CTではBosniak IIFであり，経過観察の方針となった．

4.5.7 多発性嚢胞腎

A 疾患概念[1]

1 原因
- 多発性嚢胞腎は遺伝性疾患である．成人でみつかるのは常染色体性嚢胞腎 autosomal-dominant polycystic kidney disease（ADPKD）である．

2 症状
- 血尿，蛋白尿がみられ，緩徐な腎腫大に伴い側腹部痛，背部痛，腹部膨満感を生じる．

3 血液・尿検査ほか
- クレアチニン高値，BUN高値，蛋白尿．

4 治療
- 腎容積の増大を抑制する薬物（トルバプタン）があるが，腎不全を防ぐ薬物はみつかっていない．
- 40歳前後で高血圧や血管障害を発症しやすく，50歳を過ぎると過半数は腎不全に至る．

5 鑑別診断
- 長期間の血液透析の後に生じる多嚢胞化萎縮腎とはまったく別の疾患である．

B 超音波画像所見のポイント

1 両側腎に密集多発する嚢胞
- 中高年例では嚢胞と嚢胞の間に正常腎実質はほとんど観察されない（図1a，b）．

2 両側腎腫大
- 若年例では腎の腫大は目立たないが（図2），中・高年齢では嚢胞の成長に伴い腎の容積も緩徐に増大し，両側腎腫大をきたす（図1b）．

3 デブリ
- 一部の嚢胞内にデブリがみられることがあり，嚢胞内への出血を反映していることが多い（図1a，b）．

● 文献
1) 難病情報センター：多発性嚢胞腎．http://www.nanbyou.or.jp/entry/295（2019年2月閲覧）

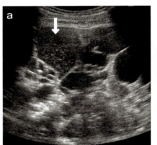 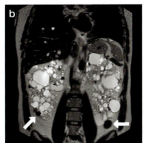

図1 常染色体性嚢胞腎（ADPKD）60歳代
超音波では腎に大小多数の嚢胞性病変を認め，一部の嚢胞内にはデブリを認める（a，矢印）．嚢胞と嚢胞の間に腎実質はほとんど観察されない．MRIでは一部の嚢胞はヘモジデリンを含む出血性嚢胞であることがわかる（b，矢印）．カテゴリー3．

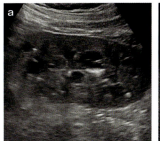 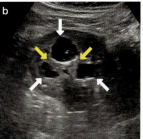

図2 常染色体性嚢胞腎（ADPKD）20歳代
両腎に多発嚢胞を認め，多くの嚢胞内に高エコーのデブリがみられる．本例では嚢胞（矢印）の間に腎実質（黄矢印）がまだ確認できる（a：長軸像，b：短軸像）．カテゴリー3．

4.5.8 多嚢胞化萎縮腎

A 疾患概念[1]

1) 原因

- 血液透析への移行後は腎での尿生成が極端に減少するため，腎の萎縮とともに間質の線維化によって尿細管が狭窄して多発性の嚢胞がしばしば形成される（図1）．この病態は多嚢胞化萎縮腎と呼ばれ，腎癌（透析腎癌）の発生母地となる[2]．

B 超音波所見のポイント

- 腎実質は萎縮してエコーレベルが上昇し，腎周囲腔の脂肪組織との境界が不明瞭となる．
- 透析腎癌は，通常の腎癌とは異なり，境界部に低エコーの偽被膜を伴わず，内部に小嚢胞構造も認めず，内部の血流も目立たない[2]．

●文献

1) 石川　勲：透析患者と腎癌．透析会誌 47：589-598，2014
https://www.jstage.jst.go.jp/article/jsdt/47/10/47_589/_pdf
（2019年2月閲覧）

2) 日本超音波医学会：透析腎癌の超音波鑑別診断．
https://www.jsum.or.jp/committee/diagnostic/pdf/touseki_40-6.pdf（2019年2月閲覧）

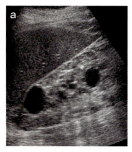
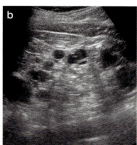
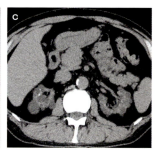

図1　多嚢胞化萎縮腎（透析腎嚢胞）
a：右腎．b：左腎．c：単純CT．血液透析導入後に生じた多発性嚢胞を伴う萎縮腎である．これらの嚢胞はしばしば透析腎癌の発生母地となる．カテゴリー3．

4.6 脾臓

4.6.1 脾の腫大(脾腫)

A 疾患概念

- 脾はリンパ網内系の臓器であり，血液プールとしての役割も持つ．原因にかかわらず脾のびまん性の腫大を脾腫大(脾腫)と呼ぶ．

1) 原因
- 脾腫大の原因としては，うっ血による血液プールの増大と，骨髄やリンパの増殖や代謝異常によるリンパ網内系の増殖の両者がある．

2) 著明な腫大
- 門脈圧亢進症や溶血における腫大では，脾の長径が150 mmを越えることは稀であり，長径が150 mmを越える腫大では白血病や悪性リンパ腫における腫瘍細胞のびまん性浸潤が多い(図1，3.6.3図1)．

3) 血液検査
- 赤血球数，白血球数，血小板，ビリルビン値を含む肝機能検査，CRPなどが原因疾患の推定に役立つ．

4) 治療
- 脾腫大が腹部症状をきたすことは稀であり，原因疾患の治療を優先する．

B 超音波画像所見のポイント

1) 腫瘤を伴わない腫大
- 門脈圧亢進や溶血性黄疸，骨髄増殖性疾患[1]などでよくみられる．

2) 鑑別診断
- 超音波画像のみで脾の腫大の鑑別診断は困難であり，診断には病歴，血液検査や肝機能検査結果を参照する．

●文献
1) 国立がん研究センター：がん情報サービス，慢性骨髄性白血病．https://ganjoho.jp/public/cancer/CML/index.html (2019年2月閲覧)

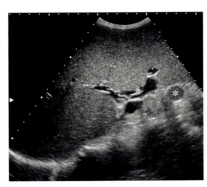

図1 著明な腫大
長径180 mmを超える著明な腫大．門脈圧亢進症による腫大では長径が150 mmを超えることは稀であり，本例は骨髄異形成症候群(前白血病状態と考えられている)である．＊印は副脾．カテゴリー3．

4.6.2 脾腫瘤

A 疾患概念／超音波画像所見のポイント

1》 腫瘤性病変
- 内部エコーが移動性を示さない限局性病変は充実性と考える．内部エコーを有していても体位変換時に内部エコーが移動するものは嚢胞性腫瘤（複雑性嚢胞）である．

2》 鑑別診断
- 脾の充実性腫瘤の鑑別診断はしばしば困難であり，造影CTやMRIを用いても鑑別困難なことが多く，経時的な増大の有無で治療方針が決まることが多い．

B 鑑別が必要な疾患

〈良性腫瘤性病変および境界病変〉
- 血管腫（3.6.1図2）
- 過誤腫（3.6.1図3）
- リンパ管腫（3.6.2図1）
- 血腫（図1）
- 陳旧性肉芽腫
- Gamna-Gandy 結節[1]（図2）
- 奇形腫
- 炎症性偽腫瘍（図3）
- サルコイドーシス
- デスモイド腫瘍

〈悪性腫瘍〉
- 悪性リンパ腫（図4, 3.6.3図1）
- 転移性腫瘍

●文献
1) 直島武夫ほか：Gandy-Gamnaの結節の再検討．日本網内系学会会誌32：137-146, 1992

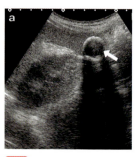
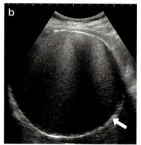

図1 脾石灰化嚢胞の2例
脾嚢胞壁に全周性の高エコーがみられ，後方エコーの減弱を伴う．いずれも数年間形状不変であり，陳旧性出血性嚢胞と考えられる．カテゴリー2．

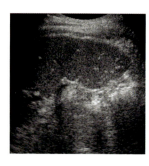

図2 Gamna-Gandy結節
門脈圧亢進症でみられる脾の多発性高エコー小結節．高エコーの原因は小出血や，ヘモジデリン沈着のためと考えられている．カテゴリー3．

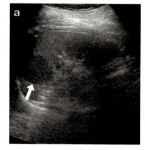
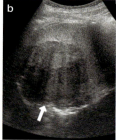

図3 脾の炎症性偽腫瘍
脾上縁近傍に40mm径の均一な低エコー腫瘤がみられ（a），3年後に80mm径に増大し，内部は不均一になった（b）．カテゴリー4．

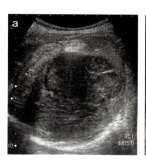
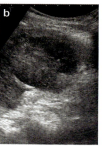

図4 脾原発悪性リンパ腫
脾の充実性腫瘤には，血管腫，過誤腫，炎症性偽腫瘍，転移性腫瘍などがあり，原発性の悪性腫瘍としては悪性リンパ腫が多い．カテゴリー4．

4.6.3 副脾

A 疾患概念

1) 概念
- 健常者に高頻度に存在し，副脾の多発も稀ではない．脾腫があれば副脾も大きくなる．

2) 局在部位
- 脾門部，脾下縁近傍が多く，稀に脾上縁や左腎近傍の前傍腎腔内に存在する．左腎下極より下方には存在しないとされる．

B 超音波画像所見のポイント

1) 超音波所見
- 類球形あるいは豆型の分葉形であることが多く，内部エコーは脾と同等であり，脾と同様に富血性である．

2) 脾摘後の腫大
- 脾摘時に副脾が遺残していると術後に緩徐に腫大することが多い（図1）．

3) 膵内副脾
- 副脾はしばしば膵尾部と接しており，膵内に埋没している副脾は膵腫瘍との鑑別が難しい（3.6.5図1）．

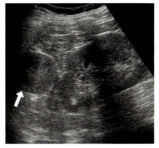

図1 脾摘後に代償性増大した遺残副脾
交通外傷で脾の摘出を受けた8年後に左横隔膜下に発見された．カテゴリー2．

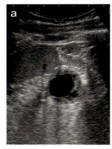 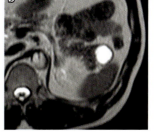

図2 膵内に埋没した副脾に生じた腫瘤
a：脾と左腎の間に混合性腫瘤（中心部は嚢胞性）が描出されている．b：MRIでは膵尾部腫瘤像であり，最終診断は膵内副脾に生じた類皮嚢腫であった．カテゴリー3．

4.7 大動脈

4.7.1 大動脈瘤（腹部）

A 疾患概念

- 腹部大動脈の直径が3.0cm以上であれば腹部大動脈瘤と定義される．
- 形状は紡錘状と囊状の2つに分類される．
- 腹部大動脈瘤の約95％は腎動脈分岐下に発生する（腎下部腹部大動脈瘤）．
- 大動脈径の測定については，大動脈の限局拡張（3.7.1「大動脈の限局拡張」参照）．

1) 原因
- 90％以上は動脈硬化症が原因．
- その他の原因に，高安動脈炎やBehçet病，感染性動脈瘤やMarfan症候群などがある．

2) 危険因子
- 高齢，男性，喫煙者が3大リスク要因である．
- 女性，喫煙者，高血圧患者は破裂のリスクが高い．
- 形状では紡錘状より囊状のほうが破裂の危険性が高い．
- 5.0cm以上あれば年3％超の破裂のリスクがあり，手術が薦められる．

3) 症状
- 大多数は無症状で，検診で偶然発見されることも多い．
- 腹部に拍動性腫瘤を触知する．
- 拍動性腫瘤に一致する圧痛は破裂の前兆であることがある．
- 破裂すると突然の激しい腹痛，出血性ショック，意識消失発作などが出現し，緊急手術が必要である．
- 痩せた人では蛇行した腹部大動脈を拍動性腫瘤として触知することがあるので注意．

4) 血液検査
- 特徴的な所見はみられない．

5) 治療
- 高血圧のコントロール．
- 手術治療は人工血管置換術，ステントグラフト内挿術endovascular aneurysmal repair（EVAR）が行われる．
- 手術適応は径が男性は5.0cm以上，女性は4.5cm以上としている施設が多い．
- 拡張速度が5mm/6ヵ月以上と速い場合は，手術適応となる．

B 超音波画像所見のポイント

- 大動脈の一部の壁が全周性または局所性に拡大・突出した状態である（図1）．
- しばしば壁在血栓を伴う（図2）．
- 壁在血栓の液状化により偽腔様にみられるACサイン（anechoic crescent sign）をみることがある（図3）．
- 腹部大動脈破裂を疑ったら，まず腹部エコーを実施する．ほぼ全例で描出可能と思われる．
- 最大短径が5cm以上の動脈瘤は破裂の危険性がある．このような生命が危ぶまれるほど危険な状態に

あることを示唆する異常像(パニック値)を認めた場合は、直ちに健診結果を事業主あるいは受診者本人へ報告するとともに、医療機関への早急な受診を勧めることが望まれる。検診施設で、こうしたパニック値の事例に遭遇するケースはきわめて稀と思われるが、遭遇時の対応について各施設で取り決めておいて頂きたい。

●文献
1) 日本超音波医学会用語・診断基準委員会：超音波による大動脈・末梢動脈病変の標準的評価法．超音波医学 41：405-414, 2014
2) 上田剛士：ジェネラリストのための内科診断リファレンス, 医学書院, 東京, 2014

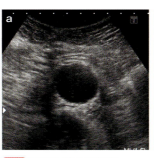

図1 囊状腹部大動脈瘤

a：短軸像．b：長軸像．長軸径は30.2 mmで，動脈瘤と判断される．カテゴリー2．

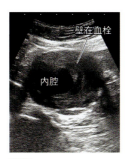

図2 壁在血栓を伴う腹部大動脈瘤

短軸像．カテゴリー2．

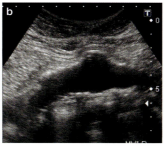

図3 ACサイン

a：短軸像．b：長軸像．＊ACサイン(anechoic crescent sign)．壁在血栓の液状化により偽腔様にみられる．カテゴリー2．

4.7.2 大動脈解離

A 疾患概念

- 大動脈壁が中膜のレベルで二層に剥離し，動脈走行に沿ってある長さを持ち，二腔（真空と偽腔）になった状態である．

1》》 原因

- 発生機序は不明であり，予防対策も確立されていない．

2》》 Stanford分類

- 解離の範囲によりA型（上行大動脈に解離があるもの，きわめて予後不良）と，B型（上行大動脈に解離がないもの）の2型に分類される．

3》》 危険因子

- 本症発症の重要な要因は高齢，高血圧，中膜壊死である．
- Marfan症候群などの結合織疾患との関連性が指摘されている．

4》》 症状

- 突然の胸背部痛で発症する．疼痛は発症時が最強で，痛みが背部から腰部へ移動していくことが多い．
- 広範囲の血管に病変が進展する結果として症状は経時的に変化し，種々の病態を示す．
- 破裂による出血性ショックや心タンポナーデ，分枝動脈の狭窄・閉塞による臓器の虚血症状−急性心筋梗塞，急性腎不全，腸管虚血，などと多彩である．

5》》 血液検査

- 特徴的な所見はみられない．

6》》 治療

- Stanford分類により治療方針を決定する．
- 上行大動脈に解離のあるStanford A型は緊急手術，解離のないB型は内科的降圧療法が原則である．

B 超音波画像所見のポイント（典型例）

- 確定診断は，解離したフラップ（flap：内膜と中膜の一部から成る隔壁構造）の描出（図1，2）．
- 大動脈壁が剥離し，真空と偽腔との二腔になった病態である．
- 大動脈径が拡大し，3cm以上と瘤を形成した場合は「解離性大動脈瘤」と称される．
- 腹部ではドプラを用い，腎血流や下肢動脈などの分岐血流の障害の評価を行う（図3）．
- 確定診断はエコー，造影dynamic CTで解離フラップの存在を確認する．

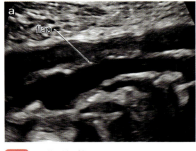
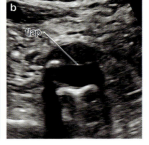

図1 大動脈解離
a：長軸（矢状断）像．b：短軸（水平断）像．

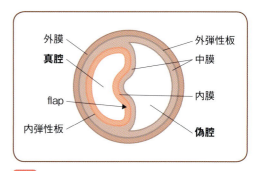

図2 解離の形態

C 症例提示（図4）

- 症例：30代男性
- 主訴：激しい背部痛，胸痛
- 現病歴：3年前から収縮期160mmHg程度の高血圧を指摘されるも，とくに治療せず．
- 突然，激しい背部痛，胸痛が出現．救急外来を受診となった．
- 臨床検査成績：来院時，収縮期血圧200mmHg以上．血液検査でDダイマー7.3μg/mLと高度増加を認めた．
- US：腹部大動脈にはほぼ全長にわたりフラップがみられ，ドプラにて両方の腔（真腔と偽腔）に血流がみられる（図3a, b）．大動脈径は3cm未満である．⇒大動脈解離
- dynamic CT：左鎖骨下動脈分岐以遠から胸部大動脈，腹部大動脈および右総腸骨動脈にかけて，解離を認める（図3c）．⇒大動脈解離，Stanford B．

● 文献

1) 日本循環器学会：大動脈瘤・大動脈解離診療ガイドライン（2011年改訂版）．http://www.j-circ.or.jp/guideline/pdf/JCS2011_takamoto_h.pdf（2019年2月閲覧）
2) 日本超音波医学会用語・診断基準委員会：超音波による大動脈・末梢動脈病変の標準的評価法．超音波医学 41：405-414, 2014
3) 福井次矢ほか編：今日の治療指針2017年版．医学書院，東京，2017

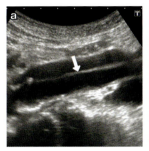
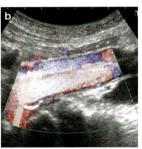

図3 大動脈解離
a：Bモード画像．b：ドプラ画像．長軸像．矢印：フラップ．

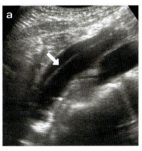
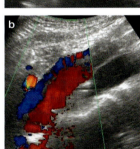
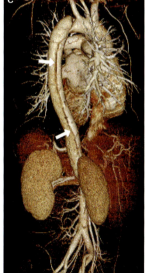

図4 大動脈解離
a：Bモード画像．b：ドプラ画像．c：3D画像（dynamic CT）下行大動脈を背側方向からみた図．矢印：フラップ．

V

レポートとシェーマの書き方を学ぼう

5.1 レポートの書き方

A レポート作成のルール

- レポートは，実際の所見を忠実かつ客観的に表現することが重要である．
- 消化器領域では，日本超音波医学会で制定された用語集に掲載されている用語を用いる．
  （https://www.jsum.or.jp/terminologies）
- 病名ではなく，超音波所見を記載する．
  例：結石を認める⇒石灰化像または，結石像を認める
  例：嚢胞を認める⇒嚢胞性腫瘤像を認める
- 略語は，初出時に完全な用語を記載し，一般的なもの以外は使用しない．
  例：占拠病変（space occupying lesion：SOL）
- 大きさ（腫瘍径）は，適切な記号を使用する．
  例：φ2.1＊3.5cm⇒2.1×3.5cm
- 計測値をmm単位で記載する際には，小数点以下を四捨五入する．
  例：15.3×27.8mm⇒15mm×28mm
- 施設独自の診断基準の使用を避ける．
- 検査対象臓器については，異常がなければ異常なしと記載する．

B 占拠性病変のレポート作成のポイント

- 病変の占居部位を記載する．
- 大きさを記載する．
- 境界部（腫瘤部と非腫瘤部の接する面）を，明瞭あるいは，不明瞭または評価困難で表す（図1）．
- 輪郭を，整（円形，楕円形など）あるいは，不整（不整形，多角形，分葉形など）で表す（図2）．
- 境界部が1本の線で区分できるものは境界明瞭とし，その輪郭は整と不整に分類される．
- 境界不明瞭あるいは評価困難は，輪郭（整，不整）の分類はできない（図3）．
- 腫瘤性病変内部のエコーレベルを，背景臓器などと比較して，無エコー，低エコー，等エコー，高エコーの4段階あるいは，無エコーと低エコーの間に極低エコーを追加した5段階で記載する（図4，5）．
- 複数のエコーレベルが混在するときには，高低混在

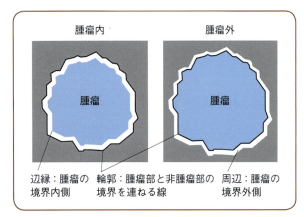

図1 境界，辺縁，輪郭の定義
境界：腫瘤部と非腫瘤部の接する面．輪郭：境界を連ねる線．辺縁：腫瘤の境界内側．

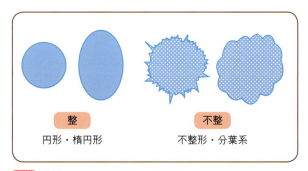

図2 輪郭

などと記載する．

- 内部の性状により，充実性病変，囊胞性病変，混合性病変に分類する（図6）．
- 病変内部の所見として，石灰化像，無エコー域（囊胞変性）などの所見を追記する．
- 占拠性病変に特有な所見（モザイクパターン，マージナルストロングエコー，側方陰影など）の有無につき記載する（3章，4章を参照）．
- 腫瘤像の後方エコーにつき，増強，不変，減弱，消失に分類する．
- ドプラによる病変内の血流シグナルの有無（乏血性・多血性など）を記載する．

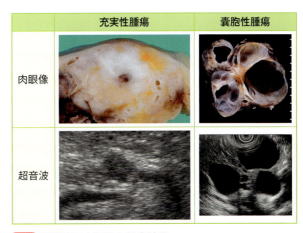

図6 膵腫瘍の肉眼像と超音波像

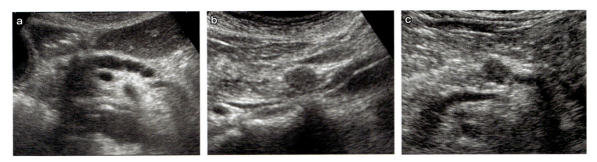

図3 膵腫瘍の境界と輪郭
a：境界不明瞭．b：境界明瞭・輪郭整．c：境界明瞭・輪郭不整．

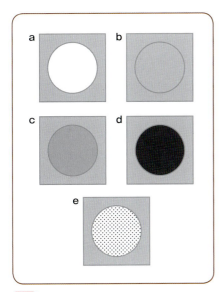

図4 エコー輝度
実質臓器の病変では病変周囲の正常臓器の輝度と比較し，記載する．a：高エコー．b：等エコー．c：低エコー．d：無エコー．e：混在エコー．

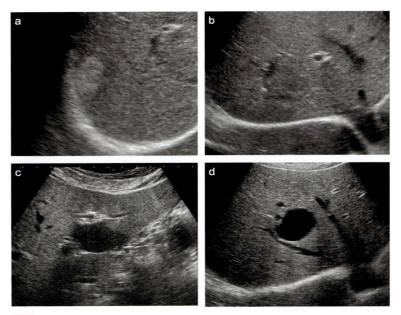

図5 肝腫瘤のエコー輝度
a：高エコー．b：等エコー．c：低エコー．d：無エコー．

5.2 シェーマの書き方

A シェーマ作成のルール

- 無エコー部分（嚢胞や血管）は白，エコーのある部分は黒で表現する（白黒反転）．
- スケッチだけでなく，重要な超音波所見も記載する．

B シェーマ作成のポイント

- ここでは肝外胆管癌の症例のシェーマを実際に書きながらポイントを提示する（図1）．

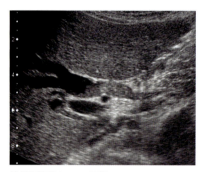

肝外胆管癌のエコー画像

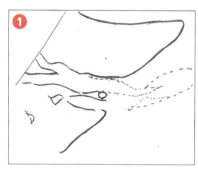

- まず，重要な臓器のアウトラインを実線で記載する．
- 病変部分は実線でなく，点線で大まかに記載する．

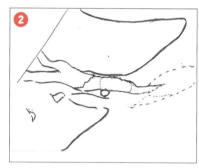

- 病変内部の構造を大まかに記載する．
- 病変の境界部が明瞭であれば，実線で記載する．

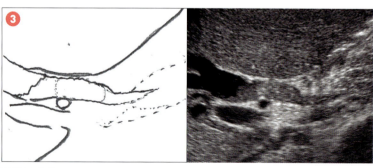

画像との比較：
- 病変の内部構造を点描で記載する．
- 白黒反転することに注意する．

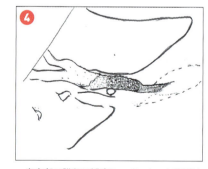

- 病変部は詳細に観察し，ていねいに記載する．

図1 肝外胆管癌症例のシェーマ作成の流れ

5.2 シェーマの書き方

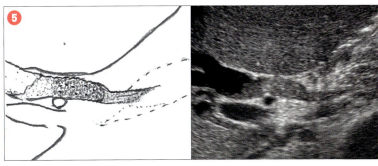

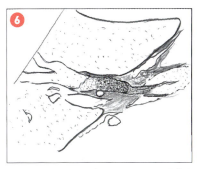

画像との比較:
- 周囲の臓器の内部エコーを点描で記載する．
- 周囲の構造物も追記する．

- 病変部は詳細に観察し，ていねいに記載する．

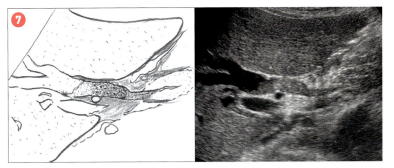

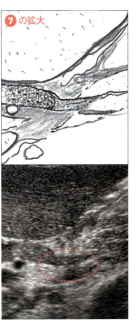

画像との比較:
- 病変部の境界，輪郭，とくに周囲の構造物（脈管など）との境界をよく観察し，記載する．

画像との比較（病変部拡大）

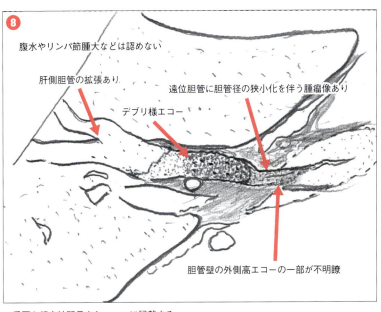

- 重要な超音波所見をシェーマに記載する．
- カテゴリー判定に関わる所見は必ず記載する．

5.3 シェーマ例

① 脂肪肝

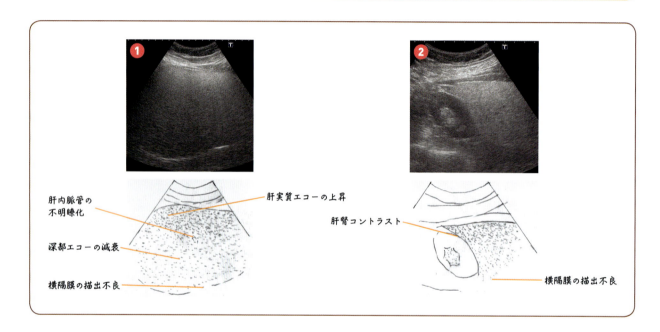

A 超音波画像所見

- 肝臓全体の実質エコーは上昇（高輝度肝）し，肝腎コントラストの増大を認める．
- 肝内脈管の不明瞭化，深部エコーの減衰，横隔膜の描出不良を認める．
- 肝内に明らかな占拠性病変はなく，周囲に腫大したリンパ節や腹水貯留などの異常を認めない．

B カテゴリー判定

2　良性

C 事後指導

C　要経過観察・要再検査・生活指導

2 肝臓癌

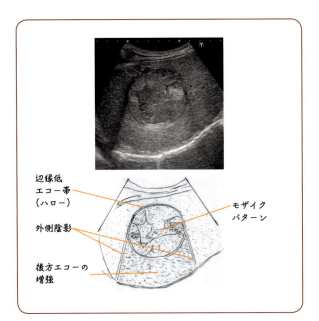

A 超音波画像所見

- 肝S8に大きさ65×60mmの類円形，等エコー充実性病変を認める．
- 病変の境界は明瞭で，輪郭は整．
- 腫瘤辺縁に薄い低エコー帯（ハロー）を認め，外側陰影がみられる．
- 腫瘤内部は複数の領域に分割され，種々のエコーレベルを呈し，モザイクパターンを認め，腫瘤の後方エコーは増強している．
- ドプラにて腫瘤を取り囲み，腫瘤内に流入するバスケットパターンを示す拍動性血流を認める．
- 背景肝には肝縁の鈍化がみられ，軽度の脾腫を認める．
- 上腹部領域に腫大したリンパ節はなく，腹水貯留は認めない．

B カテゴリー判定

5　悪性

C 事後指導

D1　要治療

3 胆嚢ポリープ

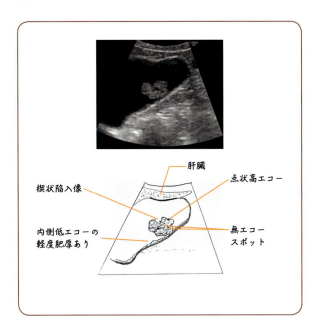

A 超音波画像所見

- 胆嚢体部腹腔側に最大8mmの隆起性病変を複数認める．
- 体位変換で形状変化を認めることから，有茎性病変と診断する．
- 最大径の病変は，表面に楔状陥入像を認める．
- 内部に点状高エコーと無エコースポットが混在した桑実状エコーパターンを認める．
- カラードプラでは病変内部に血流信号を認めない（示説画像とは別の断面）．

B カテゴリー判定

2　良性

C 事後指導

B　軽度異常

4 胆嚢結石

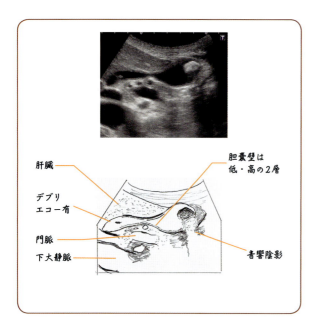

A 超音波画像所見

- 胆嚢内腔に音響陰影を伴う10mm強の結石像を認める.
- びまん性に内側低エコーを認めるが，4mm以上の肥厚は認めない.
- 内腔に浮遊するデブリを認める.
- 肝外胆管の拡張や結石像を認めない(示説画像とは別の断面).

B カテゴリー判定

3　悪性病変の存在を疑う間接所見を認める.

C 事後指導

D2　要精検

5 膵臓癌

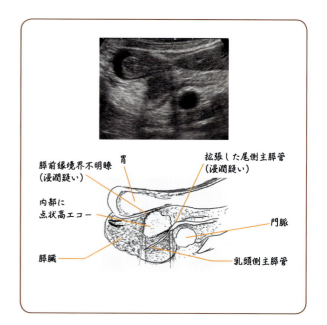

A 超音波画像所見

- 膵頭部に20mm弱の低エコーの充実性病変を認める.
- 境界明瞭で不整な輪郭を有し，内部に点状高エコーを認める.
- 病変は主膵管に接しており，尾側の主膵管は拡張していることから浸潤を疑う.
- 膵の前縁は腫瘍により不整となっており，膵外への浸潤を疑う.
- 周囲にリンパ節腫大や腹水の貯留は認めない(示説画像とは別の断面).
- 病変内部に血流シグナルを認めない(示説画像とは別の断面).

B カテゴリー判定

5　悪性

C 事後指導

D1　要治療

6 膵嚢胞

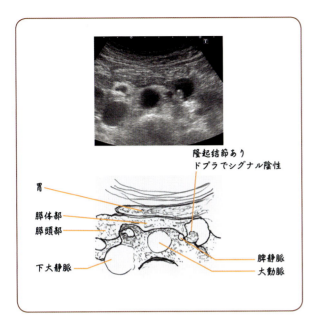

A 超音波画像所見

- 膵尾部に20mm弱の多房性嚢胞性病変を認める．
- 病変は多房性であり，嚢胞内結節を認める．
- 結節部分に血流シグナルを認めない．
- 嚢胞内部にデブリ様エコーを認めない（示説画像とは別の断面）．
- 乳頭側の閉塞起点は認めない（示説画像とは別の断面）．

B カテゴリー判定

4　悪性疑い

C 事後指導

D2　要精検

7 腎細胞癌

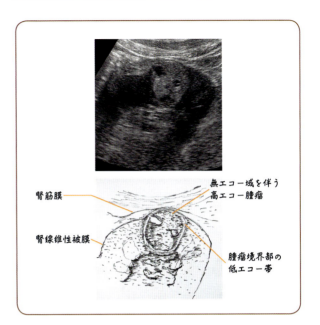

A 超音波画像所見

- 左腎，下，前面，外側の腎実質内に25mm径の境界明瞭平滑な円形腫瘤を認める．
- 腫瘤内部は大部分が周囲の腎実質より高エコーであり，小さい無エコー域を複数伴う．
- 病変の辺縁部のほぼ全周に薄い低エコー帯を認め，側方陰影を伴い，後方エコーの増強を認める．
- 病変部の腎被膜（腎線維性被膜）は腎外方に向かってなだらかな膨隆（ハンプ）を形成しているが，腎被膜を越える進展は認めず，腎洞内にも達していない．
- カラードプラでは病変内部に明瞭な血流信号を認める（示説画像とは別の断面）．
- 左腎静脈内に塞栓は認めない．
- 腎門部を含む大動脈周囲にリンパ節腫脹は認めない．

B カテゴリー判定

5　悪性

C 事後指導

D1　要治療

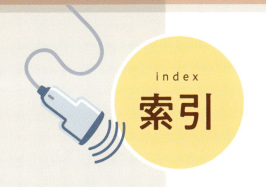

index 索引

● 欧文索引

A・B
aliasing ……………………………………… 7
anechoic crescent sign（ACサイン）
……………………………………… 149, 224
bright loop ……………………………… 169

C
chameleon sign ………………………… 98
Charcot 3徴 ……………………… 175, 186
cluster sign ……………………………… 98
Courvoisier 徴候 ………………… 189, 190
cyst by cyst ……………………… 204, 205

G・I・K・L
Gamna-Gandy 結節 …………………… 157
gastrointestinal stromal tumor
　（GIST） ……………………………… 101
independent cyst ……………………… 206
intraductal papillary mucinous
　neoplasm（IPMN） ………………… 204
Kasabach-Merritt 症候群 …………… 166
lenticular effect ………………………… 15

M
Marfan 症候群 ………………………… 226
marginal strong echo ………………… 98
mirror image …………………………… 14
mosaic pattern ………………………… 98
mucinous cystic neoplasm
　（MCN） ……………………………… 205
multiple reflection …………………… 13
Murphy 徴候 …………………………… 175

N
nodule in nodule ……………………… 169
nonalcoholic fatty liver disease
　（NAFLD） …………………………… 160
nonalcoholic steatohepatitis
　（NASH） ……………………………… 157

P
penetrating duct sign ………… 196, 197
percutaneous microwave
　coagulation therapy（PMCT）
　……………………………………………… 168
periportal collar ……………………… 155
primary biliary cirrhosis（PBC）… 157
prism effect …………………………… 15

R
radiofrequency ablation（RFA）
　……………………………………………… 168
Rendu-Osler-Weber 症候群 ………… 105
Reynolds 5徴 …………………… 175, 186
Rokitansky-Aschoff 洞（RAS） …… 179

S
sensitivity time control（STC） …… 5
serous neoplasm（SN） ……………… 206
solid-pseudopapillary neoplasm
　（SPN） ……………………………… 202
sonographic Murphy's 徴候 ……… 112
Stanford 分類 ………………………… 226
sustained viral response（SVR）
　……………………………………………… 102

T・W
third inflow …………………………… 160
transcatheter arterial
　chemoembolization（TACE）
　……………………………………………… 169
wax and wane sign …………………… 98

● 和文索引

い・う・え・お
鋳型結石 ………………………………… 143
右側臥位 …………………………… 66, 74
エキノコックス ………………………… 104
エコー輝度 ……………………………… 231
黄色肉芽腫性胆囊炎 …………………… 177
折り返し現象 …………………………… 8

か
外側陰影 ………………………………… 83
回転走査 ………………………………… 11
解離性大動脈瘤 ………………………… 226
仮性囊胞 ………………………………… 203
カテゴリー ………………………… 64, 90
カメレオンサイン ……………………… 98
カラーコメットサイン …………… 16, 81
カラードプラ …………………………… 7
カラードプラゲイン …………………… 8
肝外胆管 ………………………………… 72
肝外胆管の観察不良域 ………………… 72
肝血管筋脂肪腫 ………………… 99, 166
肝血管腫 ………………………………… 166
肝硬変 …………………………………… 157
肝細胞癌 ………………………………… 168

239

肝細胞腺腫 ……………………… 99
肝腎コントラスト ………………… 82
肝臓 ……………………… 23, 50, 68
肝臓癌 ……………………… 83, 235
肝臓の観察不良域 ……………… 68
肝内石灰化 ……………………… 104
肝内胆管癌 ……………………… 171
肝内胆管結石 …………………… 104
肝内門脈肝静脈短絡 ……… 105, 164
肝囊胞 …………………… 101, 165
肝膿瘍 …………………… 101, 163
肝門部領域胆管癌 ……………… 161

き
気腫像（肝外胆管） …………… 120
急性肝炎 ………………………… 154
急性膵炎 ………………………… 192
境界部 …………………………… 230

く
クイノー区域 ……………………… 23
クラスターサイン ………………… 97, 98

け
経カテーテル肝動脈化学塞栓療法
　（TACE） ……………………… 169
計測方法 ………………………… 79
形態異常（腎臓） ……………… 139
形態異常（膵臓） ……………… 130
経皮的マイクロ波凝固療法（PMCT）
　……………………………… 168
ゲイン ……………………………… 6
血管異常（肝臓） ……………… 105
結石像（肝外胆管） …………… 120
結石像（胆囊） ………………… 113
結節内結節 ………………… 83, 169
限局拡張（大動脈） …………… 148
限局腫大（膵臓） ……………… 132
限局性結節性過形成 …………… 98
限局性低脂肪域 ……… 82, 103, 160
検査着 …………………………… 2
原発性胆汁性肝硬変（PBC） … 157

こ
高分化型肝細胞癌 ……………… 166

コメット様エコー（胆囊）
　…………… 107, 108, 109, 110, 179

さ
坐位 ………………………… 67, 74
左胃静脈瘤 ……………………… 159
サイドローブ（副極） ……………… 14
左側臥位 …………………… 66, 74

し
シェーマ ………………………… 232
自己免疫性膵炎 ………………… 196
持続的ウイルス陰性化（SVR） … 102
脂肪肝 ………………… 82, 160, 234
車輻（軸）状血管 ……………… 99
充実性偽乳頭状腫瘍（SPN） …… 202
充実性病変（肝臓） …………… 97
充実性病変（腎臓） …………… 134
充実性病変（膵臓） …………… 124
充実性病変（脾臓） …………… 144
充実部分 ………………… 127, 128
周波数 ……………………………… 4
周辺 ……………………………… 230
主膵管拡張 …………………… 129
腫大（胆囊） …………………… 112
腫大（脾臓） …………………… 146
漿液性腫瘍（SN） ……………… 206
消化管間質腫瘍（GIST） ……… 101
小囊胞構造（胆囊）
　…………… 107, 108, 109, 110, 179
食道静脈瘤 …………………… 105
腎盂拡張 ……………………… 138
腎盂癌 ………………………… 216
心窩部縦走査 …………… 28, 30
心窩部横走査 …………… 28, 35
腎癌 …………………………… 88
神経内分泌腫瘍 ……………… 200
腎血管筋脂肪腫 ……… 134, 212, 215
腎結石 ………………………… 142
腎細胞癌 ……………… 134, 214, 237
腎臓 …………………… 26, 56, 76
腎囊胞 …………………… 215, 218
腎杯憩室 ………………… 136, 213
腎杯結石 ……………………… 143

す
膵管内乳頭粘液性腫瘍（IPMN）
　…………………………… 204
髄質石灰沈着 ………………… 142
水腎症 ………………………… 210
膵臓 …………………… 24, 54, 74
膵臓癌 ………………… 86, 197, 236
膵臓の観察不良域 ……………… 74
膵囊胞 …………………… 87, 237
簾（すだれ）状エコー …………… 103
ステントグラフト内挿術 ……… 224

せ
石灰化像（肝臓） ……………… 104
石灰化像（腎臓） ……………… 142
石灰化像（膵臓） ……………… 133
前腸性肝囊胞 ………………… 101
扇動走査 ………………………… 11

そ
桑実状エコー（胆囊） ……… 106, 107
側副血行路 …………………… 159

た
大動脈 …………………………… 59
大動脈解離 ……………… 149, 226
大動脈径の測定法 …………… 148
大動脈瘤 ……………………… 224
大動脈瘤の定義 ……………… 148
ダイナミックレンジ ………………… 6
多重反射 ………………………… 13
多嚢胞化萎縮腎 ……………… 220
多発性嚢胞腎 ………………… 219
多房囊胞性腎細胞癌 ………… 136
胆管 …………………………… 24
胆管炎 ………………………… 186
胆管拡張 ……………………… 119
胆管癌 ………………………… 189
胆管結石 ……………………… 185
胆管細胞癌 …………………… 171
胆管内乳頭状腫瘍 …………… 101
胆道 …………………………… 52
胆道気腫 ……………………… 104
胆囊 …………………………… 24, 70
胆囊炎 ………………………… 175
胆囊癌 ………………………… 182

胆嚢結石 ……………… 85, 174, 236
胆嚢腺筋腫症 ……………… 179
胆嚢の観察不良域 ……………… 70
胆嚢ポリープ ……………… 84, 180, 235

ち
中心瘢痕 ……………… 99
超音波エラストグラフィ ……………… 158

て
デブリ（肝外胆管） ……………… 122
デブリ（胆嚢） ……………… 114
転移性肝癌 ……………… 173
転移性肝腫瘍 ……………… 101
転移性リンパ節 ……………… 151
点状エコー（胆嚢） ……………… 106, 107

と
動静脈瘻 ……………… 137
動脈壁の構造 ……………… 148
動脈瘤 ……………… 137, 143, 146
ドプラ ……………… 81
ドプラ周波数 ……………… 8

な・に・ね
ナイキスト周波数 ……………… 15
日本住血吸虫症 ……………… 104
乳頭部癌 ……………… 190
尿路結石 ……………… 208
粘液性嚢胞腫瘍（MCN, 膵臓） … 205
粘液嚢胞性腫瘍（肝臓） ……………… 101

の
嚢胞性病変（肝臓） ……………… 100
嚢胞性病変（腎臓） ……………… 135
嚢胞性病変（膵臓） ……………… 127
嚢胞性病変（脾臓） ……………… 145

は
バスケットパターン ……………… 83, 98
馬蹄腎 ……………… 139
パニック値 ……………… 225
ハロー ……………… 83
半坐位 ……………… 66, 74
判定区分 ……………… 90
反応性リンパ節腫大 ……………… 150

ひ
非アルコール性脂肪肝炎（NASH）
……………… 157
非アルコール性脂肪性肝疾患
（NAFLD） ……………… 160
ビーム幅 ……………… 13
脾過誤腫 ……………… 144
脾血管腫 ……………… 144
被検者の準備 ……………… 2
脾腫 ……………… 221
脾腫瘤 ……………… 222
脾腎短絡 ……………… 105, 159
脾臓 ……………… 58
左肋間走査 ……………… 28, 38
肥満体型 ……………… 10
脾門部異常血管 ……………… 146
脾門部充実性病変 ……………… 147
描出不能 ……………… 64
標的像 ……………… 98, 173
脾リンパ管腫 ……………… 145

ふ
フィルター ……………… 8
フォーカス ……………… 6, 78
複雑性嚢胞 ……………… 218
副脾 ……………… 223
腹部超音波検診判定マニュアル
……………… 90, 91
フラップ ……………… 149, 226
プリズム効果 ……………… 15
ブルーミング ……………… 8
ブルズアイパターン ……………… 98, 173
プローブ ……………… 4, 9
分解能 ……………… 4

へ
平行走査 ……………… 11
閉塞性黄疸 ……………… 161
壁肥厚（肝外胆管） ……………… 117
壁肥厚（胆嚢） ……………… 109
辺縁 ……………… 230
辺縁低エコー帯 ……………… 83, 98, 173

ほ
傍臍静脈 ……………… 105, 159
傍腎盂嚢胞 ……………… 136, 216
膨大細胞腫 ……………… 135

ま
マージナルストロングエコー …… 98
慢性肝炎 ……………… 156
慢性肝疾患 ……………… 102
慢性膵炎 ……………… 194

み
右肋間走査 ……………… 28, 47
右肋骨弓下縦走査 ……………… 28, 40
右肋骨弓下横走査 ……………… 28, 43
ミラーイメージ（鏡面現象） …… 14

も
モザイクパターン ……………… 83, 97, 98
門脈圧亢進に伴う側副血行路
……………… 105
門脈肝静脈短絡 ……………… 165

や・よ
痩せ体型 ……………… 10
横振り走査 ……………… 12

ら・り・れ
ラジオ波焼灼療法（RFA） ……… 168
隆起あるいは腫瘤像（肝外胆管）
……………… 116
隆起あるいは腫瘤像（胆嚢） …… 106
流速スケール ……………… 7
輪郭 ……………… 230
リンパ節 ……………… 150
レンズ効果 ……………… 15

わ
ワックスアンドウェインサイン
……………… 98

あとがき

　大学3年の夏，バイク事故のリハビリ生活をしていたところ，数日高熱が続き，突然無尿となりました．その時，当時の主治医がポータブルの超音波観測装置をベッドサイドに持ち込んで腎臓の検査をしてくれました．これが超音波と私の出会いです．

　医師になり10年が経過し，自分を過信し始めていた頃，新潟の内視鏡学会で仙台市医療センターの藤田直孝先生の提示された超音波および超音波内視鏡の画像を拝見し，衝撃を受けました．失礼を承知で研修をお願いすると，快く受け入れて頂きました．毎日新しい発見があり，本当に充実した1年間でした．この研修が現在の私の"画像所見に対するこだわり"を育み，超音波に傾倒していく大きな契機となりました．

　数年後，長野県の東信地区に消化器研究会を立ち上げる話を頂きました．第1回の教育講演をして頂く先生を検討していた時にご紹介頂いた方が竹原靖明先生でした．竹原先生は日本超音波医学会の重鎮であり，私のような若輩者が声をかけることなど想像もつかない存在でした．そのため当日はとても緊張し，食事も喉を通りませんでしたが，懇親会の席で先生から声をかけて頂き，とても感激しました（最近では少々不遜な態度が目立つとご指導を頂くこともありますが…）．

　それから日本消化器がん検診学会の関東甲信越地方会に参加するようになり，八海山セミナー（後の日光セミナー）で初めて講演する機会を頂きました．最初に頂いた演題は『消化管エコー』でしたが，極度の緊張のため，講演直前に何度もトイレに駆け込んだことを思い出します．その後，長野セミナー，新潟セミナー，福島セミナーといった地区主催の教育講演会や日光セミナー（超音波部会研修会）など竹原先生に同行する機会が増え，先生の超音波検診にかける思いを継承していくことを徐々に意識するようになりました．

　今回の書籍は，執筆者の先生方と一緒に全国各地で行ってきた教育講演，ライブデモンストレーション，ハンズオンなどの経験をもとに，プローブの走査法から始まり，カテゴリー判定のポイント，症例提示を含めた鑑別診断の考え方などについて解説しています．これから超音波を始める皆さんや，さらなるレベルアップを望む皆さんに是非ご一読頂き，いずれは「腹部エコーのABC」のような超音波のバイブルの1冊となるよう今後も研鑽を続けるつもりです．

　最後に，本書の刊行に当たりご苦労をおかけし辛抱強く対応して下さった佐藤真二氏，堀内珠理氏に謝意を表します．

著者紹介

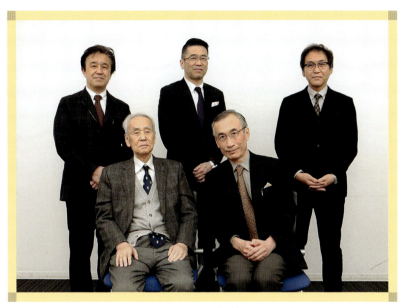

前列左より：竹原靖明，桑島　章
後列左より：関口隆三，岡庭信司，岩田好隆

● **桑島　章**（くわじまあきら）

1974年3月金沢大学医学部卒業．東邦大学大橋病院放射線科を経て，2001年4月よりPL東京健康管理センターに勤務．同センター健診部長，診療部長を経て，現在は同センター画像診断アドバイザー．
専門分野・関心領域：後腹膜の画像診断．体表の画像診断．

● **関口隆三**（せきぐちりゅうぞう）

1983年3月東邦大学医学部卒業．東邦大学大橋病院放射線科に入局し，研修医としての社会人生活をスタートする．1985年8月，外から日本を見てみようと米国スタンフォード大学に留学．帰国後，国立がんセンター中央病院，国立がんセンター東病院，栃木県立がんセンターと「がんセンター畑」を歩み，2013年10月より東邦大学医療センター大橋病院放射線科臨床教授として勤務．
専門分野は腹部領域，乳腺領域の画像診断．

● **岡庭信司**（おかにわしんじ）

1986年3月金沢大学医学部卒業．JA長野厚生連佐久総合病院，仙台市医療センター仙台オープン病院を経て，2000年4月より飯田市立病院に勤務．現在，飯田市立病院の診療技幹，消化器内科部長を務める傍ら，東京女子医科大学非常勤講師と東邦大学医学部客員教授を兼任．
専門分野・関心領域：膵胆道領域の画像診断（とくに超音波・超音波内視鏡）と内視鏡治療．超音波検査技師の教育・育成と超音波検診の普及，救急救命処置の指導と普及．

● **岩田好隆**（いわたよしたか）

1978年東洋公衆衛生学院卒業，1985年東京理科大学理学部卒業，1975年より東京女子医科大学東医療センター検査科勤務，生化学，生理機能，内視鏡，超音波に従事，2012年臨床検査副技師長，現在に至る．
資格・関心領域：臨床検査技師，消化器内視鏡技師，超音波検査士（消・泌・体・心）．NPO超音波スクリーニングネットワーク理事．日本消化器がん検診学会関東甲信越超音波研修委員会副代表世話人，超音波走査基準作成，超音波走査技術向上，後進育成．

|検印省略|

エキスパートから学ぶ腹部超音波検査
基本走査・カテゴリー判定・鑑別診断

定価（本体 6,500円＋税）

2019年4月19日　第1版　第1刷発行

監修者	竹原　靖明（たけはら　やすあき）
編　者	岡庭　信司（おかにわ　しんじ）
発行者	浅井　麻紀
発行所	株式会社 文光堂
	〒113-0033　東京都文京区本郷7-2-7
	TEL（03）3813-5478（営業）
	（03）3813-5411（編集）

ⓒ岡庭信司，2019　　　　　　　　　　　印刷・製本：壮光舎印刷

乱丁，落丁の際はお取り替えいたします．

ISBN978-4-8306-3756-8　　　　　　　　　　　　　　Printed in Japan

- 本書の複製権，翻訳権・翻案権，上映権，譲渡権，公衆送信権（送信可能化権を含む），二次的著作物の利用に関する原著作者の権利は，株式会社文光堂が保有します．
- 本書を無断で複製する行為（コピー，スキャン，デジタルデータ化など）は，私的使用のための複製など著作権法上の限られた例外を除き禁じられています．大学，病院，企業などにおいて，業務上使用する目的で上記の行為を行うことは，使用範囲が内部に限られるものであっても私的使用には該当せず，違法です．また私的使用に該当する場合であっても，代行業者等の第三者に依頼して上記の行為を行うことは違法となります．
- JCOPY〈出版者著作権管理機構 委託出版物〉
  本書を複製される場合は，そのつど事前に出版者著作権管理機構（電話03-5244-5088，FAX 03-5244-5089，e-mail：info@jcopy.or.jp）の許諾を得てください．